W0399196

Dieses Buch ist
Gail, Alanna, Evan,
unseren Eltern, Familien
und Freunden
und der Zukunft
gewidmet

EARL MINDELL

Die Vitaminbibel für das 21. Jahrhundert

Vitamine –
Bausteine für ein gesundes, langes Leben

Aus dem Amerikanischen von
JUTTA HEIN und HANNA R. MÜLLER

WILHELM HEYNE VERLAG
MÜNCHEN

HEYNE RATGEBER
08/5301

Umwelthinweis:
Dieses Buch wurde auf chlor- und säurefreiem Papier gedruckt.

7. Auflage

Deutsche Erstausgabe 11/99

Die amerikanische Originalausgabe erschien 1999 unter dem Titel
EARL MINDELL'S VITAMIN BIBLE FOR THE 21ST CENTURY
im Verlag Warner Books, New York

http://www.heyne.de
Printed in Germany 2001
Lektorat: Barbara Imgrund
Pharmazeutische Beratung: Sven-Jörg Buslau, Hamburg
Umschlaggestaltung: Atelier Bachmann & Seidel, Reischach
Umschlagabbildung: Studio für Werbefotografie Elmar Kohn, Landshut
Satz: Schaber Satz- und Datentechnik, Wels
Druck und Bindung: Ebner Ulm

ISBN 3-453-16016-9

Inhalt

Anmerkung zur überarbeiteten Ausgabe für das 21. Jahrhundert

Es steht heute völlig außer Zweifel, daß durch eine optimale Ernährung zahlreiche lebensbedrohliche Krankheiten verhindert und chronische Leiden gelindert oder sogar geheilt werden können. Es steht außerdem außer Zweifel, daß es einfacher, billiger, schneller und intelligenter ist, einer Krankheit vorzubeugen, als sie zu behandeln – und daß Sie selbst die Person sind, die am meisten für Ihre Gesundheit tun kann.

Seit zwei Jahrzehnten wird die *Vitaminbibel* von Millionen Menschen auf der ganzen Welt als leicht zugängliche Quelle für klare, unkomplizierte Informationen zum Thema Ernährung und Nahrungsergänzung benutzt. Seit der letzten Überarbeitung hat sich auf dem Gebiet der Vitamine und Nährstoffpräparate eine wahre Revolution ereignet, und es sind Hunderte von neuen Produkten auf den Markt gekommen, die uns aufregende neue Möglichkeiten zur Erhaltung unserer Gesundheit durch die Ernährung an die Hand geben. Mein Ziel für diese vollständig überarbeitete Ausgabe ist es, Sie in die Lage zu versetzen, das Beste daraus zu machen.

Ich habe einige neue Einnahmevorschläge, die auf spezielle, individuelle Erfordernisse abgestimmt sind, hinzugefügt, andere abgewandelt bzw. durch die auf dem Markt neu hinzugekommenen Präparate ergänzt – einschließlich sogenannter Nährstoffpräparate, die überaus wirksame medizinische und allgemeine gesundheitliche Vorteile bei der Behandlung einer Vielzahl von weitverbreiteten Beschwerden und Erkrankungen zu bieten haben. Das Kapitel »Fakten auf einen Blick« enthält übersichtliche Tabellen und Listen, um Ihnen eine

Orientierungshilfe für die vielen neuen Nahrungsergänzungspräparate zu liefern. Außerdem habe ich für diese Neuauflage nicht nur die Angaben über empfohlene Tagesmengen sowie die Warnhinweise für alle Vitamine und Mineralstoffe auf den neuesten Stand gebracht, sondern auch – auf der Grundlage der jüngsten ernährungswissenschaftlichen und medizinischen Forschungsergebnisse – mehr als drei Dutzend neuer Abschnitte hinzugefügt, etwa über phytochemische Substanzen, pflanzliche Hormone, wichtige Antioxidantien, Sojalebensmittel sowie neue, natürliche Alternativen zu rezeptpflichtigen Arzneimitteln. Das Kapitel über Kräuter habe ich stark erweitert und durch einen Abschnitt über homöopathische Mittel sowie einen kurzen Leitfaden zu Aromatherapie und ätherischen Ölen ergänzt. Und schließlich gibt das XXV. Kapitel Hinweise darauf, wie Sie einen medizinisch-ernährungstherapeutisch orientierten Arzt, Heilpraktiker oder Ernährungswissenschaftler finden können.

Weil dieses Buch nicht von der Art ist, daß man es von vorne bis hinten durchliest, möchte ich Ihnen vorschlagen, daß Sie speziell die Fragen-Abschnitte am Ende eines jeden Kapitels nachlesen. Dort werden Sie viele neue, interessante Informationen finden, z. B. über die jüngsten Erkenntnisse zur Vorbeugung von Osteoporose oder die Behandlung des Karpaltunnelsyndroms – aber auch, wie Sie sich vor Krebs schützen oder wie Sie Ihr Liebesleben auffrischen können, und vieles andere mehr.

Wichtiger Hinweis

Die Ernährungsvorschläge in diesem Buch sind wirklich nur Vorschläge, keine Vorschriften, und sie sind auch nicht als medizinische Beratung gedacht. Wenn Sie mit einem neuen Ernährungsprogramm anfangen wollen, besprechen Sie sich vorher mit Ihrem Arzt oder einem ernährungswissenschaftlich orientierten Arzt, Heilpraktiker oder einem Ernährungswissenschaftler, vor allem, wenn Sie spezielle körperliche Probleme haben oder Medikamente einnehmen müssen.

Der größte Reichtum ist die Gesundheit.

Ralph Waldo Emerson

Vorwort

Dieses Buch ist für *Sie* geschrieben worden – für die vielen -zig-Tausend Männer und Frauen, die stets versuchen, sich den statistischen Normen anzupassen und dann nur herausfinden, daß die Tabellen auf irgendeinen geheimnisvollen Durchschnittsmenschen zugeschnitten sind, der größer, kleiner, dünner, dicker, aktiver oder weniger aktiv ist, als Sie es je sein werden. Das Buch ist eine Anleitung zum gesunden Leben für den einzelnen Menschen, nicht für die statistische Größe. Wo immer es machbar war, habe ich persönliche Ratschläge eingefügt, denn ich glaube, das ist der einzige Weg, um jemanden zur optimalen Gesundheit hinzuführen, und das ist ja die Absicht dieses Buches.

Ich habe meine Kenntnisse der Pharmazie und der Ernährungswissenschaft genutzt, um die verwirrende, oft gefährliche Wechselwirkung von Medikamenten und Vitaminen so gut wie möglich zu erklären. Ich habe versucht, sehr konkret und auf den Einzelfall bezogen zu schreiben, um jene Verunsicherungen in bezug auf Vitamine zu beseitigen, die durch Verallgemeinerungen entstanden sind.

Bei der Benutzung dieses Buches werden Sie manchmal feststellen, daß Ihr Vitaminbedarf in verschiedene Kategorien gehört. In diesem Fall lassen Sie sich bei der Dosierung von Ihrem gesunden Menschenverstand leiten. Wenn Sie beispielsweise schon Vitamin B_6 nehmen, müssen Sie nicht noch mehr davon nehmen – es sei denn, eine höhere Dosierung ist notwendig.

Meine Empfehlungen sind nicht als Vorschriften gedacht, sie können aber gut als Grundlage benutzt werden, wenn Sie sich

mit Ihrem Arzt besprechen. Kein Buch kann die ärztliche Versorgung und Beratung ersetzen.
Ich hoffe von ganzem Herzen, daß ich Ihnen die Informationen liefern kann, die Ihnen zu einem längeren, glücklicheren und gesünderen Leben verhelfen.

Earl Mindell, R. Ph., Ph. D.

I
Lernen Sie die Vitamine kennen

Wie ich selbst dazu kam

Meine berufliche Ausbildung war ganz und gar konventionell, soweit es die Vitamine anging. Meine Kurse in Pharmakologie, Biochemie, organischer und anorganischer Chemie und allgemeiner Gesundheitslehre befaßten sich kaum mit Vitaminen – außer im Zusammenhang mit Mangelerkrankungen. Mangel an Vitamin C? Skorbut. Kein B_1? Beriberi. Nicht genügend Vitamin D? Rachitis. Meine Vorlesungen verliefen wie üblich, mit den gängigen Hinweisen auf die »richtige Ernährung« – wenig appetitanregend illustriert durch Tabellen auf billigem Papier.

Es gab keinerlei Hinweise darauf, daß man Vitamine auch zur Vorbeugung gegen Krankheiten oder als Mittel für die beste Gesundheit einsetzen kann.

Wir arbeiteten beide täglich 15 Stunden, aber nur ich sah danach aus und fühlte mich auch so.

1965 eröffnete ich meine erste Apotheke. Bis dahin hatte ich nie bemerkt, wie viele Medikamente die Menschen nahmen, und zwar nicht wegen konkreter Krankheiten, sondern ganz einfach, um den Tag zu überstehen: Ich hatte einen Stammkunden, der Tabletten verschrieben bekam, und zwar für

buchstäblich alle seine Körperfunktionen, und er war nicht einmal krank! Mein damaliger Geschäftspartner hielt sehr viel von Vitaminen. Wir arbeiteten beide täglich 15 Stunden, aber nur ich sah danach aus und fühlte mich auch so. Als ich ihn nach seinem Geheimnis fragte, antwortete er, daß es keines gäbe. Aber es gäbe Vitamine. Ich merkte, daß das, was er sagte, nur wenig mit Skorbut und Beriberi, aber sehr viel mit mir zu tun hatte. Ich wurde sofort zum eifrigen Schüler und habe es seither nie bereut. Mein Partner von damals brachte mir bei, welche Segnungen wir aus den Nahrungsmitteln der Natur in Form von Vitaminen bekommen – daß der Vitamin-B-Komplex und Vitamin C Streß abbauen, daß Vitamin E meine Ausdauer und mein Durchhaltevermögen steigern und Vitamin B_{12} Erschöpfungszustände lindern konnten. Nachdem ich die einfachsten, grundlegenden Vitamine zu mir genommen hatte, war ich nicht nur überzeugt: Ich war bekehrt.
Auf einmal wurde die Ernährung das Wichtigste in meinem Leben. Ich las jedes Buch, das ich zu diesem Thema finden konnte, schnitt Zeitungsartikel aus und ging ihnen genauer auf den Grund. Ich grub die Bücher aus meiner Ausbildungszeit wieder aus und entdeckte die erstaunlich enge Beziehung, die tatsächlich zwischen Biochemie und Ernährung bestand. Ich ging zu allen Vorträgen über Gesundheit, von denen ich wußte. Und so lernte ich bei einem Vortrag den ganzen Komplex der Nukleinsäuren kennen und erfuhr von ihrem positiven Einfluß auf den Alterungsprozeß. Seit damals nehme ich RNS-DNS-Präparate (RNS = Ribonukleinsäure, DNS = Desoxyribonukleinsäure) sowie Superoxiddismutase (SOD). Heute schätzen mich die meisten Leute fünf bis zehn Jahre jünger, als ich wirklich bin. Jede neue Entdeckung auf diesem Gebiet fand ich aufregend, und das konnte man sehen.
Eine ganz neue Welt hatte sich mir eröffnet, und ich wollte, daß auch andere daran teilhatten. Mein Partner verstand mich

vollkommen. Wir begannen, Proben aus dem Vitamin-B-Komplex und Vitamin-B_{12}-Tabletten an unsere Kunden zu verteilen, weil wir vermuteten, daß wir deren Abhängigkeit von Beruhigungsmitteln, Aufputschmitteln und Tranquilizern mit Vitaminen und vitaminreicher Kost abbauen konnten.

Die Ergebnisse waren bemerkenswert! Die Leute erzählten uns immer wieder, wieviel besser und tatkräftiger sie sich fühlten. Statt der negativen Einstellung und Resignation, die oft die Behandlung mit Medikamenten begleiten, stellten wir eine überwältigende positive Haltung fest. Da war eine Frau, die fast ihr ganzes Erwachsenenleben lang Librium genommen hatte – sie war vom Arzt zum Psychotherapeuten gelaufen und wieder zurück zum Arzt; nun wurde sie zu einem glücklichen und gesunden Menschen, der ohne Medikamente auskam. Da war ein 60jähriger Architekt, der wegen schlechter Gesundheit an den Ruhestand dachte; er wurde wieder gesund und nahm sogar den Auftrag an, ein Bürohaus zu bauen, das heute zu den schönsten in Los Angeles gehört; ein tablettensüchtiger Schauspieler mittleren Alters kam von seiner Abhängigkeit los und erhielt die begehrte Hauptrolle in einer Fernsehserie, die ihm heute noch einiges einbringt.

Etwa 1970 hatte ich mich ganz der Ernährung und der vorbeugenden Medizin verschrieben. Als ich sah, wieviel Unwissen in diesem Bereich herrschte, schloß ich mich mit einem anderen Apotheker zu einer Partnerschaft zusammen; unser erklärtes Ziel war es, der Öffentlichkeit genaue Informationen über natürliche Vitamine und gesunde Ernährung zugänglich zumachen.

Heute, als Ernährungswissenschaftler, Dozent und Autor, bin ich immer noch ganz erstaunt angesichts dieser Welt, die sich mir vor mehr als 30 Jahren eröffnet hat – einer Welt, die täglich durch neue Erkenntnisse größer wird; und ich bin versessen darauf, andere daran teilhaben zu lassen.

Was sind Vitamine?

Wir müssen durch natürliche Ernährung oder die Einnahme zusätzlicher Mittel Vitamine beziehen, um das Leben zu erhalten.

Wenn ich das Wort »Vitamine« ausspreche, denken die meisten Leute »Tablette«. Und der Gedanke an die Tablette führt zu verwirrenden Vorstellungen von Medizin und Medikamenten. Obwohl Vitamine sicherlich die Arbeit von medizinischen Tropfen und Tabletten übernehmen können, sind sie weder das eine noch das andere.

- Kurz gesagt sind Vitamine lebenswichtige organische Substanzen. Vitamine sind wichtig für das normale Funktionieren unseres Körpers, und bis auf wenige Ausnahmen können sie nicht vom Körper hergestellt werden. Sie sind für unser Wachstum, unsere Vitalität und unser allgemeines Wohlbefinden notwendig, und man findet sie in winzigen Mengen in allen natürlichen Nahrungsmitteln. Wir müssen durch natürliche Ernährung oder durch die Einnahme zusätzlicher Mittel Vitamine aufnehmen. Denken Sie daran, daß die zusätzlichen Präparate, die es als Tabletten, Kapseln, Dragées, Flüssigkeit, Pulver, Sprays oder auch als Depotpflaster und Spritzen gibt, immer noch Nahrungssubstanzen sind und auch – wenn sie nicht synthetisch sind – aus lebenden Pflanzen und Tieren gewonnen werden.
- Man kann ohne die Zufuhr aller essentiellen Vitamine nicht leben.

Was Vitamine nicht sind

Vitamine sind weder Aufputschmittel noch Nahrungsersatz.

Viele Menschen meinen, Vitamine könnten die Nahrung ersetzen. Das können sie aber nicht! Tatsache ist, daß Vitamine nicht ohne Nahrung vom Körper aufgenommen werden können. Es gibt viele falsche Meinungen über die Vitamine, und ich hoffe, dieses Buch kann mit den meisten von ihnen aufräumen.

- Vitamine sind keine Aufputschmittel und haben keinen eigenen Wert, was Kalorien und Energie angeht.
- Vitamine sind kein Ersatz für Eiweiß oder andere Nährstoffe wie Minerale, Fette, Kohlenhydrate und Wasser – und sie können sich auch nicht gegenseitig ersetzen.
- Die Vitamine selbst sind nicht Bestandteil unserer Körperstruktur.
- Man kann nicht Vitamine schlucken, mit dem Essen aufhören und erwarten, daß man gesund bleibt.

Wie Vitamine wirken

Wenn Sie sich den Körper als den Verbrennungsmotor eines Autos und die Vitamine als Zündkerzen vorstellen, wissen Sie schon ziemlich genau, wie diese erstaunlichen, winzigen Nahrungsbestandteile für uns arbeiten.

Vitamine regeln unseren Stoffwechsel durch Enzymsysteme. Ein Mangel an einem einzigen Vitamin kann für den ganzen Körper gefährlich werden.

Vitamine sind Bestandteile unserer Enzymsysteme, die – wie Zündkerzen – unseren Stoffwechsel antreiben und regulieren; sie sorgen dafür, daß wir in Schwung bleiben und leistungsfähig sind.
Verglichen mit der Aufnahme von anderen Nährstoffen wie Eiweiß, Fett und Kohlenhydraten ist unsere Vitaminzufuhr winzig – selbst bei bestimmten Behandlungen mit Megadosierungen.
Aber ein Mangel an einem einzigen Vitamin kann für den gesamten menschlichen Körper gefährlich sein.

Sollten Sie zusätzliche Vitaminpräparate nehmen?

Jeder, der in der Vergangenheit zuviel raffinierten Zucker, weißes Mehl oder Konservennahrung gegessen hat, hat eine Mangelerkrankung.

Da Vitamine in allen organischen Stoffen vorkommen (wobei einige mehr von einem bestimmten Vitamin enthalten als andere und auch die Mengen unterschiedlich sind), könnte man sagen, daß man alle notwendigen Vitamine bekommt, wenn man die »richtige Kost« nach einem ausgewogenen Speiseplan ißt. Und das ist wahrscheinlich richtig. Das Problem liegt aber darin, daß nur wenige von uns in der Lage sind, diese »Idealkost« auch zu sich zu nehmen. »Jeder, der in der Vergangenheit zuviel raffinierten Zucker, weißes Mehl oder Konservennahrung gegessen hat, hat eine Mangelerkrankung, und zwar abhängig vom Anteil dieser unzureichenden Nahrungsmittel an seiner Ernährung«, schreibt Dr. Daniel T. Quigley in einem Buch über die falschen Ernährungsweisen in den Vereinigten Staaten.

Viele Restaurants wärmen Speisen wieder auf oder halten sie warm; wenn Sie also häufig außer Haus essen, laufen Sie Gefahr, zuwenig Vitamin A, B_1 und C zu bekommen. Und wenn Sie eine Frau zwischen 13 und 40 Jahren sind, kostet Sie diese Art von arbeitssparendem Essen vermutlich unschätzbares Kalzium und Eisen.

Die meisten Nahrungsmittel, die wir essen, sind bearbeitet worden und haben Nährstoffe eingebüßt. Nehmen Sie z. B. Brot oder Frühstücksflocken: Praktisch alle Sorten, die man heute im Supermarkt zu kaufen bekommt, sind an nichts anderem reich als an Kohlenhydraten. »Aber auf der Packung steht doch, daß sie angereichert sind!« sagen Sie. Angereichert?

Anreicherung bedeutet nichts anderes, als daß Nährstoffe, die früher natürlicher Bestandteil der Nahrung waren, dieser wieder zugesetzt werden, weil sie wegen Hitzebehandlung, Lagerung und aus anderen Gründen nicht mehr darin enthalten sind. Nur deshalb werden Nahrungsmittel »angereichert«: um den Gehalt an bestimmten Bestandteilen, die das Naturprodukt vor der Bearbeitung enthielt, wiederherzustellen. Leider läßt der Standard dieser Anreicherungsvorgänge vom ernährungsphysiologischen Standpunkt aus oft viel zu wünschen übrig. Beispielsweise bedeutet die Anreicherung von weißem Mehl in der Regel, daß die 22 natürlich vorkommenden Nährstoffe durch drei B-Vitamine, Vitamin D, Kalzium und Eisensalze ersetzt werden. Ist das nicht ein schwacher Ersatz für ein so lebenswichtiges Nahrungsmittel?

Ich glaube, Sie fangen an zu begreifen, warum ich den Gebrauch von zusätzlichen Präparaten für sinnvoll halte.

Was sind Nährstoffe?

Das sind nicht nur die Vitamine, obwohl die Leute oft glauben, es sei dasselbe.

Sechs wichtige Nährstoffe

Kohlenhydrate, Eiweiß (das aus Aminosäuren aufgebaut wird, siehe dazu Seite 45 f.), Fette, Mineralstoffe, Vitamine und Wasser sind Nährstoffe, die aus den Nahrungsmitteln resorbiert werden und für eine gute Gesundheit notwendig sind. Nährstoffe sind wichtig für die Gewinnung von Energie, das Funktionieren der Organe, die Ausnutzung und Verwertung der Nahrungsmittel und das Zellwachstum.

Der Unterschied zwischen Mikro- und Makronährstoffen

Mikronährstoffe wie Vitamine und Mineralstoffe liefern selbst keine Energie. Makronährstoffe wie Kohlenhydrate, Fett und Eiweiß tun das hingegen, aber nur, wenn ausreichend Mikronährstoffe vorhanden sind, um die Energie freizusetzen.

Bei Nährstoffen ist weniger oft gleichbedeutend mit mehr.

Die Menge an Mikro- und Makronährstoffen, die Sie für eine gute Gesundheit brauchen, ist sehr unterschiedlich, aber jede Menge für sich ist wichtig (siehe Seite 164, »Der Zusammenhang zwischen Eiweiß und Aminosäuren«).

Wie Nährstoffe wirken

Der Körper ›vereinfacht‹ die Nährstoffe, um sie zu verwerten.

Nährstoffe können ihre Wirkung erst durch die Verdauung entfalten. Die Verdauung ist ein Prozeß ständiger chemischer Vereinfachung der Stoffe, die durch den Mund in den Körper gelangen. Die Stoffe werden durch Enzyme in kleinere und einfachere chemische Bausteine gespalten, die durch die Wände des Verdauungstrakts – einer am Ende offenen muskulösen Röhre von fast 10 Metern Länge, die sich durch den Körper zieht – aufgenommen werden und schließlich in den Blutkreislauf gelangen.

Lernen Sie Ihr Verdauungssystem kennen

Wenn Sie wissen, wie Ihr Verdauungssystem arbeitet, werden nun einige gängige Unsicherheiten darüber, wie, wann und wo Nährstoffe am Werk sind, beseitigt.

Mund und Speiseröhre

Die Verdauung beginnt im Mund mit dem Zerkauen der Nahrung und mit dem Einspeicheln: Ein Enzym namens α-Amylase, das im Speichel enthalten ist, beginnt bereits hier, Stärke in Einfachzucker zu spalten. Dann gelangt die Nahrung in die Speiseröhre. Dort fängt die Peristaltik an, ein knetendes Zusammenziehen und Entspannen der Muskeln, durch das die Nahrung im Verdauungssystem transportiert wird. Damit die Nahrung nicht zurückfließt und die richtigen Enzyme rechtzei-

tig freigesetzt werden – denn kein Enzym kann die Arbeit eines anderen übernehmen –, ist der Verdauungstrakt an wichtigen Punkten mit Absperrvorrichtungen ausgestattet.
Die winzige Klappe am Ende Ihrer Speiseröhre öffnet sich gerade so lange, daß die durch das Kauen zerkleinerte Nahrung in den Magen gelangen kann. Gelegentlich entspannt sich diese Klappe, vor allem nach dem Essen, und dadurch können Sie aufstoßen. Wenn diese Klappe nicht richtig schließt, kann aber auch Magensäure zurück in die Speiseröhre aufsteigen, was landläufig als »Sodbrennen« bezeichnet wird (siehe Seite 374).

Magen

Er ist die größte Ausbuchtung im Verdauungstrakt, wie die meisten von uns nur zu gut wissen. Der Magen ist ein geschmeidiger Beutel, der von rastlosen Muskeln umgeben ist und ständig seine Form ändert.

- Außer Alkohol wird praktisch nichts von den Magenwänden absorbiert.

Eine normale Mahlzeit verläßt den Magen nach drei bis fünf Stunden.

Wäßrige Substanzen wie Suppe verlassen den Magen ziemlich schnell. Fette verweilen beachtlich länger. Eine normale Mahlzeit mit Kohlenhydraten, Eiweiß und Fett ist nach drei bis fünf Stunden wieder aus dem Magen heraus. Magendrüsen und spezialisierte Zellen produzieren Schleim, Enzyme, Magensaft und einen Stoff, der es möglich macht, daß Vitamin B_{12} durch die Wände des Verdauungstrakts ins Blut übergeht. Ein normaler Magen hat ein saures Milieu, und der Verdauungssaft – die besondere Mischung des Magens – besteht aus vielerlei Substanzen:

Pepsin: das Hauptenzym des Magens, ein kräftiges Verdauungsmittel für Fleisch und andere Proteine; es wirkt nur in saurer Umgebung.
Rennin (Labferment): läßt Milcheiweiß gerinnen.
Salzsäure: wird von den Magenwandzellen hergestellt und sorgt für den Säuregehalt.

Der Magen ist nicht absolut unentbehrlich für die Verdauung, wenn auch der größte Teil des Verdauungsprozesses außerhalb des Magens, im Dünndarm stattfindet.

Dünndarm

Praktisch die gesamte Aufnahme von Nährstoffen findet im Dünndarm statt.

Hier wird die Verdauung abgeschlossen, und praktisch die gesamte Aufnahme von Nährstoffen findet hier statt. Der Dünndarm hat ein alkalisches Milieu, verursacht durch die stark alkalische Gallenflüssigkeit, den Saft der Bauchspeicheldrüse und die Absonderungen der Darmwände. Das alkalische Milieu ist für die wichtigsten Vorgänge der Verdauung und der Absorption notwendig. Der Zwölffingerdarm, der sich an den Magen anschließt, ist der erste Teil des Dünndarms. Er geht über in den Leerdarm, auf den wiederum der Krummdarm folgt.
Wenn halbflüssige Inhalte im Dünndarm durch die peristaltischen Bewegungen transportiert werden, behaupten wir oft, daß unser Magen »knurre«, obwohl er gar nichts mit dem Geräusch zu tun hat.

Dickdarm

Der Speisebrei braucht 12 bis 14 Stunden, um seinen Weg durch den Dickdarm zu nehmen.

Der Nahrungsbrei, der den Krummdarm verläßt und in den Dickdarm transportiert wird, ist sehr wäßrig; an diesem Punkt wird ein Zurückfließen durch einen Muskel verhindert.
Der Dickdarm besorgt in erster Linie die Lagerung und Eindickung des Speisebreis. Außer Wasser wird vom Dickdarm sehr wenig aufgenommen. Der Nahrungsbrei, der in flüssigem Zustand ankommt, wird halbfest, wenn das Wasser absorbiert wird. Der Inhalt braucht 12 bis 14 Stunden, um seinen Weg durch den Dickdarm zu nehmen.
Im Gegensatz zum keimfreien Magen ist der Dickdarm reichlich mit Bakterien, der ganz normalen Darmflora, bevölkert. Ein großer Teil des Stuhls besteht aus Bakterien; dazu kommen die unverdaulichen Stoffe – vorwiegend Cellulose – und dem Blut entzogene Substanzen, die die Darmwände abgeben.

Leber

Das Hauptspeicherorgan für fettlösliche Vitamine

Die Leber ist das größte feste Organ des Körpers und wiegt fast vier Pfund. Sie fungiert als unvergleichliche Chemiefabrik: Fast jede chemische Struktur kann sie verändern. Sie ist ein wirkungsvolles Entgiftungsorgan und kann eine ganze Reihe von giftigen Molekülen aufbrechen und unschädlich machen. Sie ist aber auch ein Blutreservoir und ein Speicherorgan für Vitamine wie A und D und für verdaute Kohlenhydrate (Glykogen), die freigesetzt werden, um den Blut-

zuckerspiegel zu erhalten. Die Leber stellt Enzyme, Cholesterin, Proteine, Vitamin A (aus Carotin) und Stoffe für die Blutgerinnung her.
Eine der Hauptfunktionen der Leber ist es, Gallensaft zu produzieren. Gallensaft enthält Salze, die die richtige Verdauung von Fetten fördern, wobei Fettstoffe gespalten werden.

Gallenblase

Schon der bloße Anblick von Essen kann zur Leerung der Gallenblase führen.

Sie ist ein sackähnliches Speicherorgan von etwa 10 Zentimeter Länge. Sie enthält den Gallensaft, verändert ihn chemisch und konzentriert ihn zehnfach. Der Geschmack oder manchmal nur der Anblick von Essen kann ausreichen, daß die Gallenblase sich entleert. Bestandteile der Gallenflüssigkeit kristallieren manchmal aus und bilden Gallensteine.

Bauchspeicheldrüse

Die Bauchspeicheldrüse liefert die wichtigsten Enzyme für den Körper.

Diese Drüse ist etwa 18 Zentimeter lang und mündet in den Zwölffingerdarm. Ihre Zellen geben Insulin ab, das die Verbrennung von Zucker im Körper beschleunigt; es kommt direkt ins Blut, nicht in den Verdauungstrakt. Der größere Teil der Bauchspeicheldrüse produziert und sondert einen Saft ab, der einige der wichtigsten Verdauungsenzyme enthält: *Lipasen*, die Fette zerlegen, *Trypsine*, die Eiweißstoffe (Proteine) in Aminosäuren abbauen, und *Amylasen*, die Kohlenhydrate spalten.

Bezeichnung der Vitamine

Weil früher niemand die chemische Struktur der Vitamine kannte und sie darum nicht wissenschaftlich benannt werden konnten, tragen die meisten einen Buchstaben als Bezeichnung. Die folgenden Vitamine sind heute bekannt, und viele warten noch auf ihre Entdeckung:

Bekannte Vitamine von A bis U

Vitamin A (Retinol, Carotin); Gruppe des Vitamin-B-Komplexes: B_1 (Thiamin), B_2 (Riboflavin), B_3 (Niacin, Nicotinsäureamid), B_4 (Adenin), B_5 (Pantothensäure), B_6 (Pyridoxin), B_{10}, B_{11} (Wachstumsfaktoren), B_{12} (Cobalamin, Cyanocobalamin), B_{13} (Orotsäure), B_{15} (Pangamsäure), B_{17} (Amygdalin, Laetril), B_C (Folsäure), B_T (Carnitin), B_X oder PABS (Paraaminobenzoesäure), Cholin, Inosit, Vitamin C (Ascorbinsäure), Vitamin D (Calciferol, Ergocalciferol), Vitamin E (Tocopherol), Vitamin F (ungesättigte Fettsäuren), Vitamin G (Riboflavin), Vitamin H (Biotin), Vitamin K (Phyllochinon, Menachinon, Menadion), Vitamin L (notwendig beim Stillen), Vitamin M (Folsäure), Vitamin P (Bioflavonoide), Vitamin PP (Niacinamid), Vitamin P_4 (Troxerutin), Vitamin T (wachstumsfördernde Substanzen), Vitamin U (Extrakt aus Kohlsaft).

Bezeichnung der Mineralstoffe und Spurenelemente

Die sieben Hauptmineralstoffe sind
Eisen, Jod, Kalzium, Magnesium, Phosphor, Selen und Zink.

Obwohl etwa 18 bekannte Mineralstoffe für den Körper und seine Funktionen erforderlich sind, gibt es erst für zehn Empfehlungen der Deutschen Gesellschaft für Ernährung (DGE) zur Tagesmenge: Eisen, Fluor, Jod, Kalium, Kalzium, Magnesium, Natrium, Chlor, Zink und Phosphor.
Die aktiven Mineralstoffe in Ihrem Körper sind: Chlor, Chrom, Eisen, Fluor, Jod, Kalium, Kalzium, Kobalt, Kupfer, Magnesium, Mangan, Molybdän, Natrium, Phosphor, Schwefel, Selen, Vanadium und Zink. Außerdem sind Spurenelemente wie Bor, Silizium, Nickel und Arsen ebenfalls notwendig für das Wachstum und das optimale Funktionieren der Zellwände.

Der Körper braucht das Zusammenspiel

Vitamine allein reichen nicht.

So wichtig Vitamine auch sind, ohne Mineralstoffe können sie gar nichts ausrichten. Ich nenne die Mineralstoffe gern die »Aschenputtel der Ernährungswelt«, weil – was nur wenige wissen – Vitamine ohne die Hilfe der Mineralstoffe nicht funktionieren, nicht resorbiert werden können. Und obwohl der Körper einige Vitamine synthetisieren kann, ist er nicht in der Lage, einen einzigen Mineralstoff selbst herzustellen.

Welche Antioxidantien gibt es?

Antioxidantien (die »Guten«) sind eine Reihe von Enzymen, Aminosäuren und verschiedenen anderen Substanzen wie Vitaminen und Mineralstoffen, die den Körper vor *Freien Radi-*

kalen (den »Bösen«) schützen. Freie Radikale sind unkontrollierte Oxidationsprodukte, die die Zellen angreifen und das Immunsystem schwächen. Der Körper erzeugt tagtäglich Freie Radikale, indem er aus Brennstoff Energie gewinnt. Sie stellen also, anders gesagt, ein notwendiges, aber unerwünschtes Nebenprodukt dar. Durch verschiedene Umwelteinflüsse und körperlichen Streß – z. B. durch Luftverschmutzung, Rauchen, Alkoholgenuß und Krankheit, aber auch durch Speisen vom Holzkohlengrill, Alterungsprozesse und körperliche Überanstrengung im Sport – werden zusätzlich Freie Radikale erzeugt. Um ihr Überhandnehmen zu verhindern, braucht unser Körper verschiedenartige natürliche Antioxidantien. Die wichtigsten sind: Katalase, Coenzym Q_{10}, Glutathion, Melatonin, Vitamin A, Alpha- und Beta-Carotin, Vitamin C, Vitamin E, Lipoinsäure, Selen, Superoxiddismutase (SOD) und Zink. Unglücklicherweise sammeln sich mit zunehmendem Alter immer mehr Freie Radikale an, und immer weniger natürliche Antioxidantien werden erzeugt, so daß das Krebs- und Herzinfarktrisiko zunimmt. Aus diesem Grund sollten wir unserem Körper Nahrungsmittel zuführen, die reich an Antioxidantien sind, sowie zusätzliche Präparate mit antioxidativer Wirkung, wie Gingko biloba, Grapefruitkernextrakt, Grüntee-Extrakt, Isoflavone, Lutein, Lycopen. Und je eher man sie hinzufügt, um so größer sind längerfristig die gesundheitlichen Vorteile (siehe VIII. Kapitel).

Welche alternativen Heilverfahren gibt es?

Genausowenig, wie ein bestimmtes Präparat für jeden gut ist, gibt es auch keine alternative Heilmethode, die für jeden ge-

eignet wäre. Es sind heute Dutzende von Alternativen zur herkömmlichen Schulmedizin verfügbar, die allmählich an Ansehen gewinnen und zu erstaunlichen Ergebnissen führen können.
Zu den bekannteren alternativen Heilverfahren zählen:

Ayurveda

Die ayurvedische Medizin Indiens ist nicht nur eines der ältesten dokumentierten Heilsysteme der Welt, sondern sie wird bis heute in diesem Land – und zunehmend auch in westlichen Ländern – praktiziert. Aufgrund ihres tiefgreifenden Einflusses auf nahezu alle anderen medizinischen Systeme ist Ayurveda auch als »Mutter aller Heilweisen« bezeichnet worden. Ayurveda behandelt nicht nur die Symptome einer Krankheit, sondern bezieht dabei auch den Körper als Ganzheit ebenso wie Denken, Fühlen und die Lebensweise des Menschen mit ein. Sie lehrt die Auffassung, daß es neben der Heilung von Krankheiten ebenso wichtig sei, gesunde Menschen gesund zu erhalten, und hält deshalb eine frühzeitige Intervention – noch vor dem Auftreten von Symptomen – für unumgänglich, um das Wohlbefinden zu erhalten. Die ayurvedische Medizin kennt mehr als 2000 verschiedene Arzneimittel; Kräuter werden im allgemeinen nur kombiniert mit anderen Kräutern verwendet. Tatsächlich verwenden ayurvedische Heiler immer die ganze Pflanze – im Unterschied zu der westlichen Praxis, nur ein bis zwei Wirkstoffe einer Pflanze zu isolieren –, denn laut Ayurveda trägt jeder chemische Bestandteil einer Pflanze dazu bei, harmonisch im Körper zu wirken. Die ayurvedische Medizin macht es sich zur Aufgabe, sämtliche Funktionskreise im Körper zu fördern und zu unterstützen.

Akupunktur

Dies ist ein uraltes chinesisches Heilsystem, das auf der Auffassung beruht, daß die Lebenskraft, Qi (sprich: »tschi«), im Körper 14 Energiekanäle (Meridiane) durchströmt. Durch das Setzen von Akupunkturnadeln an bestimmten Stellen des Körpers (es gibt 360 Akupunkturpunkte) läßt sich das Qi stimulieren, um den gestörten Energiefluß wieder ins Gleichgewicht zu bringen. Die Akupunktur vermag nachgewiesenermaßen in vielen Fällen nicht nur vorübergehende Beschwerden, sondern auch chronische organische Erkrankungen zu beheben; Akupunkteure verwenden außerdem auch Kräuter zur Heilbehandlung. In Deutschland müssen Ärzte eine Zusatzausbildung in Akupunktur absolvieren. Akupunkturbehandlungen werden aber auch von Heilpraktikern durchgeführt.

Chiropraktik

Die chiropraktische Medizin konzentriert sich auf die manipulierende Behandlung der Wirbelsäule, um das gesundheitliche Wohlbefinden wiederherzustellen. Mit Hilfe der Hände werden dabei durch ruckartige Drehung der Wirbelsäule oder Einwirkung auf die Dornfortsätze verschiedene Wirbel und Bandscheiben wieder eingerichtet. Chiropraktische Behandlungen werden in Deutschland von Ärzten (meist Orthopäden oder Sportmediziner) mit Zusatzausbildung oder Heilpraktikern durchgeführt.

Kräutermedizin

Diese seit Jahrtausenden weltweit am häufigsten praktizierte Heilmethode gilt als einer der wichtigsten Trends in Richtung selbstverantwortlicher Gesundheitsvorsorge. Die Kräutermedizin beruht auf denselben theoretischen Grundlagen wie die offizielle Pharmakologie. Tatsächlich sind nahezu 50 Prozent aller allgemein üblichen bzw. rezeptpflichtigen Arzneimittel entweder pflanzlicher Herkunft oder enthalten die gleiche chemische Zusammensetzung wie pflanzliche Wirkstoffe. Die Wirksamkeit vieler pflanzlicher Arzneimittel ist heute unbestritten und gut dokumentiert (siehe Kapitel X).

Homöopathie

Auf der Grundlage der Erkenntnisse von Samuel Hahnemann verwendet die Homöopathie Mittel, die die natürlichen Abwehrkräfte des Körpers stimulieren sollen. Sie beruht auf dem Prinzip »Heile Gleiches mit Gleichem«. So kann z. B. eine Substanz, die in hohen Dosierungen bei einem gesunden Menschen bestimmte Symptome hervorrufen würde, die gleichen Symptome bei einem Kranken heilen, wenn sie extrem niedrig dosiert wird. Der homöopathische Ansatz zur Behandlung von Krankheiten betrachtet das Individuum als eine geistig-körperlich-emotionale Einheit und beruht auf dem Verständnis, daß die Symptome den Versuch des Körpers ausdrücken, ein Ungleichgewicht zu korrigieren und die Gesundheit wiederherzustellen. Statt die Symptome zu unterdrücken, bewirken homöopathische Mittel – die aus natürlich vorkommenden pflanzlichen, mineralischen oder tierischen Substanzen in nichttoxischen Mengen hergestellt werden – eine schnelle Stimulierung und Regulierung der Körperabwehr ohne schädliche Nebenwirkungen, wenn man sie vorschriftsmäßig anwendet (siehe Kapitel X). Homöopathische Behandlungen werden von Ärzten, Heilpraktikern und Homöopathen durchgeführt.

Naturheilkunde

Die Naturheilkunde umfaßt neben Kräuterheilkunde, Massage und Akupunktur ein breites Spektrum weiterer alternativer Behandlungsmethoden, die durch diätetische oder physikalische Mittel eine Besserung zu erreichen suchen. Eine naturgemäße Lebensweise und der weitgehende Verzicht auf Arzneimittel werden ebenfalls propagiert. Naturheilkundliche Behandlungen werden von Ärzten mit Zusatzausbildung und von Heilpraktikern durchgeführt.

Orthomolekulare Medizin

Dies ist eine alternative Behandlungsmethode mit dem Ziel, eine optimale Versorgung des Körpers mit allen wichtigen Nährstoffen zu gewährleisten. Neben dem Gebrauch verschiedener zusätzlicher Präparate, die den Körper in die Lage versetzen sollen, die für die Gesundheit notwendigen biochemischen Substanzen herzustellen, zielt die orthomolekulare Medizin auch auf die Beseitigung von schädlichen Substanzen ab, wie z. B. Drogen, Umweltschadstoffe und Allergene. Orthomolekulare Medizin wird meist von Ärzten, Ernährungswissenschaftlern und Heilpraktikern praktiziert.

Osteopathie

Ein Osteopath hat in den USA die gleiche medizinische Grundausbildung wie jeder andere Arzt und ist berechtigt, alles zu tun, was auch andere Ärzte tun dürfen, einschließlich operativer Eingriffe. Der große Unterschied besteht darin, daß Osteopathen sich nicht wie die traditionellen Fachärzte der Schulmedizin auf bestimmte Organe oder Krankheiten spezialisieren, sondern einen ganzheitlichen (holistischen) Heilungsansatz anwenden und daher im allgemeinen sehr viel versierter in präventiver Ernährungslehre sind.

Fakten zur Ernährung, die Ihnen die Augen öffnen werden

- Eine Zigarette zerstört 25 bis 100 mg Vitamin C.
- Menschen, die in dunstigen Städten leben, bekommen nicht dieselbe Menge an Vitamin D wie Bewohner ländlicher Gegenden, weil der Dunst über der Stadt die ultravioletten Sonnenstrahlen schluckt.
- Die meisten älteren Menschen nehmen nicht genug Vitamin D durch die Nahrung auf bzw. erzeugen selbst nicht genug davon, weil sie zuwenig Sonne abbekommen.
- Die tägliche Happy-Hour, bei der Sie mehr als einen Cocktail trinken, kann Ihrem Körper die Vitamine B_1, B_6 und Folsäure entziehen.
- 80 Prozent der Frauen in den USA weisen einen Kalziummangel auf, in Deutschland leiden etwa 8% der Bevölkerung an Osteoporose.
- Millionen von Frauen nehmen die Pille als Verhütungsmittel, und die meisten ahnen nicht, daß das einen negativen Einfluß auf die Verfügbarkeit von Vitamin B_6, B_{12}, Folsäure und Vitamin C haben kann.
- Kinder benötigen die eineinhalb- bis zweifache Menge Eiweiß pro Pfund Körpergewicht wie Erwachsene, Babys das Dreifache.
- Die Krebsforschung hat herausgefunden, daß Vitamin C und E sowie bestimmte chemische Substanzen, die man Indole nennt und die im Kohl, Rosenkohl und anderen Verwandten der Kreuzblütlerfamilie vorkommen, hochwirksame und sichere Inhibitoren für bestimmte krebserregende Substanzen darstellen.
- Vitamin B_1 kann gegen Reisekrankheit helfen.

- Wenn Sie eine Diät mit hohem Eiweißanteil machen, brauchen Sie mehr Vitamin B_6.
- Zwiebeln, Knoblauch, Rettich und Lauch enthalten ein natürliches Antibiotikum mit Namen Allicin, das Krankheitskeime zerstören kann, ohne die nützlichen Darmbakterien zu beseitigen.
- Aspirin kann die Ausscheidung von Vitamin C verdreifachen.
- 18 halbe Pekannüsse können den gesamten Tagesbedarf an Vitamin F decken.
- Der häufige Verzehr von Lebensmitteln, die künstliche Aromen, Farbstoffe, Mononatriumglutamat und andere Zusätze enthalten, kann zu Unverträglichkeiten und Allergien führen.
- Rohe Erdnüsse enthalten enzymhemmende Substanzen, die die Eiweißverdauung im Körper erschweren.
- Kleie ist kein ausgewogenes Nahrungsmittel.
- Nudelprodukte verlieren in durchsichtiger Zellophanverpackung oder in Packungen mit großem Zellophanfenster an Nährstoffen.
- Wasserenthärtende Zusätze können zu einer ungesunden Erhöhung der täglichen Salzzufuhr führen.
- Je nach Produkt ist der Hauptbestandteil der Margarine, die gehärtete Pflanzenfette bzw. Trans-Fettsäuren enthält, noch gesundheitsschädlicher als das gesättigte Fett in der Butter.
- Blaubeeren, Brombeeren und Rotkohl sind gesünder, wenn man sie gekocht verzehrt.
- Gelbe und rote Zwiebeln, rote Weintrauben und Brokkoli sind reich an Quercetin, einem krebshemmenden Stoff. Dieser kann – so haben Laborversuche an der Universität von Kalifornien gezeigt – bösartige Zellen unterdrücken, noch bevor sie Tumore bilden.

- Olivenöl und Rapsöl sind reich an einfach ungesättigten Fettsäuren und die besten natürlichen Nahrungsmittel zur Vorbeugung gegen Herzerkrankungen.
- Die einfachste Methode, überschüssiges Natrium aus dem Körper zu beseitigen, besteht darin, täglich 6 bis 8 Gläser salzfreies Wasser zu trinken und das Natrium dadurch hinauszuspülen.
- Es gibt möglicherweise einen Zusammenhang zwischen Zahnpasta (mit ihren kristallinen Scheuerstoffen, Schaummitteln und anderen Zusätzen) und Darmerkrankungen wie Colitis ulcerosa, Morbus Crohn und Reizdarm. Es empfiehlt sich deshalb, nach dem Zähneputzen den Mund immer sehr gut auszuspülen und möglichst keine Zahnpasta zu schlucken.
- Der Schaden, der durch das Rauchen angerichtet wird, ist viel größer, als allgemein angenommen wird. Während die Amerikanische Krebsgesellschaft von einer durchschnittlichen Verkürzung der Lebenserwartung um sieben Jahre spricht, haben neuere Untersuchungen ergeben, daß es tatsächlich elf Jahre mehr sind: Die Lebenserwartung von Rauchern liegt 18 Jahre unter der von Nichtrauchern!
- Der Mineralstoff Bor (der in Äpfeln, Weintrauben, Traubensaft und Rosinen enthalten ist) kann den Knochenabbau bei Frauen nach den Wechseljahren verzögern. Außerdem trägt Bor bei Frauen, die eine Östrogenersatztherapie durchführen, dazu bei, daß das Östrogen länger im Blut bleibt.
- Der Verzicht auf schwarzen Kaffee kann dazu beitragen, Speiseröhrenkrebs zu vermeiden. Die in Kaffee und Schwarztee enthaltene Gerbsäure hat vermutlich krebserregende Wirkung; durch das in der Milch enthaltene Eiweiß wird jedoch die Gerbsäure neutralisiert, so daß der Körper sie nicht aufnimmt.

- Karotten tragen dazu bei, Arterienverkalkung zu verhindern, und sie senken das Herzinfarktrisiko bei Menschen, die unter Arteriosklerose leiden. Eine große Karotte täglich liefert ca. 11 000 I. E. Vitamin A über das in der Karotte enthaltene Beta-Carotin.
- Man hat festgestellt, daß Menschen, die Lebensmittel und Getränke mit Zuckeraustauschstoffen oder Süßstoffen zu sich nehmen, die Einbuße an Zuckerkalorien dadurch wettmachen, daß sie im Schnitt 11 Prozent mehr Fett zu sich nehmen.
- Das Magenkrebsrisiko läßt sich um 50 Prozent verringern, wenn man täglich eine halbe Zwiebel ißt. Zu diesem Ergebnis gelangte eine über vier Jahre laufende Untersuchung in Holland. Offenbar werden durch die in der Zwiebel enthaltenen krebshemmenden Allylsulfide Enzyme aktiviert, die krebserregende Substanzen unschädlich machen.
- Der Verzehr von Tomatensauce, etwa zwei- bis viermal pro Woche, kann bei einem Mann das Risiko von Prostatakrebs vermindern, weil Tomatenprodukte viel von dem Antioxidans Lycopen enthalten.
- Bei vielen Menschen sind ab dem Alter von zwölf Jahren die Enzyme zur Milchverdauung nicht mehr verfügbar. Darum haben viele Erwachsene nach dem Trinken von Milch Blähungen und andere Verdauungsprobleme.
- Durch die Einnahme von Vitamin-E-Präparaten vermindert sich das Herzinfarktrisiko.
- Vegetarier, die fünfmal in der Woche oder öfter Nüsse zu sich nehmen, haben ein geringeres Herzinfarktrisiko als solche, die weniger als einmal wöchentlich Nüsse essen.
- Es hat sich gezeigt, daß die tägliche Zufuhr von Vitamin-C-Präparaten das Risiko, grauen Star zu bekommen, verringert.
- Die in roten Weintrauben enthaltenen Flavonoide können

tausendmal wirksamer sein als Vitamin E, wenn es darum geht, die Oxidation von LDL-Cholesterin beim Menschen zu verhindern.

- Die Aminosäure Arginin kann Erektionen beim Mann verstärken.
- Die tägliche Zufuhr von 100 mg des Phospholipidpräparats Phosphatidylserin kann Menschen mit gewöhnlicher altersbedingter Gedächtnisschwäche helfen, ihre Gehirnkräfte um einige Jahre zu verjüngen.
- Neueren Forschungsergebnissen zufolge kann die Einnahme von Selen in entsprechenden Dosierungen das Fortschreiten von Aids wesentlich verlangsamen.
- Das Karpaltunnelsyndrom und hormonelle Störungen können ein Hinweis auf Vitamin-B_6-Mangel sein.
- Das Antioxidans N-Acetylcystin (NAC) kann zur Linderung von Grippesymptomen wirksamer sein als Vitamin C.
- Magnesium wirkt muskelentspannend und stellt ein natürliches Äquivalent für Kalziumblocker-Medikamente dar.
- Neuere Untersuchungen haben gezeigt, daß, wer mehr als 4 Glas Wasser täglich trinkt, sein Darmkrebsrisiko möglicherweise um mehr als 30 Prozent verringert.

Noch Fragen zu Kapitel I?

»Ich habe gehört, Aminosäuren seien Nährstoffe und genauso wichtig für den Körper wie Vitamine. Stimmt das?«

Absolut! Aminosäuren (siehe Seite 164 und 168–182) sind die Bausteine für einen unserer wichtigsten Nährstoffe – das Eiweiß. Jede Zelle im Körper enthält (und braucht) Eiweiß. Es wird benötigt, um neues Gewebe zu bilden und beschädigte Zellen zu reparieren, außerdem für die Bildung von Hormonen und Enzymen, für die Ausgeglichenheit des Säure-Basen-Haus-

halts im Blut und zur Beseitigung unerwünschter Blutschlacken.
Bei der Eiweißverdauung wird das Eiweiß in seine kleineren Bestandteile, die Aminosäuren, gespalten. Wenn diese Aminosäuren die Körperzellen erreichen, werden sie wieder zu Eiweiß umgewandelt. Es ist ein großartiger Kreislauf.
Vitamine und Aminosäuren sind in der Ernährung gleich wichtig, denn Sie haben keinen Nutzen von dem einen, wenn das andere nicht in ausreichender Menge vorhanden ist. Was Aminosäurepräparate und deren Nutzen für Ihre Ernährung angeht, empfehle ich Ihnen, auf Seite 164 bzw. 168 nachzulesen, welche erstaunlichen Vorteile das bringen kann.

»Soweit ich weiß, werden Vitamine erst durch Mineralstoffe richtig wirksam. Stimmt es, daß bestimmte Mineralstoffe die Wirkung von Vitaminen günstiger beeinflussen als andere?«
Zweifellos. Vitamin A wirkt z.B. am besten in Verbindung mit den Mineralstoffen Kalzium, Magnesium, Phosphor, Selen und Zink. Auch die B-Vitamine werden durch diese Mineralstoffe verstärkt, und zusätzlich durch Eisen, Kalium, Kobalt, Kupfer, Mangan und Natrium. Was das Vitamin C betrifft, so sind die fünf Mineralstoffe, die seine Wirksamkeit am stärksten unterstützen, Eisen, Kalzium, Kobalt, Kupfer und Natrium; für Vitamin D sind es Kalzium, Kupfer, Magnesium, Natrium und Selen und für Vitamin E Eisen, Kalium, Kalzium, Mangan, Natrium, Phosphor, Selen und Zink. Um festzustellen, welche Mineralstoffe bzw. andere Vitamine die Wirkung der einzelnen Vitamine verstärken können, siehe Kapitel I.

»Was ist Bor?«
Eine völlig unterschätzte Substanz! Es ist ein Spurenelement, das vom Körper nur in winzigen Mengen benötigt wird, und deshalb gibt es dafür auch keine offiziell empfohlene Tages-

menge. Nichtsdestoweniger ist es von großer Wichtigkeit im Zusammenwirken mit Kalzium, Magnesium und Vitamin D zur Verhinderung von Osteoporose. Bor vermag auch die Leistungsfähigkeit des Gehirns zu steigern. Man findet es in den meisten Früchten und Gemüsen, aber die beste Quelle sind Trockenobst wie Dörrpflaumen und getrocknete Aprikosen. Als Zusatzpräparat empfehle ich 3 mg täglich. Die tägliche Menge sollte aber 10 mg nicht überschreiten.

»Was sind Phytochemikalien?«
Die sogenannten Phytochemikalien sind chemische Substanzen, die in Pflanzen vorkommen; es sind gesundheitsfördernde Nährstoffe, die Obst, Gemüse, Getreide und Hülsenfrüchten ihre Farbe, ihr Aroma und natürlichen Schutz gegen Krankheiten verleihen. Im wesentlichen stellen sie das Immunsystem der Pflanzen dar. Sie sind hochwirksame Antioxidantien, bieten dem Körper Schutz vor den schädlichen Auswirkungen der Freien Radikalen und unterstützen ihn darin, eine Vielzahl von Krankheiten und Leiden wie Herzinfarkt oder Krebs abzuwehren.

»Ich höre immer wieder von Präparaten, die man in Amerika ›nutraceuticals‹ nennt. Handelt es sich dabei um eine Kombination von diätetischen und pharmazeutischen Produkten? Könnte man sie als Nährstoffpräparate ansehen, die als Nahrungsergänzung eingenommen werden?
Ohne Zweifel. Und das ist wahrscheinlich der aufregendste Fortschritt in der vorbeugenden Medizin. Diese Präparate werden aus Naturprodukten gewonnen (aus Lebensmitteln bzw. deren Bestandteilen), die nachweislich ähnliche therapeutische Vorzüge besitzen wie pharmazeutische Produkte – z. B. Isoflavone, die aus Soja hergestellt werden und krebshemmende Eigenschaften aufweisen, oder Johanniskraut und die darin vorkommenden Polyphenole mit ihrer antidepressi-

ven Wirkung. Diese natürlich vorkommenden Verbindungen, die als Konzentrate aus Pflanzen, Algen und anderen biologischen Quellen gewonnen werden, sind in Form von Tabletten, Pulvern und Kapseln erhältlich. Sie werden zur Vorbeugung gegen zahlreiche Krankheiten eingesetzt, ebenso wie zur Behandlung verbreiteter Leiden – was früher ausschließlich die Domäne rezeptpflichtiger Medikamente gewesen ist. Nährstoffpräparate liefern in konzentrierter Form segensreiche chemische Nährstoffsubstanzen für unseren täglichen Bedarf. Da z. B. nur ein geringer Prozentsatz der Bevölkerung fünfmal täglich Obst und Gemüse zu sich nimmt, spielen diese Präparate eine zunehmend wichtige Rolle für die Volksgesundheit. Es gibt z. B. schon phytochemisch angereicherte Produkte, wie Knabberriegel, denen phytochemische Sojasubstanzen (Phytoöstrogene) zugesetzt wurden und die bestimmte Symptome – wie etwa Hitzewallungen bei Frauen in den Wechseljahren – lindern können oder Prostataproblemen bei Männern vorbeugen. Oder es gibt speziell angereicherte Margarinesorten, die den Cholesterinspiegel im Blutserum senken, aber auch phytochemisch angereicherte Süßwaren für Kinder, die nicht gern Gemüse essen. So haben wir heute viele neue Möglichkeiten, wie wir dem Körper das zuführen können, was er braucht und was für ihn gut ist.

»Ich habe einen Mitralklappenprolaps und nehme deshalb häufig Antibiotika. Ich habe von ›probiotischen‹ Mitteln gehört, weiß aber nicht, was man darunter versteht. Wäre es sinnvoll für mich, solche Mittel zu nehmen?«

Das sollten Sie auf jeden Fall! Probiotisch bedeutet »für das Leben«, und es ist eine allgemeine Bezeichnung für Mikroorganismen, die als »freundliche« Bakterien gelten und die körpereigenen Abwehrkräfte gegen Infektionen und Krankheiten unterstützen. Es gibt Milliarden solcher nützlicher Bak-

terien in unserem Körper, die ganz wunderbare Dinge für uns tun: Sie unterstützen die Verdauung, verbessern die Immunabwehr, halten den Hormonspiegel im Gleichgewicht, erzeugen bestimmte Vitamine der B-Gruppe, schützen vor Infekten, die durch das Überhandnehmen von Pilzen bzw. Hefepilz hervorgerufen werden (diese können in den Blutstrom gelangen und andere ernste Erkrankungen fördern) und vieles mehr.
Leider können ja Antibiotika nicht zwischen nützlichen und schädlichen Bakterien unterscheiden. Durch allzu häufigen Einsatz von Antibiotika können vermehrt resistente Stämme auftreten, wodurch sich die Krankheitsanfälligkeit erhöht. Der Anteil der guten Bakterien kann durch eine ballaststoffreiche Kost gesteigert werden, da sich die Darmbakterien von Ballaststoffen ernähren und diese in Säuren umwandeln, die wiederum das Wachstum der schädlichen Bakterien hemmen. Und außerdem können Sie Joghurt essen – vorzugsweise fettarmen oder fettfreien –, der mit lebenden, aktiven Kulturen hergestellt wurde. Daneben gibt es aber auch probiotische Zusätze, die nicht bei Milchprodukten verwendet werden. Am besten ist es, wenn Sie während der Zeit, da sie Antibiotika nehmen, und noch einen Monat länger, täglich ein probiotisches Präparat zusetzen, um Ihre Darmflora wieder aufzubauen. Ich empfehle 1 Kapsel (oder 1 Teelöffel Flüssigkeit) dreimal täglich eine halbe Stunde vor dem Essen. Ein Hinweis: Wenn Sie mit der Einnahme von probiotischen Präparaten beginnen, kann es vorkommen, daß Sie unter Gasbildung und Blähungen leiden. Das ist ein Zeichen dafür, daß die guten Bakterien Gärung bewirken, und sollte innerhalb etwa einer Woche wieder aufhören, sobald Ihr Körper sich an die Veränderung gewöhnt hat.

»Was sind Carotinoide?«

Das Wichtigste, was Sie darüber wissen müssen, ist, daß Carotinoide gut für Sie sind (siehe Seite 221). Es handelt sich

um eine Gruppe von Verbindungen, die mit Vitamin A verwandt sind; am bekanntesten ist (neben Alpha-Carotin, Gamma-Carotin, Lutein und Lycopen) das Beta-Carotin, das schon lange dafür bekannt ist, daß es viele Arten von Krebs verhindert. Das Beta-Carotin aus der Nahrung wird in Vitamin A umgewandelt, aber im Unterschied zu Vitamin A ist es auch in größeren Mengen nicht toxisch. Zuviel Beta-Carotin könnte Sie allerdings aussehen lassen, als hätten Sie zuviel Bräunungsmittel aufgetragen, da die Haut sich orangegelb verfärbt.
Lycopen – jene Substanz, die den Tomaten, Wassermelonen, Pinc Grapefruits und anderen Obst- und Gemüsesorten ihre charakteristische rote Farbe verleiht – ist das neueste populäre Carotinoid, das auf dem Ernährungssektor angepriesen wird. Untersuchungen weisen darauf hin, daß der Verzehr von Tomaten das Krebsrisiko im allgemeinen senkt, und speziell das Prostatakrebsrisiko. Tatsächlich ergab eine Untersuchung, daß Männer, die oft Tomaten essen, nur etwa ein halb so großes Risiko eingehen, Prostatakrebs zu bekommen, als Männer, die selten Tomatenprodukte zu sich nehmen. Und weil Fett dazu beiträgt, daß Lycopen in den Blutstrom gelangt, könnte die vielgeschmähte Pizza schließlich doch noch einen ernährungsphysiologischen Vorteil bringen – den sollten Sie aber nicht durch Peperoni und zuviel Käse wieder aufheben!

»Soviel ich weiß, verhindern Antioxidantien die Oxidation im Körper, aber was genau ist eigentlich ›Oxidation‹, und wodurch wird sie hervorgerufen?«
Oxidation ist das, was geschieht, wenn Metall rostet oder ein Apfel sich bräunlich verfärbt. Instabile Sauerstoffmoleküle, die man Freie Radikale nennt, stehlen sich von anderen Molekülen Elektronen, um stabil zu werden. Durch diesen Vorgang zerstören die Freien Radikale Körperzellen, verkürzen

ihre Lebensdauer und beschleunigen den Alterungsprozeß. Sobald die Oxidation erst einmal in Gang gesetzt ist, läßt sie sich unter Umständen nur schwer wieder aufhalten. Die Folgen reichen von Infekten bis hin zu verschiedenen degenerativen Beschwerden, einschließlich Herzerkrankungen, Arthritis und Krebs. Wodurch wird Oxidation hervorgerufen? Es gibt vielerlei Ursachen, aber die häufigsten sind Umweltschadstoffe, Chemikalien und Gifte, wie z. B. Zigarettenrauch (siehe Seite 219).

»Es soll Präparate geben, die angeblich die Leistungsfähigkeit des Gehirns steigern. Kann man dadurch intelligenter werden?«
Jedenfalls ist man klug beraten, sie zu nehmen. Es handelt sich um Nährstoffe, die nachgewiesenermaßen die Gehirntätigkeit unterstützen und aktivieren. Mit dem Älterwerden erzeugt unser Körper auf natürlichem Wege weniger Antioxidantien, die das Gehirn vor schädlichen Freien Radikalen schützen. Dafür gibt es bestimmte Präparate mit antioxidativer Wirkung, in denen Vitamine, Mineralstoffe, Aminosäuren und Kräuter enthalten sind (siehe VI. Kapitel).
Hier eine Liste einiger dieser Mittel, die Sie näher unter die Lupe nehmen und ausprobieren sollten, vor allem in Kombinationspräparaten: Vitamin E, Grapefruitkernextrakt, Liponsäure, Nicotinamid-Adenin-Dinukleotid (Coenzym I), Vitamin B_1 (Thiamin), Vitamin B_3 (Niacin), Vitamin B_6 (Pyridoxin), Vitamin B_{12}, Folsäure, Cholin, L-Carnitin, Phenylalanin, Docohexaensäure (DHS), Dimethylaminoethanol (DMAE), Ginkgo biloba, Gotu-Kola (asiatischer Wassernabel), Huperzin A, Magnesium, Pregnenolon, Phosphatidylserin, Phosphatidylcholin und Inosit. Zwar wird keines dieser Präparate einen Albert Einstein aus Ihnen machen, aber vielleicht ist es Ihnen eine Hilfe, sich wieder daran zu erinnern, wo Sie Ihre Autoschlüssel hingelegt haben.

II
Allerlei Wissenswertes über Vitaminpräparate

Woher kommen Vitamine?

Die meisten Vitamine werden aus natürlichen Rohstoffquellen gewonnen.

Weil Vitamine natürliche Substanzen sind, die in Nahrungsmitteln vorkommen, werden auch die Vitaminpräparate, die Sie zusätzlich einnehmen – als Kapseln, Tabletten, Pulver oder Flüssigkeit – aus Nahrungsmitteln gewonnen. Obwohl man viele Vitamine synthetisch herstellen könnte, werden die meisten aus natürlichen Rohstoffquellen gewonnen.
Z. B. stammt Vitamin A normalerweise aus Fischleberöl. Der Vitamin-B-Komplex wird aus Hefe oder Leber gewonnen. Das beste Vitamin C stammt von der Hagebutte – aus den Beeren, die sich aus dem Fruchtstempel der Rose bilden, nachdem die Blütenblätter abgefallen sind. Und Vitamin E wird üblicherweise aus Sojabohnen, Weizenkeimen oder Mais gewonnen.

Warum Vitaminpräparate in verschiedenen Formen angeboten werden

Die Bedürfnisse jedes einzelnen Menschen sind unterschiedlich, daher werden die Vitamine von den Herstellern in verschiedenen Formen angeboten.

Vitamine gibt es in verschiedenen Formen, weil die Bedürfnisse der Menschen unterschiedlich sind.

Tabletten und Dragées sind die häufigste und praktischste Form. Sie sind leicht aufzubewahren und zu transportieren, haben eine längere Haltbarkeit als Pulver oder Tropfen und können nicht gestreckt (verfälscht) werden.

Kapsuletten sind kapselförmige Tabletten. Sie können mit einem besonderen Überzug versehen werden, so daß sie sich erst im Darm und nicht schon im (sauren) Magen auflösen.

Kapseln sind wie Tabletten praktisch und leicht zu lagern und werden meistens für die fettlöslichen Vitamine A, D und E verwendet. Sie enthalten weniger Füllstoffe als Tabletten.

Gelatinekapseln werden aus Gelatine, einem tierischen Produkt, erzeugt. Sie sollten lichtgeschützt an einem kühlen, trockenen Platz gelagert werden, um die Oxidation zu verhindern.

Pflanzliche Kapseln sind frei von tierischen Produkten, Stärke, Zucker und anderen Allergenen. Sie werden aus Cellulose und Pflanzenfasern von Bäumen hergestellt, die widerstandsfähig gegen Pilz- und Bakterienbefall sind. Sie können in warmem Klima gelagert werden, ohne miteinander zu verkleben oder zu schmelzen. Auch kaltes, trockenes Klima, in dem Gelatinekapseln leicht brüchig werden, macht ihnen nichts aus. Leider kann es zu Reaktionen zwischen der Kapsel und ihrem Inhalt kommen, weshalb sie nicht so häufig verwendet werden wie Gelatinekapseln. Sie sind außerdem teurer.

Gelkapseln sind weiche Gelatinekapseln, die für manche Menschen leichter zu schlucken sind als gewöhnliche Kapseln. Wie Tabletten und Kapseln müssen Gelkapseln durch das Verdauungssystem verarbeitet werden und sind deshalb langsamer wirksam als flüssige oder pulverförmige Präparate.

Pulver bieten eine erhöhte Wirksamkeit (1 Teelöffel der meisten Vitamin-C-Pulver wirkt wie bis zu 4000 mg) und haben außerdem den Vorteil, daß keine Füllstoffe, Bindemittel und andere Substanzen zugesetzt sind, was für Menschen mit Allergien wichtig sein kann.

Tropfen lassen sich leicht mit anderen Getränken mischen und sind für Menschen geeignet, die Kapseln oder Tabletten schlecht schlucken können.

Mundsprays bringen niedrig dosierte Nährstoffkonzentrationen direkt in den Mund, unter die Zunge. Sie gelangen in der Regel innerhalb von 15 Minuten durch die Schleimhäute ins Blut; dadurch wird der Magen-Darm-Trakt umgangen.

Sublingualtabletten lösen sich unter der Zunge auf. Bei Vitamin B_{12} halte ich das für die beste Art der Verabreichung, weil es so am besten vom Körper aufgenommen wird.

Brausetabletten und Kaubonbons sind die in Deutschland, Österreich und der Schweiz gängigsten Darreichungsformen für Vitamine und Mineralstoffe.

Pflaster und Implantate mit Depotwirkung liefern eine kontinuierliche, genau dosierte Wirkstoffmenge. Gegenwärtig gibt es sie jedoch nur für eine beschränkte Anzahl von Präparaten; diese Darreichungsform wird in erster Linie bei Arzneimitteln angewandt.

Fettlösliche Vitamine in trockener oder wasserlöslicher Form?

Die fettlöslichen Vitamine A, D, E und K sind sowohl in trockener als auch in wasserlöslicher Form Menschen anzuraten, die auf Fette Magenbeschwerden bekommen, unter Akne leiden oder unreine Haut haben; außerdem Personen, die eine fettarme Diät einhalten. Fettlösliche Vitamine brauchen Fett, damit sie richtig resorbiert werden. Wenn Sie also eine fettarme Diät machen und zusätzlich Vitamin A, D oder E nehmen wollen, rate ich eher zur trockenen Form.

Synthetische oder natürliche, anorganische oder organische Vitamine?

Synthetische Vitamine sind vielleicht weniger belastend für Ihre Geldbörse – aber um so mehr für Ihren Magen.

Wenn ich gefragt werde, ob Unterschiede zwischen synthetischen und natürlichen Vitaminen bestehen, nenne ich im allgemeinen nur einen – und der liegt in ihrer Wirkung auf den Menschen. Obwohl synthetische Vitamine und Mineralstoffe zu befriedigenden Ergebnissen geführt haben, sind ihnen die natürlichen Vitamine mit ihren Vorzügen auf mehreren Ebenen überlegen. Die chemische Analyse mag bei beiden gleich erscheinen, aber natürliche Vitamine haben eben mehr Vorzüge, weil sie auch in der Natur mehr Vorzüge haben.

Synthetisches Vitamin C ist nur das: reine Ascorbinsäure, und nichts weiter. Natürliches Vitamin C aus Hagebutten hingegen enthält auch Bioflavonoide, den gesamten Vitamin-C-Komplex, wodurch das Vitamin sehr viel wirksamer wird. Natürliches Vitamin E, das sämtliche Tocopherole, nicht nur Alpha-Tocopherol, enthalten kann, ist wirksamer als sein synthetischer Doppelgänger.

Dr. Theron G. Randolph ist Fachmann für Allergien, und er stellt fest: »Eine synthetisch hergestellte Substanz kann bei

Menschen, die gegenüber chemischen Stoffen empfindlich sind, Reaktionen hervorrufen, während dieselbe Substanz natürlichen Ursprungs gut vertragen wird, obwohl beide Stoffe die gleiche chemische Struktur haben.« Dagegen können Menschen, die gegen Pollen allergisch sind, eine unerwünschte Reaktion auf natürliches Vitamin C zeigen, wenn es möglicherweise durch Pollen verunreinigt ist.
Jedenfalls kommt es bei natürlichen Mitteln seltener zu Magenbeschwerden und zu weit weniger toxischen Reaktionen, wenn eine überhöhte Dosis eingenommen wird.
Der Unterschied zwischen anorganisch und organisch ist nicht derselbe wie zwischen synthetisch und natürlich, obwohl dieses Mißverständnis weit verbreitet ist. Alle Vitamine sind organisch, das heißt sie sind Substanzen, die Kohlenstoff enthalten.

Chelatbildung (Verwertung)

Nur 2 bis 10 Prozent des anorganischen Eisens, das der Körper bekommt, werden auch resorbiert.

Chelate sind stabile, ringförmige Koordinationsverbindungen von Metallen mit organischen Verbindungen. Die meisten Mineralstoffe, die zusätzlich eingenommen werden, müssen im Verdauungsprozeß erst in Chelate umgewandelt werden, die der Körper verwerten kann. Dieser natürliche Prozeß findet bei vielen Menschen nur unzureichend statt, weshalb ein großer Teil der eingenommenen Mineralstoffe nicht sonderlich von Nutzen ist.
Wenn Sie bedenken, daß der Körper nicht alles verwertet, was er aufnimmt, daß die meisten von uns die Nahrungsmittel nicht ausreichend verdauen, daß nur 2 bis 10 Prozent

des aufgenommenen anorganischen Eisens vom Körper resorbiert werden und daß bei diesem kleinen Prozentsatz auch noch die Hälfte wieder ausgeschieden wird, dann erkennen Sie, wie wichtig es ist, chelatisierte Mineralstoffe zu sich zu nehmen. Wenn sie zudem an Aminosäuren gebunden sind, steigert sich die Aufnahmefähigkeit um das Drei- bis Zehnfache.

Langzeitwirkung

Ein großer Fortschritt bei der Herstellung von Vitaminpräparaten war die Einführung der Kapseln mit Langzeitwirkung. Dabei werden Vitamine in winzige Kügelchen (»Zeitperlen«) eingehüllt, die dann sechs bis zwölf Stunden lang zeitversetzt freigegeben und vom Körper resorbiert werden. Da die meisten Vitamine wasserlöslich sind und nicht im Körper gespeichert werden können, würden sie sonst viel schneller vom Blutkreislauf aufgenommen und – ganz gleich, wie hoch sie dosiert sein mögen – innerhalb von zwei bis drei Stunden mit dem Urin ausgeschieden.

Ein Weg zur Vitaminversorgung rund um die Uhr

Mittel mit Langzeitwirkung können für die größte Wirksamkeit, den geringsten Verlust durch Ausscheidung und für stabile Blutwerte bei Tag und Nacht sorgen.

Füllstoffe, Bindemittel und weitere Inhaltsstoffe

Ein Vitaminpräparat ist mehr, als man mit dem Auge sieht – und manchmal auch mehr, als auf der Packung steht. Füllstoffe, Bindemittel, Gleitmittel und ähnliches müssen nicht aufgelistet werden und sind es oft nicht. Wenn Sie jedoch wissen wollen, was Sie alles schlucken, könnte Ihnen die folgende Liste helfen:

Füllstoffe oder Verdünnungsmittel: Das sind unwirksame Substanzen, die der Tablette zugefügt werden, damit sie größer wird und einen leichter handzuhabenden Umfang für das Pressen bekommt. Dikalziumphosphat, eine hervorragende Quelle für Kalzium und Phosphor, wird in den besseren Produkten verwendet. Es wird aus gereinigtem Felsgestein als weißes Pulver gewonnen. Gelegentlich kommen auch Sorbit und Cellulose (Pflanzenfasern) zum Einsatz.

Bindemittel: Wie der Name schon sagt, sorgen diese Substanzen bei Präparaten in Pulverform für Bindung, während Bindemittel oder Granulatoren bei einer Tablette die einzelnen Bestandteile zusammenhalten. Meistens wird dazu Cellulose oder Ethylcellulose verwendet, die den Hauptbestandteil von Pflanzenfasern darstellt. Auch andere Mittel wie Lecithin und Sorbit können dazu verwendet werden. Weitere Bindemittel, die eingesetzt werden und auf die Sie achten – und die Sie eventuell meiden – sollten, sind:

Gummiarabikum: Ein Pflanzensekret, das als »allgemein unbedenklich« deklariert wurde, in manchen Fällen aber leichte bis heftige Asthmaanfälle und Ausschläge bei Asthmakranken, Schwangeren und Allergikern auslösen kann.

Algin (Algensäure, Natriumalginat): Ein pflanzlicher Kohlenwasserstoff, der aus Meeresalgen gewonnen wird und möglicherweise schädlich ist. Es laufen derzeit Untersuchungen, ob diese Substanz möglicherweise mutagen ist, das heißt, Probleme bei der Fortpflanzung und angeborene Mißbildungen herbeiführen kann. Ich empfehle Ihnen, Produkte mit Alginaten zu vermeiden, falls Sie schwanger sind oder es werden wollen oder wenn Sie stillen.

Gleitmittel: Eine Gleitsubstanz, die verhindert, daß die Tabletten beim Ausstanzen an der Maschine festkleben. Dazu verwendet man häufig Kalziumstearat und Kieselerde. Kalziumstearat wird aus natürlichen Pflanzenölen gewonnen, Kieselerde ist ein natürliches weißes Pulver. Auch Magnesiumstearat kommt zum Einsatz.

Auflösungsmittel: Es werden Stoffe wie Gummi arabikum, Algin und Alginat zugesetzt, damit die Tablette sich nach dem Einnehmen leichter auflöst.

Farbstoffe: Sie lassen die Tabletten attraktiver aussehen. Am besten sind Farbstoffe aus natürlichen Substanzen wie Chlorophyll.

Geschmackszusätze und Süßstoffe: Dabei handelt es sich meist um Zusätze für Kau- oder Lutschtabletten und Dragées. Meistens wird Fruchtzucker (Fruktose), Malz, Sorbit oder Maltose, sehr selten reiner Zucker zugesetzt.

Glasuren: Schützen die Tablette vor Feuchtigkeit. Außerdem verdecken sie unangenehmen Geruch oder Geschmack und erleichtern das Einnehmen. Einer der verwendeten Stoffe ist Zein, ein natürliches, aus Maiseiweiß gewonnenes, durchsichtiges Glasurmittel. Auch Carnaubawachs, ein Naturprodukt von Palmen, wird häufig eingesetzt.

Trockenmittel: Verhindern bei wasseranziehenden Stoffen, daß Feuchtigkeit aufgenommen wird. Kieselsäuregel ist das am häufigsten verwendete Trockenmittel.

Lagerung und Haltbarkeit

Vitamin- und Mineralstoffpräparate sollten an einem kühlen, dunklen Platz gelagert werden, nicht direkter Sonneneinstrahlung ausgesetzt sein und am besten in einem festschließenden, undurchsichtigen Behälter aufbewahrt werden. Sie müssen nicht im Kühlschrank stehen, wenn Sie nicht gerade in einem Wüstenklima leben. Als Schutz gegen die überschüssige Feuchtigkeit legen Sie ein paar Reiskörner mit in den Behälter. Der Reis nimmt die Feuchtigkeit auf natürliche Weise auf.

In einem gut verschlossenen Behälter können Vitamine zwei bis drei Jahre haltbar bleiben.

Wenn Vitamine kühl, dunkel und gut verschlossen aufbewahrt werden, sollten sie zwei bis drei Jahre halten. Um sicherzugehen, daß sie frisch sind, achten Sie darauf, ob ein Verfalldatum angegeben ist. Sobald eine Flasche geöffnet wurde, können Sie mit einer Lagerbeständigkeit von zwölf Monaten rechnen.

Unser Körper scheidet mit dem Urin Substanzen aus, die wir etwa vier Stunden zuvor zu uns genommen haben. Das gilt besonders für die wasserlöslichen Vitamine B und C. Auf leeren Magen genommen, können die Vitamine B und C sogar nach zwei Stunden den Körper schon wieder verlassen.

Die fettlöslichen Vitamine A, D, E und K bleiben ungefähr 24 Stunden im Körper, überschüssige Mengen können noch länger in der Leber gespeichert werden. Vitamin A und E in trockener Form bleibt nicht so lange im Körper.

Wann und wie nimmt man Vitamin- und Mineralstoffpräparate?

Der menschliche Körper arbeitet in einem Rhythmus von 24 Stunden: Ihre Zellen legen sich nicht zur Ruhe, wenn Sie schlafen gehen, sie können auch nicht ohne ständige Sauerstoffzufuhr und Nährstoffe auskommen. Deswegen ist es am besten, wenn Sie Ihre Präparate so gleichmäßig wie möglich über den Tag verteilt nehmen.

Wenn Sie Ihre Zusatzpräparate alle auf einmal nehmen, so tun Sie das nach der Hauptmahlzeit, nicht nach dem Frühstück.

Die beste Zeit für die Einnahme der Präparate ist nach den Mahlzeiten. Vitamine sind organische Substanzen und sollten zusammen mit anderen Nahrungsmitteln und Mineralstoffen genommen werden, damit sie richtig resorbiert werden. Da die wasserlöslichen Vitamine, besonders der Vitamin B-Komplex und Vitamin C, mit dem Urin ziemlich schnell wieder ausgeschieden werden, ist es am besten, wenn Sie sie nach dem Frühstück, nach dem Mittag- und nach dem Abendessen nehmen. Wenn das aus bestimmten Gründen nicht möglich ist, nehmen Sie die eine Hälfte nach dem Frühstück und die andere Hälfte nach dem Abendessen.
Wenn Sie alle Vitamine auf einmal nehmen müssen, dann tun Sie das nach der größten Mahlzeit am Tag. Mit anderen Worten: Die besten Ergebnisse erzielen Sie, wenn Sie Ihre Vitamine nach der Hauptmahlzeit, nicht nach dem Frühstück, nehmen. Und denken Sie daran, daß Sie Mineralstoffe brauchen, damit die Vitamine gut resorbiert werden – und nehmen Sie also beides zusammen ein.

Was ist für Sie richtig?

Die Vitamin- und Mineralstoffzusätze, die Sie benötigen, richten sich nach Alter, Geschlecht, Gesundheitszustand, Lebensweise, Streßbelastung und Diätvorschriften. Auch berufliche Veränderungen, Krankheit, körperliche und emotionale Verletzungen wirken sich auf die Ernährungssituation aus. In unserer Zeit, in der mehr Präparate angeboten werden als je zuvor – und in einer größeren Zahl von Darreichungsformen als je zuvor –, gibt es keinen Grund, warum Sie daraus nicht die maximalen gesundheitlichen Vorteile ziehen sollten, indem Sie jene Nährstoffe wählen, die Sie brauchen, in einer Form, die für Sie sinnvoll ist.
Wenn Sie unsicher sind, ob Sie mit Pulver, Tropfen, Gelatinekapseln oder Tabletten besser zurechtkommen, ob Sie normales oder trockenes Vitamin E bevorzugen sollen, ob Sie die Präparate dreimal täglich oder als Kapsel mit Langzeitwirkung nehmen sollen, dann rate ich Ihnen, es doch einfach auszuprobieren. Wenn Ihnen ein Präparat nicht bekommt, versuchen Sie es in einer anderen Form. Vitamin-C-Pulver, in ein Getränk gerührt, ist wahrscheinlich einfacher zu nehmen als mehrere größere Tabletten, wenn Sie einer Erkältung vorbeugen wollen. Und wenn Sie von Vitamin E einen Ausschlag im Gesicht bekommen, dann probieren Sie es mit der trockenen Form. Lesen Sie noch einmal auf Seite 52 nach, welche verschiedenen Darreichungsformen für Vitaminpräparate es gibt. Außerdem:

- Lesen Sie sich die Kapitel III und IV und die Hinweise zur Vorsicht auf Seite 495 genau durch, damit Sie alles über Ihr Präparat wissen.
- Falls Sie Medikamente einnehmen, informieren Sie sich über mögliche Wechselwirkungen zwischen Nährstoffen

und Medikamenten bzw. über den Nährstoffabbau durch Medikamente (siehe Seite 424).

- Vergleichen Sie Ihren Vitaminbedarf mit den Angaben im XIII. Kapitel.

Noch Fragen zu Kapitel II?

»Wenn Vitamine unangenehm riechen, heißt das, daß sie verdorben sind, und können sie dann schädlich sein?«
Ein starker Geruch muß nicht unbedingt heißen, daß das Präparat verdorben ist; es kann aber so sein. Wenn Sie Ihre Vitamine in der Sonne und in der Wärme aufbewahrt haben (was zwar für Sie, aber nicht für die Vitamine gut ist), dann ist es sehr gut möglich, ja wahrscheinlich, daß sie verdorben sind. Aber selbst dann können die Vitamine Ihnen nicht schaden. Das Schlimmste, was passieren kann, ist, daß sie ihre Wirksamkeit verlieren.

»Ich bemerke manchmal einen Hauch von Alkoholgeruch in Vitaminpackungen. Ist das ein Hinweis, daß sie irgendwie verdorben sind, oder kann ich diese Vitamine weiterhin unbesorgt nehmen?«
Nein, das ist kein Hinweis, daß die Vitamine verdorben sind; Sie können sie also bedenkenlos nehmen. Alkohol wird manchmal dazu benutzt, um Beschädigung durch Feuchtigkeit zu verhindern. Wenn das Präparat zu schnell verpackt wird, bleibt gelegentlich ein Hauch von Alkoholgeruch zurück. Ich rate Ihnen, ein paar Reiskörner in den Behälter zu legen. Die saugen die Feuchtigkeit und den Geruch auf.

»Manchmal sind ein paar meiner Vitamin-B-Tabletten zerbrochen. Kann ich sie dennoch nehmen?«

Ja, das können Sie. Das gilt übrigens auch für Vitamin C und andere Vitamine. Es ist ja nur der Überzug zerbrochen, die Vitamine selbst sind weiterhin wirksam und gut.

»Wie kann es sein, daß Bindemittel wie Gummiarabikum und Alginsäure offiziell als unbedenklich deklariert worden sind, wenn sie es gar nicht sind?«
Nur weil ein Zusatzstoff als unbedenklich deklariert wurde, heißt das noch lange nicht, daß er Ihnen nicht schaden könnte, und zwar aus folgendem Grund: Als 1958 in den USA das neue Gesetz für Lebensmittelzusätze in Kraft trat, das die wissenschaftliche Prüfung aller chemischen Substanzen verlangt, welche zur bedenkenlosen Verwendung in Lebensmitteln geeignet sind, erstellte die zuständige US-Behörde eine Liste von Substanzen, die man bis zu diesem Zeitpunkt ohne Zweifel als unbedenklich erachtet hatte (dazu gehören auch Zucker, Stärke, Salz, Backpulver usw.). Man tat dies, um die kostspieligen Prüfverfahren zu reduzieren. Infolge dieser Entscheidung wurden sämtliche Zusatzstoffe, die bis dahin verwendet worden waren, als unbedenklich deklariert, was sich leider später in vielen Fällen als völlig unzutreffend herausgestellt hat.
Grundsätzlich sollten Sie bedenken, daß die individuelle Empfindlichkeit und Reaktion auf einen Zusatzstoff sehr unterschiedlich ausfallen kann. So gibt es Zusatzstoffe, die von der Mehrheit der Bevölkerung gut vertragen werden, während einzelne Personen darauf aber mit Unverträglichkeit oder einer Allergie reagieren können.

III
Vitamine und ihre Steckbriefe

Vitamin A (Retinol)

Beschreibung

Vitamin A ist fettlöslich. Fette und Mineralstoffe sind notwendig, damit es im Verdauungstrakt gut resorbiert wird.
Es kann im Körper gespeichert werden und muß nicht jeden Tag neu ergänzt werden.
Es kommt in zwei Formen vor – als Vitamin A, Retinol genannt (ist nur in Nahrungsmitteln tierischen Ursprungs enthalten), und als Provitamin A, bekannt als Carotin (ist in Nahrungsmitteln pflanzlichen Ursprungs enthalten).
Vitamin A wird in I. E. (Internationalen Einheiten) gemessen, seit kurzem auch in R.Ä. (Retinol-Äquivalenten).
Eine Tagesmenge* von 1 000 µg (= 1mg) R.Ä. (oder 3 000 I.E. Vitamin A) wird für erwachsene Männer empfohlen, um Mangelerscheinungen zu vermeiden; bei Frauen sind es 800 mg R.Ä. (2 400 I. E.). Während der Schwangerschaft wird eine Erhöhung der Vitamin-A-Zufuhr auf 1 100 mg R.Ä. empfohlen, aber für stillende Mütter lautet die empfohlene Tagesmenge 1 800 mg R.Ä. (laut Deutscher Gesellschaft für Ernährung)
Für Beta-Carotin gibt es keine exakten Bedarfszahlen, aber die Empfehlung lautet 2 mg β-Carotin pro Tag. Zur optimalen

---

* Anmerkung: Sämtliche empfohlenen Tagesmengen beziehen sich auf die in den USA gültigen Werte.

Ausschöpfung der antioxidativen Wirkung und damit auch zur Krebsprophylaxe werden von der DGE ca. 15 mg Carotinoide pro Tag empfohlen. Man benötigt aber zwischen 10000 und 15000 I. E. Beta-Carotin, um den empfohlenen Tagesbedarf an Vitamin A zu decken.
Ein Hinweis: Im ganzen Buch werden Sie Beta-Carotin als die bevorzugte Form von Vitamin A finden. Ich bevorzuge es deshalb, weil es keine dem Vitamin A vergleichbare mögliche toxische Wirkung hat. Außerdem hat es sich als vorbeugend gegen bestimmte Krebsarten erwiesen, hilfreich zur Senkung der schädlichen Cholesterinwerte, wirksam zur Stärkung des Immunsystems durch Erhöhung der Zahl der infektionsbekämpfenden T-Lymphozyten (T-Zellen) und als ein wesentlicher Faktor zur Senkung des Herzinfarktrisikos.

Was es leisten kann

Wirkt gegen Nachtblindheit, schlechtes Sehen und hilft bei der Behandlung von vielen Augenkrankheiten. Es macht die Bildung von Sehpurpur im Auge möglich.
Sorgt für Widerstandskraft gegen Erkrankungen der Atemwege.
Unterstützt das richtige Funktionieren des Immunsystems.
Verkürzt die Krankheitsdauer.
Hält die äußeren Schichten des Gewebes und der Organe gesund.
Hilft bei der Beseitigung von Altersflecken.
Steigert das Wachstum, sorgt für kräftige Knochen, gesunde Haut, gesundes Haar, gesunde Zähne und gesundes Zahnfleisch.
Hilft bei der Behandlung von Akne, kleinen oberflächlichen Fältchen, Impetigo (Eiterflechte), Geschwüren und Furunkeln; äußerlich angewendet öffnet es Eiterstellen.

Hilft bei der Behandlung von Emphysemen und Schilddrüsenüberfunktion.

Mangelerkrankungen

Xerophthalmie (Erkrankung der Bindehaut), Nachtblindheit (zu den Anzeichen von Mangelerscheinungen siehe Seite 301). Mangelerscheinungen treten häufig als Folge von chronischer mangelnder Fettabsorption auf. Man findet sie am häufigsten bei Kindern unter fünf Jahren, in der Regel aufgrund von unzureichender Ernährung.

Beste natürliche Quellen

Lebertran, Leber, Karotten, dunkelgrüne und gelbe Gemüsesorten, Eier, Milch, Milchprodukte, Margarine und gelbes Obst. Hinweis: Die intensive Färbung von Obst und Gemüse ist jedoch nicht unbedingt ein zuverlässiger Hinweis für dessen Gehalt an Beta-Carotin.

Zusätzliche Präparate

Im allgemeinen in zwei Formen erhältlich, einmal natürlich aus Lebertran gewonnen, zum anderen wasserlöslich. Wasserlösliche Präparate sind entweder Acetat oder Palmitat und für diejenigen zu empfehlen, die Fett nicht vertragen, vor allem für Personen mit Akne. Die übliche Dosierung liegt zwischen 5 000 und 10 000 I. E. Vitamin-A-Säure (All-Trans-Retinsäure) wird häufig bei Akne verschrieben und mittlerweile auch zur Behandlung von oberflächlichen Hautfältchen; es ist nur auf Rezept erhältlich.

Giftigkeit und Warnzeichen für Überdosierung

Mehr als 50 000 I. E. täglich können, wenn sie über längere

Zeit genommen werden, bei Erwachsenen zu Vergiftungserscheinungen führen.*
Mehr als 18500 I. E. täglich können bei Kleinkindern zu Vergiftungserscheinungen führen.
Mehr als 34000 I. E. Beta-Carotin täglich können eine Gelbfärbung der Haut verursachen.
Zu den Anzeichen einer Vergiftung gehören Haarausfall, Übelkeit, Erbrechen, Durchfall, schuppige Haut, verschwommenes Sehen, Hautausschlag, Knochenschmerzen, unregelmäßige Menstruation, Erschöpfung, Kopfschmerzen und Lebervergrößerung (siehe Seite 495, »Vorsicht«).

Feinde

Mehrfach ungesättigte Fettsäuren mit Carotin wirken gegen das Vitamin A, es sei denn, es sind Antioxidantien vorhanden (siehe Seite 221 bis 241 zum Thema »Antioxidantien« und Seite 424 zum Thema »Medikamente als Nährstoffräuber«).

Persönliche Empfehlung

Sie brauchen mindestens 10000 I. E. Vitamin A, wenn Sie mehr als 400 I. E. an Vitamin E täglich nehmen.(Nicht aber in der Schwangerschaft!)
Wenn Sie die Pille nehmen, steigt Ihr Bedarf an Vitamin A.
Wenn Ihr wöchentlicher Speiseplan reichlich Leber, Karotten, Spinat, Süßkartoffeln und Zuckermelonen enthält, brauchen Sie wahrscheinlich kein Vitamin A zusätzlich.
Vitamin A sollte nicht in Verbindung mit Mineralöl genommen werden.

---

* Schwangere Frauen sollten auf keinen Fall mehr als die dreifache Tagesdosis an Vitamin A aufnehmen, da bei zu hohen Dosen Mißbildungen oder Fehlgeburten auftreten können.

Vitamin A wirkt am besten mit dem B-Komplex, Vitamin D, Vitamin E, Kalzium, Phosphor und Zink zusammen (Zink ist notwendig, damit die Leber das gespeicherte Vitamin A freisetzen kann).
Vitamin A hindert auch Vitamin C an der Oxidation.
Setzen Sie dem Futter Ihres Hundes oder Ihrer Katze kein Vitamin A zu, wenn der Tierarzt das nicht ausdrücklich angeordnet hat.
Wenn Sie Medikamente zur Senkung des Cholesterinspiegels im Blut nehmen (z. B. Colestyramin) wird Vitamin A schneller resorbiert, und vermutlich brauchen Sie dann zusätzliche Mengen.
Vitamin A in oraler Verabreichung, das für Hautprobleme verschrieben wird, stellt ein sehr starkes Medikament dar, das zu Geburtsfehlern führen kann und deshalb von Schwangeren nicht verwendet werden sollte.

Vitamin B_1 (Thiamin)

Beschreibung

Wasserlöslich. Wie bei allen Vitaminen der B-Gruppe wird der Überschuß ausgeschieden und nicht im Körper gespeichert. Muß täglich wieder ersetzt werden.
Wird in Milligramm (mg) gemessen.
Da sie zusammenwirken, sind die Vitamine der B-Gruppe effektiver, wenn sie kombiniert statt einzeln genommen werden. B_1, B_2 und B_6 sollten in einem ausgewogenen Verhältnis stehen (beispielsweise 50 mg B_1, 50 mg B_2 und 50 mg B_6), damit sie richtig wirken.
Die empfohlene Tagesmenge für den Erwachsenen liegt bei 1,1 bis 1,4mg. In der Schwangerschaft und während der Stillzeit sind 1,5 bis 1,7mg empfehlenswert.

Der Bedarf steigt bei Krankheit, Streß und nach Operationen. Man nennt das Vitamin B auch das »Stimmungsvitamin«, weil es einen guten Einfluß auf das Nervensystem und die psychische Verfassung hat.
Hat eine leicht harntreibende Wirkung.

Was es leisten kann

Steigert das Wachstum.
Hilft bei der Verdauung, besonders der Kohlenhydrate.
Hebt die psychische Verfassung.
Sorgt für normale Funktion des Nervensystems, der Muskeln und des Herzens.
Hilft gegen Reisekrankheit (Seekrankheit, Flugzeug).
Lindert Schmerzen nach Eingriffen an den Zähnen.
Hilft bei der Behandlung von Gürtelrose.

Mangelerkrankungen

Beriberi (zu den Anzeichen von Mangelerscheinungen siehe Seite 301).

Beste natürliche Quellen

Trockenhefe, Vollkornerzeugnisse, Vollweizen, Sojabohnen, Eigelb, Fisch, Haferflocken, Erdnüsse, Biofleisch, vor allem mageres Schweinefleisch, die meisten Gemüsesorten, Weizenkleie, Milch.

Zusätzliche Präparate

Erhältlich in verschiedenen Dosierungen, im allgemeinen zu 50 mg, 100 mg und 500 mg. Am wirksamsten in Verbindung mit anderen Vitaminen aus der B-Gruppe, zusammen mit B_2 und B_6 zu gleichen Teilen.

Noch wirksamer, wenn in der Zusammensetzung Pantothensäure (gegen Streß), Folsäure und B_{12} enthalten sind. Die üblichen Dosierungen liegen zwischen 100 und 300 mg.

Giftigkeit und Warnzeichen für Überdosierung

Giftigkeit ist bei diesem wasserlöslichen Vitamin nicht bekannt. Überdosen werden mit dem Urin ausgeschieden und nicht im Gewebe oder in den Organen gespeichert.
Zu den seltenen Anzeichen einer Überdosis (mehr als 5 bis 10 g täglich) gehören Zittern, Herpes, Ödeme, Nervosität, Herzklopfen und Allergien (siehe Seite 495, »Vorsicht«).

Feinde

Die Hitze beim Kochen zerstört dieses Vitamin schnell. Andere Feinde von Vitamin B_1 sind Koffein, Alkohol, industrielle Bearbeitung von Nahrungsmitteln, Luft, Wasser, Östrogen, Mittel gegen Magensäure und Sulfonamide (siehe Seite 424 zum Thema »Medikamente als Nährstoffräuber«).

Persönliche Empfehlung

Wenn Sie viel rauchen, Alkohol trinken oder Süßigkeiten essen, brauchen Sie mehr Vitamin B_1.
Auch wenn Sie schwanger sind, stillen oder die Pille nehmen, ist Ihr Bedarf höher.
Wenn Sie nach dem Essen immer ein Mittel gegen Sodbrennen nehmen, verlieren Sie das Thiamin wieder, das Sie vielleicht mit dem Essen aufgenommen haben.
Bei allen belastenden Situationen – Krankheit, Angst, Traumata, nach Operationen – sollten Sie verstärkt Vitamine aus der B-Gruppe nehmen, und dazu gehört auch das Thiamin.

Vitamin B_2 (Riboflavin)

Beschreibung

Wasserlöslich. Wird leicht resorbiert. Die wieder ausgeschiedene Menge hängt von den Bedürfnissen des Körpers ab; gleichzeitig kann es zu einem Verlust von Proteinen kommen. Wie die anderen Vitamine der B-Gruppe wird es nicht gespeichert und muß regelmäßig durch die Nahrung oder durch zusätzliche Mittel ergänzt werden.
Wird gelegentlich auch als Vitamin G bezeichnet.
Wird in Milligramm (mg) gemessen.
Anders als Thiamin wird Riboflavin nicht durch Hitze, Oxidation oder Säure zerstört, sehr leicht aber durch Lichteinwirkung.
Für den Durchschnittserwachsenen sind 1,2 bis 1,7 mg die empfohlene Tagesmenge. Während der Schwangerschaft empfiehlt sich 1,8 mg, für stillende Mütter 2,3 mg.
Verstärkter Bedarf in Streßsituationen.

Was es leisten kann

Hilft bei Wachstum und Fortpflanzung.
Gut für gesunde Haut, feste Fingernägel und gesundes Haar.
Hilft bei der Heilung von spröden Lippen, wunden Stellen im Mund und angeschwollener Zunge.
Gut für das Sehvermögen; hilft bei ermüdeten Augen.
Wirkt mit anderen Substanzen beim Abbau von Kohlenhydraten, Fetten und Eiweiß.

Mangelerkrankungen

Wunde Stellen an Mund, Lippen, Haut und Genitalien (zu den Anzeichen von Mangelerscheinungen siehe Seite 301).

Beste natürliche Quellen

Milch, Leber, Niere, Käse, grünes Blattgemüse, Eier, Fisch, Joghurt, Bohnen.

Zusätzliche Präparate

In hohen und niedrigen Dosierungen erhältlich, meistens in 100-mg-Dosierung. Wie die meisten aus dem B-Komplex ist dieses Vitamin am wirksamsten, wenn es mit anderen in einem ausgewogenen Verhältnis steht.
Die üblichen Tagesmengen liegen bei 100 bis 300 mg.

Giftigkeit und Warnzeichen für Überdosierung

Keine giftigen Wirkungen bekannt.
Zu den möglichen Anzeichen für eine zu hohe Einnahme gehören Jucken, Benommenheit, das Gefühl von Brennen oder Kribbeln (siehe Seite 495, »Vorsicht«).

Feinde

Licht – besonders ultraviolette Strahlen – und alkalische Stoffe zerstören Riboflavin (in den undurchsichtigen Milchkartons ist das Riboflavin jetzt geschützt, während es früher in den durchsichtigen Glasflaschen zerstört wurde). Andere natürliche Feinde sind Wasser (B_2 löst sich in kochender Flüssigkeit auf), Sulfonamide, Östrogen und Alkohol.

Persönliche Empfehlung

Wenn Sie die Pille nehmen, schwanger sind oder stillen, brauchen Sie mehr Vitamin B_2.
Wenn Sie wenig rotes Fleisch oder Milchprodukte essen, sollten Sie mehr Vitamin B_2 zu sich nehmen.
Sehr wahrscheinlich wird Ihnen dieses Vitamin fehlen oder

nur unzureichend vorhanden sein, wenn Sie über längere Zeit eine Diät einhalten müssen, beispielsweise bei Tumoren oder Diabetes. Werden Sie mit Medikamenten behandelt, so sprechen Sie in jedem Fall mit Ihrem Arzt, wenn Sie Ihre gegenwärtige Kost umstellen wollen.
In allen Streßsituationen brauchen Sie mehr Vitamine der B-Gruppe.
Dieses Vitamin wirkt am besten zusammen mit B_6, Vitamin C und Niacin.
Wenn Sie ein Krebsmittel nehmen müssen, kann zuviel Vitamin B_2 die Wirkung des Medikaments einschränken.
Wenn Sie Antibiotika nehmen, bekommen Sie wahrscheinlich nicht genug B_2.
Wer viel Alkohol trinkt, hat einen erhöhten Bedarf an diesem Vitamin, weil Alkohol die Aufnahme von B_2 beeinträchtigt.

Vitamin B_3 (Niacin, Nicotinsäure, Niacinamid, Nicotinsäureamid)

Beschreibung

Wasserlöslich, gehört zu den Vitaminen des B-Komplexes.
Wird im allgemeinen in Milligramm (mg) gemessen.
Mit Hilfe der Aminosäure Tryptophan kann der Körper selbst Niacin bilden.
Bei einem Mangel an B_1, B_2 oder B_6 kann der Körper kein Niacin aus Tryptophan erzeugen.
Ein Mangel an Niacin kann zu negativen Veränderungen der Persönlichkeit führen.
Die empfohlene Tagesmenge für Erwachsene liegt bei 15 bis 18 mg. Für stillende Mütter werden 20 mg empfohlen.
Sehr wichtig für die Synthese der Sexualhormone (Östrogen,

Progesteron, Testosteron) ebenso wie für Cortison, Thyroxin und Insulin.
Notwendig für ein gesundes Nervensystem und für gesunde Hirnfunktionen.
Eines der wenigen Vitamine, die relativ stabil in Nahrungsmitteln sind; es kann Kochen und Lagerung gut überstehen, ohne an Wirksamkeit zu verlieren.

Was es leisten kann

Senkt die Cholesterin- und Triglyceridwerte.
Hilft beim Fettstoffwechsel, fördert ein gesundes Verdauungssystem, lindert Störungen von Magen und Darm.
Läßt die Haut gesünder aussehen.
Beugt Migräneschmerzen vor und lindert sie.
Regt den Kreislauf an und senkt hohen Blutdruck.
Lindert manche Arten von Durchfall.
Vermindert die unerfreulichen Schwindelanfälle bei der Menière-Krankheit (Tinnitus, Ohrgeräusche).
Steigert die Energie durch richtige Nahrungsverwertung.
Hilft bei der Beseitigung von Mundschleimhautgeschwüren und oft auch von Mundgeruch.

Mangelerkrankungen

Pellagra, schwere Dermatitis (zu den Anzeichen von Mangelerscheinungen siehe Seite 301).

Beste natürliche Quellen

Fisch, mageres Fleisch, Vollweizenprodukte, Bierhefe, Leber, Milch, Weizenkeime, Eier, geröstete Erdnüsse, weißes Geflügelfleisch, Avocado, Datteln, Feigen, Backpflaumen.

Zusätzliche Präparate

Als Niacin oder Inosithexanicotinat (IHN, auch *No-Flush*-Niacin) bzw. Niacinamid erhältlich. Der einzige Unterschied besteht darin, daß Niacin (Nicotinsäure) Gesichtsrötung *(flush)* hervorrufen kann, Niacinamid (Nicotinsäureamid) und IHN (das Niacin und Inosit enthält) dagegen nicht. Wenn Sie Niacin vorziehen, können Sie die Hautrötung verhindern, indem Sie die Tablette nach dem Essen nehmen und die gleiche Menge an Inosit schlucken.

Allgemein in Dosierungen von 50 bis 1000 mg in Tabletten-, Kapsel- und Pulverform.

Dosierungen von 50 bis 100 mg finden sich im allgemeinen in hochwertigen Präparaten der Vitamin-B-Gruppe und in Multivitaminpräparaten (achten Sie auch auf die Angaben auf der Verpackung).

Giftigkeit und Warnzeichen für Überdosierung

In großen Mengen kann Niacin die Regulierung der Harnsäure beeinträchtigen und bei Menschen, die zu Gicht neigen, Gichtanfälle hervorrufen.

Hohe Niacinwerte können auch die Fähigkeit des Körpers zur Ausscheidung von Zucker beeinträchtigen, was möglicherweise zu einer Verschlechterung der Glukosesteuerung im Diabetes-Grenzbereich führen und diese Krankheit zum Ausbruch bringen kann. Außerdem kann es Leberfunktionsstörungen fördern.

Abgesehen von möglichen Nebenwirkungen bei Dosierungen von mehr als 100 mg, wie Hautrötung und Juckreiz, ist Niacin grundsätzlich ungiftig.

Nicht an Tiere zu verfüttern, vor allem nicht an Hunde: Das kann bei den Tieren zu Hautreizungen, Schwitzen und großem Unbehagen führen. (siehe Seite 495, »Vorsicht«).

Feinde

Wasser, Sulfonamide, Alkohol, Schlaftabletten, Östrogen (siehe Seite 424).

Persönliche Empfehlung

Wenn Sie Antibiotika nehmen und plötzlich feststellen, daß bei Niacin die Hautrötung stärker wird, machen Sie sich keine Sorgen: Das kommt vor. Die Rötung verschwindet für gewöhnlich nach 20 Minuten wieder. Es hilft, ein Glas Wasser zu trinken. Sie werden sich vermutlich wohler fühlen, wenn Sie zu einem Präparat übergehen, das Inosithexanicotinat (*No-Flush*-Niacin) enthält.

Um Beschwerden bei der Verdauung zu vermeiden, nehmen Sie Niacin nicht vor dem Essen oder zusammen mit heißen Getränken ein.

Wenn Sie Probleme mit dem Cholesterin haben, kann es helfen, wenn Sie mehr Niacin zu sich nehmen. Ich empfehle die Einnahme unter Aufsicht Ihres Arztes, besonders, wenn Sie andere Medikamente nehmen.

Wenn die Haut besonders empfindlich auf Sonnenlicht reagiert, ist das oft ein frühzeitiger Hinweis auf einen Mangel an Niacin.

Vitamin B_6 (Pyridoxin)

Beschreibung

Wasserlöslich. Wird wie die anderen Vitamine der B-Gruppe innerhalb von acht Stunden nach der Einnahme wieder ausgeschieden. Muß durch Nahrungsmittel oder zusätzliche Präparate immer wieder ergänzt werden.

B_6 ist in Wirklichkeit eine Gruppe von Substanzen – Pyridoxin, Pyridoxal und Pyridoxamin –, die in enger Verbindung zueinander stehen und zusammenwirken.
Wird in Milligramm (mg) gemessen.
Der Bedarf steigt bei einer Ernährung mit hohem Eiweißanteil.
Muß für die Produktion von Antikörpern und roten Blutkörperchen vorhanden sein.
Es scheint, daß es sich mit Darmbakterien verbindet und daß der Verzehr von Gemüse mit Cellulose dazu beiträgt.
Die empfohlene Tagesmenge für einen Erwachsenen liegt bei 1,6 bis 1,8 mg. Während der Schwangerschaft wird 2,6 mg, in der Stillzeit 2,2 mg empfohlen.
Notwendig für die richtige Aufnahme von Vitamin B_{12}.
Erforderlich für die Produktion von Salzsäure und Magnesium.
Milchprodukte sind als Quellen für B_6 ziemlich unzureichend.

Was es leisten kann

In Verbindung mit Folsäure kann B_6 helfen, die Aminosäure Homocystein abzubauen und das Herzinfarktrisiko erheblich zu vermindern.
Wichtig für die Eiweiß- und Fettaufnahme.
Hilft bei der Umwandlung von Tryptophan, einer essentiellen Aminosäure, in Niacin.
Hilft verschiedene Nerven- und Hautstörungen verhindern.
Lindert Übelkeit (viele Präparate gegen morgendliche Übelkeit enthalten Vitamin B_6).
Fördert die richtige Synthese der Nukleinsäuren, die gegen das Altern wirken.
Hilft gegen trockenen Mund und Probleme beim Wasserlassen, die durch bestimmte trizyklische Antidepressiva (Psychoaufheller) verursacht werden.

Verringert nächtliche Muskelkrämpfe, Krämpfe in den Beinen, Kribbeln in den Händen und bestimmte Formen von Nervenentzündung an den Gliedmaßen.
Wirkt als natürliches harntreibendes Mittel.
Stärkt das Immunsystem.
Hilft bei der Vorbeugung gegen Nierensteinbildung.

Mangelerkrankungen

Anämie, übermäßige Talgabsonderung der Haut (zu den Anzeichen von Mangelerscheinungen siehe Seite 301).

Beste natürliche Quellen

Bierhefe, Weizenkleie, Weizenkeime, Leber, Fisch, Sojabohnen, Zuckermelonen, Kohl, Naturreis, Eier, Hafer, Erdnüsse, Walnüsse.

Zusätzliche Präparate

Erhältlich in sehr unterschiedlichen Dosierungen von 50 bis 500 mg, einzeln und auch als Vitamin-B-Komplex oder Multivitaminpräparat.
Damit es nicht zu einem Mangel an einem anderen Vitamin der B-Gruppe kommt, sollte Pyridoxin zusammen mit B_1 und B_2 zu gleichen Teilen genommen werden.
Ist in Form von Depotkapseln erhältlich, die eine zeitversetzte Freigabe über zehn Stunden bewirken.

Giftigkeit und Warnzeichen für Überdosierung

Tägliche Mengen von 2 bis 10 g können neurologische Störungen verursachen.
Ein mögliches Anzeichen für ein Zuviel an B_6 ist nächtliche Unruhe mit lebhaften Träumen, Taubheit an den Füßen und nervösem Zucken.

Dosierungen von mehr als 500 mg sind nicht zu empfehlen (siehe Seite 495, »Vorsicht«).

Feinde

Lange Lagerung der Lebensmittel, Dosenkonservierung, Braten und Kochen von Fleisch, Tiefkühlen von Obst und Gemüse, Wässern, industrielle Bearbeitung, Alkohol, Östrogen (siehe Seite 424).

Persönliche Empfehlung

Wenn Sie die Pille nehmen, brauchen Sie wahrscheinlich mehr Vitamin B_6.

Wer viel Eiweiß zu sich nimmt, braucht zusätzliche Mengen von diesem Vitamin.

Zur Verminderung des Herzinfarktrisikos erhöhen Sie die Zufuhr an B_6 und Folsäure.

Vitamin B_6 kann den Insulinbedarf eines Diabetikers senken, und wenn die Dosierung nicht angepaßt wird, kann das zu Blutunterzucker führen.

Menschen, die unter Arthritis leiden und mit Penicillaminen behandelt werden, sollten zusätzlich dieses Vitamin nehmen.

Dieses Vitamin wirkt am besten zusammen mit Vitamin B_1, Vitamin B_2, Pantothensäure, Vitamin C und Magnesium.

Zusätzliches Vitamin B_6 sollte bei Schüttellähmung (Parkinson) nicht nehmen, wer mit Levodopa (L-Dopa) behandelt wird.

Vitamin B_{12} (Cobalamin)

Beschreibung

Wasserlöslich und schon in sehr kleinen Mengen wirksam.
Wird auch als »rotes Vitamin« und Cyanocobalamin bezeichnet.
Cyanocobalamin ist die kommerziell erhältliche Form von Vitamin B_{12}, die in Vitamintabletten verwendet wird.
Wird in Mikrogramm (1 µg = 0,001 mg) gemessen.
Das einzige Vitamin mit Spuren von essentiellen Mineralstoffen.
Wird durch den Magen nicht gut aufgenommen. Muß bei der Resorption mit Kalzium zusammenkommen, damit es vom Körper richtig verwertet wird.
Empfohlene Tagesmenge für Erwachsene 3 µg; für Schwangere werden 3,5 µg, für Stillende 4,0 µg empfohlen.
Bei einer Ernährung mit wenig Vitamin B_1 und viel Folsäure (wie beispielsweise bei Vegetariern) kommt es oft zu einem Mangel an Vitamin B_{12}.
Eine richtig funktionierende Schilddrüse hilft bei der Aufnahme von Vitamin B_{12}.
Die Anzeichen für einen Mangel an Vitamin B_{12} können erst nach fünf Jahren oder noch später auftreten, wenn die Speicher im Körper entleert sind.
Bei der menschlichen Ernährung wird Vitamin B_{12} in erster Linie durch tierische Produkte geliefert, da es (mit geringfügigen Ausnahmen) in pflanzlicher Kost nicht enthalten ist.
Als einziges von den wasserlöslichen Vitaminen kann es im Körper gespeichert werden; es kann bis zu drei Jahre dauern, bis die Speicher im Körper abgebaut sind.

Was es leisten kann

Bildet und regeneriert rote Blutkörperchen und hilft damit vorbeugend gegen Anämie.
Hilft beim Abbau der Aminosäure Homocystein, wodurch das Herzinfarktrisiko vermindert wird.
Steigert Wachstum und Appetit bei Kindern.
Gibt neuen Schwung.
Erhält ein gesundes Nervensystem.
Hilft Fette, Kohlenhydrate und Eiweiß richtig verwerten.
Mildert Reizbarkeit.
Konzentration, Gedächtnis und Gleichgewicht werden verbessert.
Bietet Schutz gegen Krebs, der durch Rauchen verursacht wird.

Mangelerkrankungen

Perniziöse Anämie (Blutarmut), neurologische Störungen (zu den Anzeichen von Mangelerscheinungen siehe Seite 301).

Beste natürliche Quellen

Leber, Rindfleisch, Schweinefleisch, Eier, Milch, Käse, Fisch.

Zusätzliche Präparate

Da das Vitamin B_{12} vom Magen nicht gut assimiliert wird, empfehle ich die sublinguale Form, die unter der Zunge aufgenommen wird, oder die Depotform (mit zeitverzögerter Wirkung, in Verbindung mit Sorbit), damit das B_{12} im Dünndarm aufgenommen werden kann.
Es gibt Dosierungen von 50 bis 2000 µg.
Ärzte geben auch Vitamin-B_{12}-Spritzen. Wenn es ernsthafte Anzeichen für einen Mangel gibt oder wenn große Erschöp-

fung vorliegt, ist dies vermutlich die angemessene Behandlung. Die Tagesdosis liegt meistens zwischen 5 und 100 µg.

Giftigkeit und Warnzeichen für Überdosierung

Es gibt keine bekannten Fälle von Vitamin-B_{12}-Vergiftungen, selbst nicht bei sehr hohen therapeutischen Dosierungen (siehe Seite 495, »Vorsicht«).

Feinde

Säuren und alkalische Stoffe, Wasser, Sonnenlicht, Alkohol, Östrogen, Schlaftabletten (siehe Seite 424).

Persönliche Empfehlung

Wenn Sie Vegetarier sind und sowohl Eier als auch Milchprodukte von Ihrem Speiseplan gestrichen haben, brauchen Sie zusätzlich Vitamin B_{12}.

Wenn Sie regelmäßig viel Alkohol trinken, dann ist zusätzliches Vitamin B_{12} wichtig.

Zusammen mit Folsäure kann Vitamin B_{12} sehr wirkungsvoll für neuen Schwung sorgen.

Erstaunlicherweise brauchen Leute, die viel Eiweiß zu sich nehmen, auch zusätzliche Mengen von diesem Vitamin, das mit allen anderen Vitaminen der B-Gruppe und den Vitaminen A, E und C zusammenwirkt.

Bei älteren Menschen gibt es oft Probleme mit der Aufnahme von Vitamin B_{12}, weshalb sich Injektionen empfehlen.

Für Frauen kann B_{12} als ein Bestandteil des B-Komplexes während oder kurz vor der Menstruation nützlich sein.

Vitamin B_{13} (Orotsäure)

Beschreibung

Sorgt für die Verwertung von Folsäure und Vitamin B_{12}.
Der Tagesbedarf ist nicht genau bekannt.

Was es leisten kann

Beugt vermutlich bestimmten Leberproblemen und vorzeitigem Altern vor.
Hilft bei der Behandlung von multipler Sklerose.

Mangelerkrankungen

Anzeichen von Mangelerscheinungen und -erkrankungen im Zusammenhang mit diesem Vitamin sind noch nicht sicher festgestellt worden.

Beste natürliche Quellen

Wurzelgemüse, Molke (flüssiger Anteil von saurer oder geronnener Milch), Milch, Käse, Leber.

Zusätzliche Präparate

Erhältlich als Kalziumorotat.

Giftigkeit und Warnzeichen für Überdosierung

Über die Orotsäure ist zuwenig bekannt, als daß man genaue Angaben machen könnte (siehe Seite 495, »Vorsicht«).

Feinde

Wasser und Sonnenlicht.

Persönliche Empfehlung

Die Forschung ist hier noch nicht so weit, daß man Empfehlungen geben könnte.
Hinweis: Orotsäure ist in Deutschland nicht überall und nicht leicht erhältlich. (Anm. d. Ü.)

Vitamin B_{15} (Pangamsäure, Dimethylglycyl, DMG)

Beschreibung

Wasserlöslich.
Noch ist umstritten, ob B_{15} wesentlich für die Ernährung ist und ob es sich wirklich um ein Vitamin handelt.
Wird in Milligramm (mg) gemessen.
Ähnliche antioxidative Wirkung wie Vitamin E.
Die Wirkung wird oft gesteigert, wenn es mit Vitamin A und E genommen wird.

Was es leisten kann

Da die Forschung über Pangamsäure weder in den Vereinigten Staaten noch in Deutschland sehr weit vorangekommen ist, beziehe ich mich im folgenden auf Testergebnisse aus der Sowjetunion:
Verlängert die Lebensdauer der Zelle.
Schränkt die Sucht nach Alkohol ein.
Beschleunigt die Erholung nach Erschöpfungszuständen.
Sorgt für einen niedrigen Cholesterinspiegel im Blut.
Schützt gegen Schadstoffe.
Schafft Erleichterung bei Angina pectoris und Asthma.
Schützt gegen Leberzirrhose.

Bekämpft den Kater nach zu reichlichem Trinken.
Regt das Immunsystem an.
Hilft bei der Eiweißsynthese.

Mangelerkrankungen

Auch hier ist die Forschung noch nicht besonders weit, aber es gibt Hinweise auf Störungen der Drüsen und Nerven, auf Herzerkrankungen und verringerte Sauerstoffaufnahme des Gewebes.

Beste natürliche Quellen

Bierhefe, unpolierter Reis, Vollkorn, Kürbiskerne, Sesamsamen.

Zusätzliche Präparate

Im allgemeinen erhältlich in einer Dosierung von 50 mg.
Die üblichen Tagesdosierungen liegen bei 50 bis 150 mg.
Als Nahrungsmittelpräparat ist Pangamsäure in Deutschland noch nicht erhältlich. (Anm. d. Ü.)

Giftigkeit und Warnzeichen für Überdosierung

Es sind keine Fälle von Vergiftungen bekannt. Manche Personen geben an, es sei ihnen zu Beginn einer B_{15}-Kur schlecht geworden, aber das verschwindet im allgemeinen nach ein paar Tagen und kann abgemildert werden, wenn man das Vitamin-B_{15}-Präparat nach der größten Mahlzeit am Tag nimmt (siehe Seite 495, »Vorsicht«).

Feinde

Wasser und Sonnenlicht.

Persönliche Empfehlung

Trotz aller Kontroversen um dieses Vitamin habe ich festgestellt, daß B_{15} wirksam ist, und ich glaube, daß es bei den meisten Ernährungsformen als Zusatzpräparat von Nutzen und Vorteil sein kann.
Wenn Sie Sportler sind oder sich wie einer fühlen wollen, dann empfehle ich 50 mg morgens zum Frühstück und abends zum Essen.

Vitamin B_{17} (Amygdalin, Laetril)

Beschreibung

Diese umstrittene Verbindung aus zwei Zuckermolekülen (einem Benzaldehyd und einem Cyanid) wurde viele Jahre lang fälschlicherweise als »Vitamin B_{17}« bezeichnet, was völlig irreführend ist. Aus Aprikosenkernen gewonnen, soll es angeblich spezifische krebshemmende und krebsvorbeugende Eigenschaften besitzen. Es ist jedoch bisher nicht zugelassen, und ich erwähne es in dieser Ausgabe nur deshalb, um jeden noch nicht ausgeräumten Glauben an seinen Vitamin-Status zu beseitigen.

Biotin (Coenzym R oder Vitamin H)

Beschreibung

Wasserlöslich und schwefelhaltig; ein weiteres Mitglied in der Familie des Vitamin-B-Komplexes.
Wird im allgemeinen in Mikrogramm (µg) gemessen.
Die Synthese der Ascorbinsäure erfordert Biotin.

Wichtig für den normalen Fett- und Eiweißstoffwechsel.
Der Tagesbedarf bei Erwachsenen liegt bei 30 bis 100 µg.
Synthese durch Darmbakterien möglich.
Rohe Eier verhindern die Aufnahme durch den Körper.
Wirkt zusammen mit B_2, B_6, Niacin und A und trägt zur Erhaltung einer gesunden Haut bei.

Was es leisten kann

Hilft, daß das Haar nicht vorzeitig grau wird.
Hilft bei vorbeugenden Maßnahmen gegen Glatze.
Lindert Muskelschmerzen.
Lindert Ekzeme und Hautausschlag.

Mangelerkrankungen

Ekzeme an Gesicht und Körper, außergewöhnliche Erschöpfungszustände, Beeinträchtigung des Fettstoffwechsels, Magersucht (Anorexia nervosa), Haarausfall, Depressionen (zu den Anzeichen von Mangelerscheinungen siehe Seite 301).

Beste natürliche Quellen

Rinderleber, Eigelb, Sojamehl, Bierhefe, Milch, Erdnußbutter, unpolierter Reis, Nüsse, Haferflocken.

Zusätzliche Präparate

Biotin ist im allgemeinen in den Präparaten des B-Komplexes und in Multivitamintabletten enthalten.
Die üblichen Tagesmengen liegen zwischen 25 und 300 µg.

Giftigkeit und Warnzeichen für Überdosierung

Es sind keine Fälle von Biotin-Vergiftung bekannt (siehe Seite 495, »Vorsicht«).

Feinde

Rohes Hühnereiweiß (enthält Avidin, ein Protein, das die Biotin-Aufnahme verhindert), Wasser, Sulfonamide, Östrogen, industrielle Bearbeitung und Alkohol (siehe Seite 424).

Persönliche Empfehlung

Wenn Sie eiweißreiche Mixgetränke mit rohen Eiern trinken, brauchen Sie wahrscheinlich zusätzliches Biotin.
Sorgen Sie dafür, daß Sie täglich mindestens 25 µg bekommen, wenn Sie Antibiotika oder Sulfonamide nehmen.
Männer, denen die Haare ausgehen, machen vielleicht die Erfahrung, daß ihnen ein zusätzliches Biotinpräparat das Haar länger erhält.
Denken Sie daran, daß Biotin wirksamer mit B_2, B_6, Niacin und A zusammenarbeitet.
Die Biotinwerte nehmen während der Schwangerschaft allmählich ab. Es scheint nun doch keinen Zusammenhang zu niedrigem Geburtsgewicht zu geben, aber trotzdem könnten Sie Ihren Arzt nach einem zusätzlichen Biotinpräparat fragen, weil es Ihre Stimmung heben kann.

Cholin

Beschreibung

Gehört zur Gruppe der B-Vitamine und ist wichtig für den Fettstoffwechsel. Wirkt zusammen mit Inosit (das ebenfalls zum B-Komplex gehört) bei der Verwertung von Fetten und Cholesterin.
Eine der wenigen Substanzen, die die Barriere durchdringen können, welche das Gehirn normalerweise vor den negativen

Auswirkungen in der täglichen Kost schützt; diese Substanz dringt direkt in die Gehirnzellen ein und bildet einen chemischen Stoff, der das Gedächtnis fördert.
Der Tagesbedarf ist noch nicht genau bekannt, aber die durchschnittliche Kost eines Erwachsenen enthält zwischen 500 und 900 mg täglich.
Scheint Cholesterin zu emulgieren, so daß dieses sich nicht an den Wänden der Arterien und in der Gallenblase festsetzen kann.
Die Cholin-Verwertung des Körper ist abhängig von Vitamin B_{12}, Folsäure und der Aminosäure L-Carnitin.

Was es leisten kann

Hilft, den Cholesterinspiegel unter Kontrolle zu halten.
Hilft bei der Aussendung von Nervenimpulsen, besonders von denen im Gehirn, die zur Bildung des Gedächtnisses gebraucht werden.
Beugt dem Gedächtnisschwund im höheren Alter vor (Dosierungen von 1 bis 5 g täglich).
Hilft, Gifte und Medikamente aus dem Körpersystem zu beseitigen, indem es die Arbeit der Leber unterstützt.
Hat beruhigende Wirkung.
Hilft bei der Behandlung der Alzheimer-Krankheit.

Mangelerkrankungen

Möglicherweise Zirrhose und Verfettung der Leber, Verhärtung der Arterien und die Alzheimer-Krankheit (zu den Anzeichen von Mangelerscheinungen siehe Seite 301).

Beste natürliche Quellen

Eigelb, Hirn, Herz, grünes Blattgemüse, Hefe, Leber, Weizenkeime, Lecithin (in kleinen Mengen).

Zusätzliche Präparate

Cholin wird auch unter der Bezeichnung Phosphatidylcholin oder Phosphatidylinosit vertrieben.
6 Lecithin-Kapseln aus Sojabohnen enthalten je 244 mg Inosit und Cholin.
Die üblichen Präparate des Vitamin-B-Komplexes enthalten ungefähr je 50 mg Cholin und Inosit.
Die Tagesmengen liegen meistens zwischen 500 und 1 000 mg.

Giftigkeit und Warnzeichen für Überdosierung

Nicht bekannt (siehe Seite 495, »Vorsicht«).

Feinde

Wasser, Sulfonamide, Östrogen, industrielle Bearbeitung, Alkohol (siehe Seite 424).

Persönliche Empfehlung

Nehmen Sie Cholin immer mit anderen Vitaminen aus dem B-Komplex.
Wenn Sie oft nervös und gereizt sind, kann es angebracht sein, mehr Cholin zu sich zu nehmen.
Wenn Sie Lecithin nehmen, dann brauchen Sie vermutlich ein chelatkomplexgebundenes Kalziumpräparat, damit Phosphor und Kalzium bei Ihnen in einem ausgeglichenen Verhältnis bleiben, denn Cholin scheint den Phosphorgehalt im Körper zu steigern.
Versuchen Sie, mit der Nahrung mehr Cholin aufzunehmen, wenn Sie Ihr Gedächtnis steigern wollen.
Wenn Sie viel Alkohol trinken, achten Sie darauf, daß Sie Ihrer Leber das Cholin zukommen lassen, das sie braucht, um die zusätzliche Arbeit zu bewältigen.

Folsäure (Folacin, Folat)

Beschreibung

Wasserlöslich; gehört ebenfalls zum Vitamin-B-Komplex; auch als B_C oder Vitamin M bekannt.
Wird in Mikrogramm (µg) gemessen.
Wichtig für den Aufbau der roten Blutkörperchen.
Hilft beim Eiweißstoffwechsel.
Empfohlen wird für Erwachsene eine Tagesmenge von 300 µg, für stillende Mütter 450 µg. Bei Frauen, die zum Zeitpunkt der Empfängnis und im Frühstadium der Schwangerschaft die empfohlene doppelte Tagesmenge einnehmen, zeigte sich, daß dadurch ein erheblich besserer Schutz des Neugeborenen vor Neuralrohrdefekten gegeben war.
Wichtig für die Produktion von Nukleinsäuren (RNS/DNS).
Wesentlich für die Teilung der Körperzellen.
Notwendig für die Verwertung von Zucker und Aminosäuren.
Kann zerstört werden, wenn sie längere Zeit ungeschützt bei Zimmertemperatur gelagert wird.

Was sie leisten kann

Senkt den Homocysteinspiegel und reduziert das Herzinfarktrisiko.
Schützt vor Mißbildungen bei der Geburt.
Steigert den Milchfluß bei stillenden Müttern.
Schützt gegen Darmparasiten und vor Lebensmittelvergiftungen.
Fördert eine gesünder aussehende Haut.
Wirkt schmerzstillend.
Kann das Ergrauen der Haare verzögern, wenn sie zusammen mit Pantothensäure und Paraaminobenzoesäure (PABS) genommen wird.

Steigert den Appetit, wenn Sie nicht bei Kräften s…
Beugt Ausschlägen am Mund vor.
Beugt Anämie vor.

Mangelerkrankungen

Ernährungsbedingte Anämie (zu den Anzeichen von Mangelerscheinungen siehe Seite 301).

Beste natürliche Quellen

Dunkelgrünes Blattgemüse, Karotten, Torula-Hefe, Leber, Eigelb, Zuckermelonen, Aprikosen, Kürbis, Avocado, Bohnen, dunkles Vollkornroggenmehl.

Zusätzliche Präparate

Im allgemeinen in einer Dosierung von 400 und 800 µg erhältlich.
Ist in manchen Vitamin-B-Präparaten in Dosierungen von 400 µg enthalten, meistens aber nur 100 µg (lesen Sie die Packungsbeilage).
Die am häufigsten verordneten Dosierungen liegen zwischen 400 µg und 5 mg.
Halten Sie Ausschau nach Präparaten, die sowohl Folsäure als auch B_{12} enthalten.

Giftigkeit und Warnzeichen für Überdosierung

Keine bekannten giftigen Wirkungen, allerdings reagieren manche Menschen mit Hautallergien (siehe Seite 495, »Vorsicht«).

Feinde

Wasser, Sulfonamide, Sonnenlicht, Östrogen, Lebensmittelbearbeitung (vor allem Kochen), Hitze (siehe Seite 424).

Persönliche Empfehlung

Frauen sollten genug Folsäure und Vitamin B_6 zu sich nehmen. Schon 400 µg Folsäure mit 2 bis 10 mg Vitamin B_6 können das Herzinfarktrisiko um 42 Prozent senken.

Wenn Sie viel Alkohol trinken, ist es ratsam, mehr Folsäure zu sich zu nehmen.

Große Mengen an Vitamin C steigern die Ausscheidung von Folsäure, wer also mehr als 2 g Vitamin C nimmt, sollte auch die Menge an Folsäure erhöhen.

Wenn Sie Dilantin, Östrogen, Sulfonamide, Phenobarbital oder Aspirin nehmen, sollten Sie auch mehr Folsäure zu sich nehmen.

Ich habe festgestellt, daß bei vielen Menschen, die kurzfristig 1 bis 5 g Folsäure täglich zu sich nahmen, eine Umkehrung verschiedener Formen von Hautverfärbung eintrat. Falls Sie zu derartigen Problemen neigen, lassen Sie sich von einem ernährungstherapeutisch erfahrenen Arzt beraten.

Hochdosierte Folsäure kann mit bestimmten Krebsmedikamenten Reaktionen hervorrufen.

Wenn Sie krank sind oder gegen eine entstehende Krankheit ankämpfen, achten Sie darauf, daß Ihr Präparat viel Folsäure enthält. Bei einem Mangel an Folsäure besteht immer auch ein Mangel an Antikörpern.

Hochdosierte Folsäure kann bei Epileptikern, die das Medikament Phenytoin nehmen, Krampfanfälle auslösen.

Hinweis: Phenobarbital ist ein Wirkstoff, der in Beruhigungsmitteln und Schlafmitteln enthalten ist.

Inosit

Beschreibung

Wasserlöslich, gehört zum Vitamin-B-Komplex und ist am Transport der Fette beteiligt.
Wird in Milligramm (mg) gemessen.
Verbindet sich mit Cholin, um Lecithin zu bilden.
Am Stoffwechsel von Fett und Cholesterin beteiligt.
Wieviel in der täglichen Nahrung enthalten sein sollte, ist nicht festgelegt, aber der gesunde Durchschnittserwachsene bekommt etwa 1 g pro Tag.
Wie Cholin ist es wichtig für die Ernährung der Hirnzellen.

Was es leisten kann

Hilft bei der Senkung des Cholesterinspiegels.
Fördert gesundes Haar, hilft vorbeugend gegen Haarausfall.
Hilft bei der Vorbeugung gegen Ekzeme.
Hilft bei der Verteilung von Körperfett.
Hat beruhigende Wirkung.

Mangelerkrankungen

Ekzeme (zu den Anzeichen von Mangelerscheinungen siehe Seite 301).

Beste natürliche Quellen

Leber, Bierhefe, getrocknete Limabohnen, Rinderhirn und -herz, Grapefruit, Rosinen, Weizenkeime, unraffinierter Sirup, Erdnüsse, Kohl, Eier, Milch.

Zusätzliche Präparate

Wie schon beim Cholin erwähnt, enthalten 6 Lecithin-Kapseln auf der Basis von Sojabohnen ungefähr 244 mg Inosit und Cholin.
Erhältlich als Lecithin-Pulver, das sich gut in Flüssigkeit auflösen läßt. Die meisten Präparate des Vitamin-B-Komplexes enthalten etwa 100 mg Cholin und Inosit.
Die üblichen Tagesmengen liegen zwischen 250 und 500 mg.

Giftigkeit und Warnzeichen für Überdosierung

Keine giftigen Wirkungen bekannt (siehe Seite 495, »Vorsicht«).

Feinde

Wasser, Sulfonamide, Östrogen, industrielle Bearbeitung von Lebensmitteln, Alkohol, Kaffee (siehe Seite 424).

Persönliche Empfehlung

Nehmen Sie Inosit mit Cholin und anderen Vitaminen der B-Gruppe. Wenn Sie viel Kaffee trinken, brauchen Sie vermutlich zusätzlich Inosit.
Wenn Sie Lecithin nehmen, rate ich zusätzlich zu chelatkomplexgebundenem Kalzium, damit Phosphor und Kalzium ausgeglichen bleiben, denn sowohl Inosit als auch Cholin scheinen den Phosphorspiegel steigen zu lassen.
Um die Wirkung von Vitamin E deutlich zu steigern, nehmen Sie ausreichend Inosit und Cholin zu sich.

PABS (Paraaminobenzoesäure)

Beschreibung

Wasserlöslich, ein neues Mitglied der B-Gruppe.
Allgemein in Milligramm (mg) gemessen.
Kann im Körper synthetisiert werden.
Eine Tagesmenge ist nicht festgelegt.
Hilft bei der Bildung von Folsäure und ist wichtig für die Verwertung von Eiweiß.
Begünstigt die Aufnahme – und damit die Wirksamkeit – von Pantothensäure.

Was sie leisten kann

Lindert Schmerzen bei Verbrennungen.
Erhält die Haut gesund und weich.
Trägt zur Verzögerung der Faltenbildung bei.
Trägt dazu bei, daß Ihr Haar wieder seine natürliche Farbe bekommt.

Mangelerkrankungen

Ekzeme (zu den Anzeichen von Mangelerscheinungen siehe Seite 301).

Beste natürliche Quellen

Leber, Bierhefe, Niere, Vollkorn, Reis, Kleie, Weizenkeime, schwarze Melasse, Milch.

Zusätzliche Präparate

Dosierungen von 30 bis 100 mg sind oft in guten Präparaten des B-Komplexes und in Multivitaminpräparaten von guter Qualität enthalten.

Erhältlich in Dosierungen zwischen 30 und 1 000 mg in normaler Form oder als Langzeitmittel (Depotkapsel).
Die gebräuchlichsten Dosierungen liegen zwischen 30 und 100 mg dreimal täglich.

Giftigkeit und Warnzeichen für Überdosierung

Keine giftigen Wirkungen bekannt, aber Langzeitbehandlungen mit hohen Dosierungen sind nicht zu empfehlen.
Symptome, die auf eine Überdosierung hinweisen könnten, sind meistens Übelkeit und Erbrechen (siehe Seite 495, »Vorsicht«).

Feinde

Wasser, Sulfonamide, industrielle Bearbeitung von Lebensmitteln, Alkohol, Östrogen (siehe Seite 424).

Persönliche Empfehlung

Manche Leute behaupten, daß durch die Kombination von Folsäure und PABS ihr ergrauendes Haar seine natürliche Farbe wiederbekommen hat. Bei Tieren hat das funktioniert, vielleicht ist es für jemanden, der eine Alternative zum Färben sucht, einen Versuch wert. Zu diesem Zweck sind 1 000 mg (Depotpräparat) täglich an sechs Tagen in der Woche sehr gut geeignet.
Wenn Sie Penicillin einnehmen, dann sollten Sie mehr PABS mit der Nahrung oder durch zusätzliche Präparate zu sich nehmen.

Pantothensäure (Panthenol, Kalziumpantothenat, Vitamin B_5)

Beschreibung

Wasserlöslich, gehört zum B-Komplex.
Hilft beim Zellaufbau, sorgt für normales Wachstum und für die Entwicklung des zentralen Nervensystems.
Lebenswichtig für das richtige Funktionieren der Nebennieren.
Wichtig für die Umwandlung von Fett und Zucker in Energie.
Notwendig für die Synthese von Antikörpern, für die Verwertung von PABS (Paraaminobenzoesäure) und Cholin.
Der Tagesbedarf für Erwachsene liegt bei 6 mg.
Synthese im Körper ist durch die Darmbakterien möglich.

Was sie leisten kann

Hilft bei der Wundheilung.
Bekämpft Infektionen durch die Bildung von Antikörpern.
Behandlung bei nachoperativen Schockzuständen.
Beugt Erschöpfung vor.
Verringert die nachteiligen und giftigen Wirkungen vieler Antibiotika.
Senkt die Cholesterin- und Triglyceridwerte.

Mangelerkrankungen

Niedriger Blutzuckerspiegel, Geschwüre am Zwölffingerdarm, Haut- und Blutschäden (zu den Anzeichen von Mangelerscheinungen siehe Seite 301).

Beste natürliche Quellen

Fleisch, Getreidekörner, Weizenkeime, Kleie, Niere, Leber, Herz, grüne Gemüsesorten, Bierhefe, Nüsse, Hühnerfleisch, reiner Sirup.

Zusätzliche Präparate

In der Regel in den Präparaten des Vitamin-B-Komplexes vorhanden – in unterschiedlicher Dosierung zwischen 10 und 100 mg.
Der Tagesbedarf liegt im allgemeinen zwischen 10 und 300 mg.

Giftigkeit und Warnzeichen für Überdosierung

Keine giftigen Wirkungen bekannt (siehe Seite 495, »Vorsicht«).

Feinde

Hitze, industrielle Bearbeitung von Lebensmitteln, Konserven, Koffein, Sulfonamide, Schlaftabletten, Östrogen, Alkohol (siehe Seite 424).

Persönliche Empfehlung

Wenn Ihnen häufig Hände und Füße kribbeln, sollten Sie vielleicht mehr Pantothensäure zu sich nehmen – in Verbindung mit anderen Vitaminen der B-Gruppe.
Menschen, die ihren Cholesterinspiegel senken wollen, sollten sich vom Arzt bis zu 1 000 mg täglich verschreiben lassen.
Pantothensäure kann ein Schutz sein, wenn Sie belastende Situationen auf sich zukommen sehen oder vielleicht schon mittendrin stecken.
Eine Tagesmenge von 1 000 mg hat sich bei der Linderung von Schmerzen in einigen Fällen von Arthritis als recht wirksam herausgestellt.

Wenn Sie unter Allergien leiden, könnten Sie mit Vitamin B_5 und Vitamin C Erleichterung finden. Versuchen Sie einmal, mit der Nahrung morgens und abends von beiden 1 000 mg zu sich zu nehmen.

Vitamin C (Ascorbinsäure)

Beschreibung

Wasserlöslich; ein hochwirksames Antioxidans.
Die meisten Tiere stellen ihr Vitamin C selbst her, aber Menschen, Affen und Meerschweinchen müssen auf die Nahrung zurückgreifen.
Spielt eine grundlegende Rolle bei der Bildung von Kollagen, das wichtig ist für das Wachstum und die Reparatur von Körperzellen, Zahnfleisch, Blutgefäßen, Knochen und Zähnen.
Hilft dem Körper bei der Aufnahme von Eisen.
Wird in Milligramm (mg) gemessen.
Wird unter Streßbedingungen schneller verbraucht.
Der Tagesbedarf bei Erwachsenen liegt bei 75 mg (höhere Dosierungen während der Schwangerschaft und in der Stillzeit 100 bis 125 mg).
Raucher und ältere Menschen haben einen erhöhten Bedarf an Vitamin C (jede Zigarette zerstört 25 bis 100 mg).
Verhindert das Oxidieren von schädlichem (LDL-)Cholesterin.

Was es leisten kann

Heilt Wunden, Verbrennungen und Zahnfleischbluten.
Steigert die Wirkung von Medikamenten, die zur Behandlung von Erkrankungen der Harnwege verabreicht werden.
Beschleunigt die Heilung nach Operationen.

Hilft, den Cholesterinspiegel im Blut zu senken.
Hilft bei der Vorbeugung gegen viele Virus- oder Bakterieninfektionen und steigert ganz allgemein das Abwehrsystem.
Gibt Schutz gegen viele Krebsarten.
Hilft, der Bildung von Nitrosaminen (krebserregenden Stoffen) entgegenzuwirken.
Wirkt als natürliches Abführmittel.
Führt zu weniger Blutgerinnseln in den Adern.
Hilft als Behandlung und Vorbeugung bei Erkältungen.
Verlängert das Leben, indem es ermöglicht, daß die Kollagenzellen zusammenhalten.
Schwächt die Wirkung von vielen Substanzen, die zu Allergien führen.
Hilft, hohen Blutdruck zu senken.
Verhindert Skorbut.

Mangelerkrankungen

Skorbut (zu den Anzeichen von Mangelerscheinungen siehe Seite 301).

Beste natürliche Quellen

Zitrusfrüchte, Beeren, grünes Blattgemüse, Tomaten, Zuckermelonen, Blumenkohl, Kartoffeln, Paprikaschoten.

Zusätzliche Präparate

Vitamin C ist das am häufigsten genommene Nahrungsergänzungspräparat. Es ist erhältlich in Form von Tabletten, Depotkapseln, Tropfen, Pulver, Kautabletten – also in fast jeder Form, in der man Vitamine zu sich nehmen kann.
Das »reine« Vitamin C wird aus Maisdextrose gewonnen (obwohl dabei kein Mais und keine Dextrose übrigbleibt).
Der Unterschied zwischen »natürlichem« oder »organischem«

Vitamin C und gewöhnlicher Ascorbinsäure liegt hauptsächlich in der individuell unterschiedlichen Ausnutzung durch den Körper.
Die besten Vitamin-C-Präparate enthalten den vollständigen C-Komplex aus Bioflavonoiden, Hesperidin und Rutin.
Tabletten und Kapseln haben normalerweise eine Dosierung bis zu 1 000 mg, Pulver manchmal 5 000 mg pro Teelöffel.
Die üblichen Tagesdosierungen liegen zwischen 500 mg und 4 g.
Das Vitamin C der Hagebutte enthält Bioflavonoide und andere Enzyme, die bei der Absorption von Vitamin C helfen. Sie sind die reichhaltigste natürliche Quelle für Vitamin C.
Acerola C wird aus Acerolabeeren hergestellt.

Giftigkeit und Warnzeichen für Überdosierung

Übermäßige Einnahme kann zur Bildung von Oxalsäure- oder Harnsäuresteinen führen, was sich aber durch tägliche Einnahme von Magnesium, Vitamin B_6 und reichlich Wasser ausgleichen läßt. Gelegentlich können sehr hohe Dosierungen (mehr als 10 g täglich) unangenehme Nebenwirkungen haben, beispielsweise Durchfall, übermäßigen Harndrang und Hautausschlag. In diesem Fall verringern Sie die Menge.
Vitamin C sollte nicht bei Krebspatienten während der Strahlenbehandlung oder Chemotherapie eingesetzt werden (siehe Seite 495, »Vorsicht«).

Feinde

Wasser, Kochen, Hitze, Licht, Sauerstoff, Rauchen (siehe Seite 424).

Persönliche Empfehlung

Da Vitamin C je nach Nahrungsmenge im Magen innerhalb von zwei bis drei Stunden ausgeschieden wird und es wichtig

ist, ständig einen gleichbleibenden Vitamin-C-Gehalt im Blutkreislauf zu haben, empfehle ich Depotkapseln, um die beste Wirkung zu erreichen.
Große Mengen von Vitamin C verändern die Ergebnisse bei Laboruntersuchungen (z. B. Pap-Abstrich). Wenn Sie also einen Bluttest oder eine Urinprobe machen, dann informieren Sie Ihren Arzt, daß Sie Vitamin C nehmen, damit es bei der Diagnose nicht zu Fehlern kommt: Vitamin C kann etwa verbergen, daß Blut im Stuhl vorhanden ist, was bei Darmkrebsuntersuchungen von Wichtigkeit ist.
Diabetiker sollten daran denken, daß die Überprüfung des Urins auf Zucker ungenaue Ergebnisse bringen kann, wenn sie viel Vitamin C nehmen. Aber es gibt auch Teststreifen, die nicht auf Vitamin C reagieren. Fragen Sie Ihren Arzt oder Apotheker.
Diabetes-Medikamente wie Chlorpropamid und Sulfonamide können durch Vitamin C an Wirksamkeit verlieren.
Hohe Dosierungen empfehlen sich nicht für Menschen mit genetischen Störungen, die eine Eisenspeicherung verursachen, wie z.B. Thalassämie und Hämochromatose.
Wenn Sie täglich mehr als 750 mg nehmen, rate ich zu einem zusätzlichen Magnesiumpräparat. Das wirkt vorbeugend gegen die Bildung von Nierensteinen.
Kohlenmonoxid zerstört Vitamin C, also sollten Stadtbewohner die Einnahme erhöhen.
Sie brauchen zusätzlich Vitamin C, wenn Sie die Pille nehmen.
Um die Wirkung von Vitamin C zu steigern, denken Sie daran, daß es am besten in Verbindung mit Bioflavonoiden, Kalzium und Magnesium wirkt.
Ich empfehle eine Erhöhung der Dosierung von Vitamin C, wenn Sie Aspirin nehmen, weil es die Ausscheidung von Vitamin C verdreifacht.
Wenn Sie Ginsengpräparate nehmen, ist es besser, das zwei

Stunden vor oder nach der Aufnahme von Nahrungsmitteln mit hohem Vitamin-C-Gehalt oder von Vitamin C selbst zu tun.
Um eine Erkältung zu lindern, nehmen Sie 1000 mg Vitamin C zweimal täglich. Es wurde nachgewiesen, daß sich dadurch der Histamingehalt im Blut um 40 Prozent vermindert (Histamin ist jene Substanz, die das lästige Tränen der Augen und eine triefende Nase verursacht).

Vitamin D (Calciferol, Ergocalciferol, »Sonnenvitamin«)

Beschreibung

Fettlöslich.
Wird durch Sonnenlicht oder Nahrung aufgenommen (durch die Einwirkung der ultravioletten Strahlen auf die Haut wird das Vitamin produziert, das dann vom Körper resorbiert wird).
Wenn es oral genommen wird, wird das Vitamin D mit Fetten durch die Darmwände resorbiert.
Wird in I. E. (Internationalen Einheiten) oder Mikrogramm (µg) Colecalciferol gemessen.
Der Tagesbedarf für Erwachsene liegt bei 200 bis 400 I. E. oder 5 bis 10 µg.
Dunst und Smog behindern die Sonnenstrahlen, die für die Vitamin-D-Produktion notwendig sind.
Wenn ein bestimmter Bräunungsgrad durch die Sonne erreicht ist, hört die Vitamin-D-Produktion durch die Haut auf.

Was es leisten kann

Die richtige Auswertung von Kalzium und Phosphor unterstützen, die für kräftige Knochen und Zähne notwendig sind.
Zusammen mit Vitamin A und C eingenommen, kann es helfen, Erkältungen vorzubeugen.
Hilft bei der Behandlung von Bindehautentzündung.
Unterstützt die Aufnahme von Vitamin A.

Mangelerkrankungen

Rachitis, schwerer Zahnverfall, Knochenerweichung und altersbedingte Osteoporose (zu den Anzeichen von Mangelerscheinungen siehe Seite 301).

Beste natürliche Quellen

Lebertran, Sardinen, Hering, Lachs, Thunfisch, Milch und Milchprodukte, Eigelb.

Zusätzliche Präparate

Im allgemeinen erhältlich in Kapseln mit 400 I. E., wobei das Vitamin aus Lebertran stammt.
Die gängigsten Tagesdosierungen liegen zwischen 400 und 1000 I. E.

Giftigkeit und Warnzeichen für Überdosierung

Eine tägliche Menge von 20000 I. E. über längere Zeit kann giftige Wirkungen bei Erwachsenen haben.
Dosierungen von mehr als 1800 I. E. täglich können bei Kindern nachteilige Wirkungen haben.
Anzeichen für Vergiftung sind ungewöhnlicher Durst, entzündete Augen, juckende Haut, Erbrechen, Durchfall, Harndrang und übermäßige Kalziumablagerungen in den Gefäßwänden,

in Lunge, Leber, Nieren und Magen (siehe Seite 495, »Vorsicht«).

Feinde

Smog (siehe Seite 424).

Persönliche Empfehlung

Stadtbewohner sollten – vor allem in smoggefährdeten Gebieten – mehr Vitamin D zu sich nehmen.
Menschen, die aus beruflichen Gründen (beispielsweise Nachtarbeiter) oder wegen Bekleidungsvorschriften (beispielsweise Nonnen) mit der Sonne wenig in Berührung kommen, sollten mehr Vitamin D zu sich nehmen.
Wenn Sie ein krampflösendes Medikament nehmen, müssen Sie Ihre Menge an Vitamin D vermutlich erhöhen.
Kinder, die nicht mit Vitamin D angereicherte Milch trinken, sollten mehr Vitamin D durch andere Nahrungsmitteln aufnehmen.
Dunkelhäutige Menschen, die in nördlichen Klimabereichen leben, brauchen im allgemeinen mehr Vitamin D.
Mischen Sie nicht zusätzlich Vitamin D unter das Futter Ihres Hundes oder Ihrer Katze, wenn der Tierarzt nicht ausdrücklich dazu rät.
Vitamin D wirkt am besten zusammen mit Vitamin A, Vitamin C, Cholin, Kalzium und Phosphor.

Vitamin E (Tocopherol)

Beschreibung

Fettlöslich; wird gespeichert in Leber, Fettgewebe, Herz, Muskeln, Hoden, Gebärmutter und Blut sowie in den Nebennieren und in der Hirnanhangdrüse.

Früher wurde es nach Gewicht gemessen, aber heute wird es entsprechend seiner biologischen Aktivität im allgemeinen nach Internationalen Einheiten berechnet. Bei diesem Vitamin entspricht 1 mg Tocopheroläquivalent 1,5 I. E. Vitamin E. Es ist aus Bestandteilen zusammengesetzt, die Tocopherole heißen. Von den acht Tocopherolen – Alpha, Beta, Gamma, Delta, Epsilon, Zeta, Eta und Theta – ist das Alpha-Tocopherol am wirksamsten.
Ein aktives Antioxidans; verhindert die Oxidation von Fettbestandteilen ebenso wie die von Vitamin A, Selen, zwei Schwefelaminosäuren und Vitamin C.
Steigert die Wirksamkeit von Vitamin A.
Die empfohlene Menge für Erwachsene liegt bei 18 I. E. (oder 12 mg) täglich.
60 bis 70 Prozent der täglich aufgenommenen Menge werden mit dem Stuhl wieder ausgeschieden. Anders als andere fettlösliche Vitamine wird E nur ziemlich kurze Zeit im Körper gespeichert, vergleichbar mit B und C.
Wichtig für die Durchblutung der Gefäße und als Wirkstoff gegen die Blutgerinnung.
Präparate mit 25 µg Selen auf 200 Einheiten Vitamin E steigern die Wirkung des Vitamins.

Was es leisten kann

Läßt Sie jünger aussehen, weil es das durch die Oxidation bedingte Altern der Zellen verzögert.
Liefert dem Körper Sauerstoff, so daß Sie mehr Ausdauer haben.
Schützt die Lunge im Zusammenwirken mit Vitamin A vor den Auswirkungen der Luftverschmutzung.
Hilft bei der Verhinderung verschiedener Formen von Krebs.
Verhindert Blutgerinnsel und löst bestehende auf.
Baut Erschöpfungszustände ab.

Verhindert innerlich und äußerlich häßliche Narbenbildung (bei örtlicher Anwendung kann es durch die Haut aufgenommen werden).
Beschleunigt die Heilung von Verbrennungen.
Hat eine harntreibende und blutdrucksenkende Wirkung.
Hilft bei der Vorbeugung gegen Fehlgeburten.
Hilft bei der Linderung von Beinkrämpfen und Muskelkater.
Verringert das Risiko von ischämischen Herzerkrankungen (Arteriosklerose) und Schlaganfall.
Vermindert das Alzheimer-Risiko.

Mangelerkrankungen

Zerstörung der roten Blutkörperchen, Muskelschwund, einige Formen der Anämie, Störungen der Fruchtbarkeit (zu den Anzeichen von Mangelerscheinungen siehe Seite 301).

Beste natürliche Quellen

Weizenkeime, Sojabohnen, Pflanzenöl, Nüsse, Rosenkohl, grüne Blattgemüse, Spinat, Vollweizen, Vollkornflocken, Eier.

Zusätzliche Präparate

Erhältlich als Kapseln auf Ölbasis, aber auch als wasserlösliche Tabletten.
Im allgemeinen in Dosierungen von 100 bis 1500 I. E. Die trockene Form ist empfehlenswert für Menschen, die das Öl nicht vertragen oder davon Hautausschläge bekommen, sowie für Menschen über 40.
Die übliche Tagesdosis sollte nicht über 400 mg/Tag liegen.

Giftigkeit und Warnzeichen für Überdosierung

Nicht giftig (siehe Seite 495, »Vorsicht«).

Feinde

Hitze, Sauerstoff, Temperaturen unter dem Gefrierpunkt, industrielle Bearbeitung von Lebensmitteln, Eisen, Chlor, Mineralöl (siehe Seite 424).

Persönliche Empfehlung

Wenn Sie eine Diät mit einem hohen Anteil an mehrfach ungesättigten Fettsäuren machen, brauchen Sie vermutlich zusätzlich Vitamin E.
Hohe Dosierungen von Vitamin E verstärken die Wirkung von blutverdünnenden Medikamenten und können die Aufnahme von Vitamin K beeinträchtigen, das die Blutgerinnung fördert. Falls Sie operiert werden, empfehle ich, daß Sie die Einnahme von Vitamin E für zwei Wochen vor und nach der Operation unterbrechen, sofern Ihr Arzt es nicht anders verordnet.
Der Körper nimmt das Vitamin E von natürlichen Präparaten doppelt so gut auf wie von synthetischen. Natürliche Präparate tragen die Bezeichnung D-Alpha-Tocopherol, synthetische sind mit »DL« gekennzeichnet.
Anorganisches Eisen (Eisensulfat) zerstört Vitamin E, also sollte beides nicht zusammen genommen werden. Wenn Sie ein Mittel mit anorganischem Eisen nehmen, sollte das Vitamin-E-Präparat mindestens acht Stunden vorher oder nachher eingenommen werden.
Organische Eisenkomplexe wie Eisenglukonat, -citrat und -fumarat zerstören Vitamin E nicht.
Wenn Ihr Trinkwasser gechlort ist, brauchen Sie mehr Vitamin E.
Schwangere oder stillende Frauen und solche, die die Pille oder Hormone nehmen, brauchen mehr Vitamin E.
Ich rate Frauen in den Wechseljahren, ihre Vitamin-E-Auf-

nahme zu erhöhen. Sie sollte aber 400 I. E. nicht überschreiten.

Vitamin F (ungesättigte Fettsäuren, Linolsäure, Linolensäure, Arachidonsäure)

Beschreibung

Fettlöslich, aus ungesättigten Fettsäuren in den Nahrungsmitteln gebildet.
Wird in Milligramm (mg) gemessen.
Eine festgelegte Menge für den Tagesbedarf gibt es nicht, aber es ist ratsam, daß ca. 3,5 Prozent der gesamten Kalorienmenge aus essentiellen ungesättigten Fettsäuren bestehen sollte.
Ungesättigte Fette helfen bei der Verbrennung gesättigter Fette; Einnahme im Verhältnis 2:1.
12 Teelöffel Sonnenblumenkerne oder 18 Pekannußhälften können die vollständige Tagesmenge decken.
Ist genügend Linolsäure vorhanden, so können die beiden anderen Fettsäuren synthetisiert werden.
Bei Verzehr von viel Kohlenhydraten steigt der Bedarf.

Was es leisten kann

Hilft bei der Vorbeugung gegen Cholesterinablagerungen in den Arterien.
Fördert gesunde Haut und gesundes Haar.
Schützt bis zu einem gewissen Grad vor den schädlichen Einflüssen von Röntgenstrahlen.
Trägt zum Wachstum und zum allgemeinen Wohlbefinden bei, da es die Drüsenfunktion anregt und den Zellen das Kalzium verfügbar macht.

Wirkt gegen Herzerkrankungen.
Fördert die Gewichtsabnahme durch Verbrennung gesättigter Fette.

Mangelerkrankungen

Ekzeme, Akne (zu den Anzeichen von Mangelerscheinungen siehe Seite 301).

Beste natürliche Quellen

Pflanzenöle aus Weizenkeimen, Leinsamen, Sonnenblumenkernen, Saflor (Distel), Erdnüssen und Sojabohnen; sowie Erdnüsse, Sonnenblumenkerne, Walnüsse, Pekannüsse, Mandeln, Avocados.

Zusätzliche Präparate

Gibt es als Kapseln mit 100 bis 150 mg.

Giftigkeit und Warnzeichen für Überdosierung

Keine bekannten giftigen Wirkungen, aber ein Zuviel kann zu unerwünschten Pfunden führen (siehe Seite 495, »Vorsicht«).

Feinde

Gesättigte Fette, Hitze, Sauerstoff (siehe Seite 424).

Persönliche Empfehlung

Damit das Vitamin F richtig aufgenommen wird, nehmen Sie es zusammen mit Vitamin E zum Essen ein.
Wenn Sie viel Kohlenhydrate essen, brauchen Sie mehr Vitamin F.
Wer sich um seinen Cholesterinspiegel Sorgen macht, sollte auf die richtige Menge an Vitamin F achten.

Zwar sind die meisten Nüsse gute Lieferanten für ungesättigte Fettsäuren, Paranüsse und Cashewnüsse jedoch nicht.
Hüten Sie sich vor jeder Modediät mit einem hohen Anteil an gesättigten Fetten.

Vitamin K (Phyllochinon, Menachinone, Menadion)

Beschreibung

Fettlöslich.
Im allgemeinen in Mikrogramm (µg) gemessen.
Bei Vitamin K gibt es eine Dreiergruppe: K_1 (Phyllochinon) das mit pflanzlichen Lebensmitteln aufgenommen wird, K_2 (Menachinone) können durch natürliche Bakterien im Darm gebildet werden,und K_3 (Menadion) ist eine synthetische Substanz, die in Deutschland nicht mehr verwendet wird.
Die empfohlene Tagesmenge für Erwachsene beträgt 65 bis 80 µg.
Wichtig für die Bildung von Prothrombin, das die Blutgerinnung fördert.

Was es leisten kann

Hilft bei der Vorbeugung gegen innere Blutungen und Hämorrhoiden.
Hilft gegen zu starke Monatsblutungen.
Fördert die richtige Blutgerinnung.

Mangelerkrankungen

Zöliakie (gluteninduzierte Enteropathie im Kindesalter) und einheimische Sprue (bei Erwachsenen), Kolitis (zu den Anzeichen von Mangelerscheinungen siehe Seite 301).

Beste natürliche Quellen

Grüne Blattgemüse, Joghurt, Alfalfa (Luzerne), Eigelb, Safloröl (Distelöl), Sojaöl, Lebertran, Kelp-Alge.

Zusätzliche Präparate

In Tabletten von 100 µg erhältlich (obwohl das reichliche Vorkommen von natürlichem Vitamin K zusätzliche Präparate unnötig macht).
Ist in den üblichen Multivitaminpräparaten nicht enthalten.

Giftigkeit und Warnzeichen für Überdosierung

Mehr als 500 µg an synthetischem Vitamin K sind nicht zu empfehlen (siehe Seite 495, »Vorsicht«).

Feinde

Röntgenstrahlen und Bestrahlung, Tiefkühlkost, Aspirin, Luftverschmutzung, Mineralöl (siehe Seite 424).

Persönliche Empfehlung

Hohe Vitamin-E-Gaben können die Aufnahme von Vitamin K beeinträchtigen.
Extremer Durchfall kann ein Symptom für Mangel an Vitamin K sein, aber bevor Sie es auf eigene Faust einnehmen, ziehen Sie lieber einen Arzt zu Rate.
Grüne Blattgemüse sind die beste Vorbeugung gegen einen Mangel an Vitamin K.
Wenn Sie oft Nasenbluten haben, versuchen Sie den Anteil an Vitamin K in Ihrer Kost durch natürliche Quellen zu steigern. Alfalfa-Tabletten könnten helfen.
Wenn Sie Mittel zur Blutverdünnung nehmen, machen Sie sich klar, daß dieses Vitamin (selbst in natürlichen Nahrungsmit-

teln) die Wirkung des Medikaments ins Gegenteil verkehren kann.

Wenn Sie längerfristig Breitbandantibiotika nehmen, erhöht sich Ihr Risiko eines Mangels an Vitamin K. Erhöhen Sie den Anteil Vitamin-K-reicher Kost und ziehen Sie bezüglich zusätzlicher Präparate einen ernährungstherapeutisch erfahrenen Arzt zu Rate.

Vitamin P (Bioflavonoide, Vitamin-C-Komplex, Citrin, Rutin, Hesperidin)

Beschreibung

Wasserlöslich; zusammengesetzt aus Citrin, Rutin, Hesperidin sowie Flavonoiden.

Im allgemeinen in Milligramm (mg) gemessen.

Notwendig für die richtige Wirkung und Aufnahme von Vitamin C.

Flavonoide sind Substanzen, die das Gelb und Orange bei Zitrusfrüchten bewirken (siehe Seite 225).

Auch Permeabilitätsfaktor für Kapillargefäße genannt (P steht für Permeabilität = Durchlässigkeit). Die Hauptaufgabe der Bioflavonoide ist es, die Kapillargefäße zu kräftigen und die Aufnahme von Nährstoffen zu steuern.

Unterstützt das Vitamin C in der Gesunderhaltung des Bindegewebes.

Der tägliche Bedarf ist nicht festgelegt, aber die meisten Ernährungswissenschaftler empfehlen, daß man pro 500 mg Vitamin C mindestens 100 mg Bioflavonoide zu sich nehmen sollte.

Synergistische (gesteigerte) Wirkung zusammen mit Vitamin C.

Was es leisten kann

Verhindert die Zerstörung von Vitamin C durch Oxidation.
Kräftigt die Wände der Kapillargefäße und beugt damit blauen Flecken vor.
Hilft beim Aufbau der Widerstandskraft gegen Infektionen.
Hilft bei der Vorbeugung und Heilung von Zahnfleischbluten.
Steigert die Wirksamkeit von Vitamin C.
Hilft bei der Behandlung von Ödemen und Schwindel, der durch Erkrankungen des Innenohrs verursacht wird.

Mangelerkrankungen

Schwäche der Kapillargefäße (zu den Anzeichen von Mangelerscheinungen siehe Seite 301).

Beste natürliche Quellen

Die weiße Haut und die Trennhaut bei Zitrusfrüchten – Zitronen, Orangen und Grapefruits. Kommt auch in Aprikosen, Buchweizen, Brombeeren, Kirschen und Hagebutten vor.

Zusätzliche Präparate

Mit dem Vitamin-C-Komplex oder allein erhältlich. Meistens 500 mg Bioflavonoide auf 50 mg Rutin und Hesperidin. Es sollte entweder gleich viel Rutin und Hesperidin oder aber doppelt soviel Rutin enthalten sein.
Alle Vitamin-C-Präparate wirken besser, wenn gleichzeitig Bioflavonoide vorhanden sind.
Die übliche Dosierung von Rutin und Hesperidin liegt bei 100 mg dreimal täglich.

Giftigkeit und Warnzeichen für Überdosierung

Nicht bekannt (siehe Seite 495, »Vorsicht«).

Feinde

Wasser, Kochen, Hitze, Licht, Sauerstoff, Rauchen (siehe Seite 424).

Persönliche Empfehlung

Bei Frauen in den Wechseljahren können die Anfälle von aufsteigender Hitze gemildert werden, wenn sie Bioflavonoide zusammen mit Vitamin C nehmen.
Wenn Ihr Zahnfleisch häufig beim Zähneputzen blutet, überprüfen Sie, ob Sie genügend Rutin und Hesperidin bekommen.
Jeder, der zu blauen Flecken neigt, kann von einem Vitamin-C-Präparat mit Bioflavonoiden, Rutin und Hesperidin proficieren.
Hinweis: Bioflavonoide gibt es in Deutschland noch nicht als Nahrungspräparat zu kaufen.

Vitamin T

Über dieses Vitamin weiß man nicht viel, außer daß es zur Blutgerinnung und der Bildung von Blutplättchen beiträgt. Deswegen ist es wichtig bei der Vorbeugung gegen bestimmte Formen der Anämie und der Bluterkrankheit. Es gibt keinen festgelegten Tagesbedarf, und es sind keine Präparate im Handel. Vitamin T kommt in Sesamsamen und Eigelb vor. Über Vergiftungswirkungen ist nichts bekannt.

Vitamin U

Noch weniger als über Vitamin T ist über Vitamin U bekannt. Es steht in dem Ruf, eine wichtige Rolle bei der Heilung von

Geschwüren zu spielen, aber die medizinischen Meinungen weichen hier stark voneinander ab. Es kommt in rohem Kohl vor. Vergiftungswirkungen sind nicht bekannt.

Noch Fragen zu Kapitel III?

»Meine Mutter ist 70 Jahre alt und ziemlich gesund, außer daß sie sich jede Erkältung und jeden ›Virus‹, der gerade im Umlauf ist, einfängt. Fehlt ihr vielleicht ein bestimmtes Vitamin?«
Das ist ziemlich wahrscheinlich. Die Immunabwehr nimmt im Alter ab, und neuere Untersuchungen haben gezeigt, daß ältere Menschen mit niedrigen Vitamin-E-Werten im Blutserum häufig empfänglicher sind für Infektionskrankheiten. Eine Studie des *American Journal of Clinical Nutrition* ergab, daß die kurzzeitige Einnahme von hohen Vitamin-E-Dosierungen die Immunreaktion bei gesunden Menschen über 60 erheblich verbesserte. Ich meine daher, daß Ihre Mutter ihrem Immunsystem einen Gefallen tun würde, wenn sie ihre Ernährung durch ein hochwirksames Multivitaminpräparat mit aminosäure-chelatisierten Mineralstoffen ergänzt und ca. 400 I. E. Vitamin E täglich zu sich nimmt.

»Ich habe gelesen, daß eine Kost, die reich an Brokkoli, Rosenkohl und Karotten ist, das Krebsrisiko herabsetzen kann, aber ich mag dieses Gemüse nicht. Welche Vitamine könnte ich statt dessen nehmen?«
Es gibt diese Gemüsesorten aus der Familie der Kreuzblütler – wie Kohl, Brokkoli, Rosenkohl, Blumenkohl – und auch das carotinreiche Gemüse – wie Spinat und Karotten – in konzentrierter Form als Tabletten. Ich würde Ihnen empfehlen, diese Präparate täglich zu nehmen. Sie werden aus Gemüse herge-

stellt, das reif geerntet, sorgfältig gewaschen und ohne Kochen schnell getrocknet wird, und werden außerdem mit den Vitaminen A, C und E, mit Beta-Carotin und Selen angereichert und bieten deshalb einen optimalen Nährwert.

»Können Sie mir sagen, wie Cholin bei der Behandlung von Alzheimer wirkt?«
Die Alzheimer-Krankheit, bei der es sich um einen allmählichen Verlust der geistigen Fähigkeiten handelt, wird anscheinend dadurch verursacht, daß dem zentralen Nervensystem die Reserven an Acetylcholin entzogen werden (und nicht etwa durch ein Virus oder durch Aluminium, wie man früher annahm).
Es wurde festgestellt, daß den Patienten mit Alzheimer-Krankheit nicht nur das Acetylcholin fehlt, sondern auch das Enzym Cholinacetyltransferase, das bei der Produktion von Acetylcholin als Katalysator wirkt. Durch die Aufnahme von mehr Cholin kann offensichtlich verhindert werden, daß vorhandenes Acetylcholin abgebaut wird. Heute wird Phosphatidylcholin, eine neuere, noch wirksamere Form, empfohlen.
Es gibt immer noch keine Spezialbehandlung für diese Krankheit, aber man hat festgestellt, daß bestimmte Medikamente den Zustand eines Patienten noch verschlimmern können – beispielsweise Schlafmittel, Herzmittel und Medikamente gegen Darmkrämpfe.

»Was für eine Art von Vitamin ist Beta-Carotin? Und warum gibt es dafür keine empfohlene Tagesmenge?«
Lassen Sie mich die zweite Frage zuerst beantworten. Der Grund, warum es keine empfohlene Tagesmenge gibt, liegt darin, daß es eigentlich kein Vitamin ist. Erst wenn es vom Körper aufgenommen wurde, wandelt es sich in Vitamin A um. Beta-Carotin stammt in erster Linie von gelben und orange-

farbenen Pflanzen (Karotten, Kürbis, Süßkartoffeln, Zuckermelonen) und wurde als äußerst hilfreich bei der Verhinderung von Herzkrankheiten und vielen Formen von Krebs nachgewiesen. Die Beta-Carotin-Werte nehmen mit dem Alter ab, aber es kann auch unnötigerweise abgebaut werden durch Fastenkuren, Rauchen und häufigen Alkoholgenuß (siehe Seite 221).
Die Deutsche Gesellschaft für Ernährung empfiehlt für die Zufuhr von Beta-Carotin seit einigen Jahren 2 mg pro Tag. (Anm. d. Ü.)

»Ich habe von den Bioflavonoiden Rutin und Hesperidin gehört, aber was ist dieses Quercetin?«
Davon werden Sie noch viel hören. Quercetin gehört zur Vitamin-P-Gruppe der Bioflavonoide und ist ein hochwirksames Antioxidans. Es kommt in roten und gelben Zwiebeln, Weintrauben und Zucchini vor und gilt als eines der wirksamsten Antikrebsmittel, die bisher entdeckt wurden. Es kann helfen, Krebs im Frühstadium zu stoppen, indem es die zerstörerischen Zellveränderungen, die den Krebs einleiten, verhindert, und es hilft, die Ausbreitung der Krebszellen zu hemmen. Außerdem hat sich gezeigt, daß Quercetin die Freisetzung von Histaminen blockiert und eine wirksame Behandlung für Allergien und entzündliche Prozesse darstellt. Es sind einige Präparate im Handel*, und die empfohlene Menge beträgt jeweils 1 Kapsel zu 400 mg vor jeder Mahlzeit.

---

* in Deutschland jedoch nicht (Anm. d. Ü.)

IV
Wichtige Mineralstoffe und Spurenelemente

Chlor

Beschreibung

Reguliert das Gleichgewicht der alkalischen Säuren im Blut.
Wirkt im Verbund mit Natrium und Kalium.
Hilft dabei, den Körper von Schadstoffen zu reinigen, indem es die Leberfunktion unterstützt.
Der Tagesbedarf an Chlorid wird auf etwa 1,5 g geschätzt. Wenn Sie jeden Tag eine durchschnittliche Menge Salz zu sich nehmen, bekommen Sie ausreichend Chlor.

Was es leisten kann

Hilft bei der Verdauung.
Hält Sie körperlich geschmeidig.

Mangelerkrankungen

Verlust von Haar und Zähnen.

Beste natürliche Quellen

Tafelsalz, Kelp-Alge, Oliven.

Zusätzliche Präparate

Die meisten guten Multivitaminpräparate enthalten es.

Giftigkeit und Warnzeichen für Überdosierung

Mehr als 15 g täglich können zu unerwünschten Nebenwirkungen führen (siehe Seite 495, »Vorsicht«).

Persönliche Empfehlung

Wenn Ihr Trinkwasser gechlort ist, bekommen Sie nicht so viel Vitamin E, wie Sie glauben (gechlortes Wasser zerstört Vitamin E).

Wer gechlortes Wasser trinkt, sollte Joghurt essen; das ist ein gutes Mittel, um die Darmbakterien zu ersetzen, die vom Chlor zerstört werden.

Chrom

Beschreibung

Wirkt zusammen mit Insulin beim Zuckerstoffwechsel.

Hilft beim Transport von Eiweiß an die Stellen, wo es gebraucht wird.

Eine Tagesmenge ist nicht festgelegt, aber der durchschnittliche Erwachsene nimmt 50 bis 200 µg zu sich.

Wenn Sie älter werden, speichern Sie weniger Chrom im Körper.

Was es leisten kann

Hilft beim Wachstum.

Hilft bei der Vorbeugung gegen zu hohen Blutdruck und kann ihn senken.

Beugt Diabetes vor.

Hilfreich zur Vermeidung von Heißhunger auf Süßes und von plötzlichem Energieabfall.

Mangelerkrankungen

Man vermutet, daß Chrom bei der Entstehung von Arteriosklerose und Diabetes eine Rolle spielt.

Beste natürliche Quellen

Kalbsleber, Weizenkeime, Bierhefe, Huhn, Maisöl, Muscheln.

Zusätzliche Präparate

Ist in den besseren Multimineralstoffpräparaten enthalten.

Giftigkeit und Warnzeichen für Überdosierung

Keine giftigen Wirkungen bekannt (siehe Seite 495, »Vorsicht«).

Persönliche Empfehlung

Falls Sie zuwenig Chrom haben (und 90 Prozent der Erwachsenen nehmen nicht genug davon mit der Nahrung auf), könnten Sie es einmal mit einem zusätzlichen Zinkpräparat versuchen. Aus irgendeinem Grund scheint chelatkomplexgebundenes Zink das fehlende Chrom gut zu ersetzen.
Die beste Garantie für eine ausreichende Chromversorgung ist eine abwechslungsreiche Ernährung, die außerdem genügend andere lebenswichtige Nährstoffe liefert.

Eisen

Beschreibung

Wesentlich und erforderlich für das Leben, notwendig für die Produktion von Hämoglobin (roter Blutfarbstoff), Myoglobin (Farbstoff in den Muskeln) und bestimmten Enzymen.

Nur etwa 5 bis 10 Prozent des Eisens, das Sie aufnehmen, werden resorbiert und gelangen in den Blutkreislauf.
Ein durchschnittlicher Erwachsener hat etwa 5 bis 7 g Eisen im Körper. Das Hämoglobin enthält das meiste Eisen und wird wiederverwertet, da die Blutzellen etwa alle 120 Tage ersetzt werden. An Eiweiß gebundenes Eisen (Ferritin) wird im Körper gespeichert, genau wie Eisen im Muskel (Myoglobin) in sehr kleinen Mengen gespeichert wird.
Die empfohlene Tagesmenge liegt bei 10 bis 15 mg für Erwachsene und 30 mg für Schwangere. Stillende Frauen sollten 20 mg nehmen.
Kupfer, Kobalt, Mangan und Vitamin C sind notwendig, damit das Eisen resorbiert wird.
Eisen ist notwendig für den richtigen Stoffwechsel der Vitamine des B-Komplexes.
Ein Übermaß an Zink und Vitamin E beeinträchtigt die Eisenresorption.
Zuviel Eisen im Blut kann die Bildung von Freien Radikalen und eine Zunahme des Herzinfarktrisikos, besonders bei Männern, begünstigen.

Was es leisten kann

Hilft beim Wachstum.
Steigert die Widerstandsfähigkeit gegen Krankheiten.
Beugt Erschöpfungszuständen vor.
Heilt und verhindert eine durch Eisenmangel bedingte Anämie.
Ist gut für die Haut.

Mangelerkrankungen

Durch Eisenmangel bedingte Anämie (zu den Anzeichen von Mangelerscheinungen siehe Seite 301).

Beste natürliche Quellen

Schwein, Rind, Leber, rotes Fleisch, Muscheln, getrocknete Pfirsiche, Stärkemehl, Eigelb, Austern, Nüsse, Bohnen, Spargel, schwarze Melasse, Haferflocken.

Zusätzliche Präparate

Am besten wird Eisen in Form eines an Aminosäure gebundenen Chelats aufgenommen, das heißt als organisches Eisen, das für die schnelle Assimilation bearbeitet wurde. Es führt nicht zu Verstopfung und ist gut verträglich.
Anorganisches Eisen in Form von Eisensulfat taucht in vielen Vitamin- und Mineralstoffpräparaten auf und kann das Vitamin E zerstören (beides sollte im Abstand von acht Stunden nacheinander eingenommen werden). Prüfen Sie die Packungsbeilage; viele Präparate enthalten Eisensulfat.
Präparate mit organischem Eisen (Eisenglukonat, -fumarat und -citrat) haben keine neutralisierende Wirkung auf Vitamin E. Es gibt sie in vielen unterschiedlichen Dosierungen.

Giftigkeit und Warnzeichen für Überdosierung

Überdosierung kommt bei normalen, gesunden Menschen kaum vor. Die Erwachsenenmengen können jedoch für Kinder gefährlich werden. Eine Dosierung von 3 g kann für ein zweijähriges Kind tödlich sein. Menschen mit idiopathischer Hämochromatose (Eisenspeicherkrankheit) bringen ein genetisches Risiko für Eisenüberschuß mit. Achten Sie darauf, daß Sie Vitamin-Kautabletten, die Eisen enthalten, außer Reichweite von Kindern aufbewahren und den Kindern klarmachen, daß das keine Süßigkeiten sind (siehe Seite 495, »Vorsicht«).

Feinde

Bestimmte Stoffe im Ei (Phosphoproteine) und in Vollkornbrot ohne Hefe und Sauerteig (Phytate) können die Aufnahme von Eisen durch den Körper einschränken.

Persönliche Empfehlung

Für Frauen mit starken menstruellen Blutungen und Menschen, die sich streng vegetarisch oder nach einer extrem kalorienarmen Diät ernähren, empfehle ich zusätzliches Eisen. Prüfen Sie die Packungsbeschreibung auf Ihrem Multivitamin- oder Mineralstoffpräparat, um zu sehen, wieviel Eisen Sie bereits zusetzen, und die Dosis entsprechend anzupassen. Es kann sinnvoll sein, die Serumeisenkonzentration vom Arzt testen zu lassen, um sicherzugehen, daß Sie nicht zuviel Eisen aufnehmen.

Wenn Sie täglich Aspirin nehmen, steigt Ihr Eisenbedarf. Sprechen Sie mit Ihrem Arzt darüber.

Achten Sie darauf, daß Eisenpräparate nicht in die Reichweite von Kindern gelangen.

Kaffee- und Teetrinker sollten daran denken, daß es die Eisenaufnahme beeinträchtigt, wenn sie viel von diesen Getränken zu sich nehmen.

Wenn Sie schwanger sind, sprechen Sie mit Ihrem Arzt, falls Sie Eisen oder Vitaminpräparate mit Eisenzusatz nehmen (Eisenvergiftungen wurden bei Babys festgestellt, deren Mütter während der Schwangerschaft zu viele Eisentabletten eingenommen hatten).

Nehmen Sie keine Eisenpräparate, wenn Sie eine Infektion haben: Bakterien benötigen Eisen für ihr Wachstum, und zusätzliches Eisen würde ihre Vermehrung fördern.

Eine Frau nach den Wechseljahren braucht in der Regel kein zusätzliches Eisen.

Fluor

Beschreibung

Bestandteil der synthetischen Verbindung Natriumfluorid (wie es dem Trinkwasser zugesetzt wird) und von Kalziumfluorid (einer natürlichen Substanz).
Hält Zahnverfall und Karies in Grenzen; zuviel Fluor kann allerdings zu Zahnverfärbungen führen.
Eine Tagesmenge ist nicht festgesetzt, doch die meisten Menschen nehmen etwa 1 mg täglich durch mit Fluor versetztes Trinkwasser auf. Es gibt die Empfehlung, 1,4 bis 4 mg täglich über die Nahrung, durch das Trinkwasser und durch Zusatzstoffe aufzunehmen.

Was es leisten kann

Schränkt Karies ein.
Kräftigt die Knochen.

Mangelerkrankungen

Karies.

Beste natürliche Quellen

Einige Mineralwässer, Fisch, schwarzer Tee.

Zusätzliche Präparate

In Multimineralstoffpräparaten normalerweise nicht enthalten.
Ist in rezeptpflichtigen Multivitaminpräparaten für Kinder enthalten, für den Fall, daß das Trinkwasser keinen Fluorzusatz enthält. Fluoridpräparate sind sonst nur für Kinder im ersten Lebensjaher sinnvoll.

Giftigkeit und Warnzeichen für Überdosierung

Dosierungen von 20 bis 80 mg täglich können vergiftende Wirkungen haben (siehe Seite 495, »Vorsicht«).

Feinde

Kochgeschirr aus Aluminium.

Persönliche Empfehlung

Nehmen Sie nur zusätzlich Fluoride, wenn der Arzt oder der Zahnarzt es empfiehlt.
Der Fluoridgehalt in der Nahrung wird erheblich gesteigert, wenn man mit fluoridiertem Wasser bzw. in Kochtöpfen mit Teflonbeschichtung kocht.

Jod (Jodid)

Beschreibung

Zwei Drittel des Jods im Körper befindet sich in der Schilddrüse.
Da die Schilddrüse den Stoffwechsel kontrolliert und Jod die Schilddrüse beeinflußt, kann eine Unterversorgung mit diesem Mineralstoff zu verlangsamter geistiger Reaktion, Gewichtszunahme und Energiemangel führen.
Die Tagesmenge für einen Erwachsenen liegt bei 200 µg, für schwangere und stillende Frauen bei 230 bzw. 260 µg.

Was es leisten kann

Hilft bei der Verbrennung von überschüssigem Fett.
Fördert das Wachstum.
Spendet zusätzliche Energie.

Steigert die geistige Beweglichkeit.
Fördert gesundes Haar, gesunde Haut, gesunde Nägel und Zähne.

Mangelerkrankungen

Kropf, Unterfunktion der Schilddrüse.

Beste natürliche Quellen

Kelp-Alge, in jodreichem Boden angebautes Gemüse, Zwiebeln, Meeresfrüchte und jodiertes Salz (Meersalz).

Zusätzliche Präparate

Enthalten in Multimineralstoffpräparaten und in hochwirksamen Vitaminpräparaten.
Natürliches Kelp ist eine gute Quelle für ausreichende Versorgung mit Jod.

Giftigkeit und Warnzeichen für Überdosierung

Bei natürlichem Jod ist keine vergiftende Wirkung bekannt, doch mehr als 2 mg täglich sollte man nicht einnehmen.
Als Medikament kann Jod schädlich sein, wenn es nicht richtig verschrieben und dosiert wird (siehe Seite 495, »Vorsicht«).

Feinde

Lebensmittelbearbeitung, nährstoffarmer Boden.

Persönliche Empfehlung

Abgesehen von Kelp und dem Jod, das sich in Multimineralstoff- und Multivitaminpräparaten befindet, empfehle ich keine zusätzlichen Präparate, es sei denn, ein Arzt verschreibt sie Ihnen.

Wenn Sie im südlichen Teil der Bundesrepublik Deutschland leben, wo das Wasser und die Atemluft wenig Jodgehalt haben, sollten Sie unbedingt anstelle von normalem Speisesalz jodiertes Speisesalz verwenden.
Wenn Sie gern große Mengen rohen Krautsalat essen, könnte es sein, daß Sie nicht genügend Jod aufnehmen, weil darin Stoffe enthalten sind, die die richtige Auswertung von Jod verhindern. Wenn das der Fall ist, könnten Sie zusätzlich Kelp zu sich nehmen.

Kalium

Beschreibung

Wirkt zusammen mit Natrium, um den Wasserhaushalt des Körpers zu regulieren und den Herzrhythmus zu normalisieren (Kalium wirkt innerhalb der Zellen, Natrium außerhalb).
Die Funktionen von Nerven und Muskeln leiden, wenn das Gleichgewicht zwischen Natrium und Kalium gestört ist.
Zu niedriger Blutzucker (Hypoglykämie) führt zu einem Verlust an Kalium ebenso wie langes Fasten und starker Durchfall.
Eine Tagesmenge ist nicht festgelegt, aber 1600 bis 2000 mg täglich gelten für einen gesunden Erwachsenen als ausreichend.
Geistiger und körperlicher Streß kann zu einem Kaliumdefizit führen.

Was es leisten kann

Fördert klares Denken, indem es dem Gehirn Sauerstoff zuführt.

Trägt zur Ausscheidung der Stoffwechselprodukte bei.
Hilft bei der Senkung des Blutdrucks.
Hilft bei der Behandlung von Allergien.

Mangelerkrankungen

Ödeme, Hypoglykämie (Blutunterzuckerung; zu den Anzeichen von Mangelerscheinungen siehe Seite 301).

Beste natürliche Quellen

Zitrusfrüchte, Zuckermelonen, Tomaten, Wasserkresse, alle grünen Blattgemüse, Minzeblätter, Sonnenblumenkerne, Bananen, Kartoffeln.

Zusätzliche Präparate

Enthalten in den meisten hochwirksamen Multivitamin- und Multimineralstoffpräparaten.
Anorganische Kaliumsalze sind Kaliumsulfat, -chlorid, -oxid und -karbonat. Organisches Kalium ist in Kaliumglukonat, -citrat und -fumarat enthalten.
Im Handel erhältlich als Kaliumglukonat, -citrat oder -chlorid in Dosierungen bis zu 600 mg (99 mg elementares Kalium).

Giftigkeit und Warnzeichen für Überdosierung

Die Einnahme von 18 g Kaliumchlorid kann zu Vergiftungen führen (siehe Seite 495, »Vorsicht«).

Feinde

Alkohol, Kaffee, Zucker, harntreibende Mittel (siehe Seite 424).

Persönliche Empfehlung

Wenn Sie viel Kaffee trinken, um gegen Müdigkeit anzukämpfen, könnte diese möglicherweise durch Kaliumverlust verursacht sein.
Wer viel Alkohol trinkt oder oft Heißhunger auf Süßes hat, sollte wissen, daß sein Kaliumspiegel vermutlich sehr niedrig ist.
Wenn Sie einen niedrigen Blutzuckerspiegel haben, verlieren Sie wahrscheinlich auch Kalium, weil Sie Wasser zurückhalten und speichern. Und wenn Sie ein harntreibendes Mittel nehmen, verlieren Sie sogar noch mehr Kalium! Achten Sie auf Ihre Ernährungsweise; essen Sie mehr grünes Gemüse und nehmen Sie ausreichend Magnesium zu sich, damit die Balance zwischen den beiden Mineralstoffen wiederhergestellt wird.
Wenn Sie durch eine kohlenhydratarme Diät abzunehmen versuchen, verlieren Sie wahrscheinlich nicht nur Pfunde – vermutlich ist auch Ihr Kaliumspiegel niedrig. Achten Sie auf Schwächezustände und mangelhafte Reflexe.
Überschüssiges Kalium wird normalerweise durch die Nieren ausgeschieden. Menschen mit gestörter Nierenfunktion sollten keine kaliumreiche Nahrung oder zusätzliche Kaliumpräparate zu sich nehmen.

Kalzium

Beschreibung

Im menschlichen Körper ist mehr Kalzium als jeder andere Mineralstoff enthalten.
Kalzium und Phosphor wirken zusammen und sorgen für gesunde Knochen und Zähne.

Kalzium und Magnesium wirken zusammen und sorgen für gesunde Herzgefäße.

Fast das gesamte Kalzium im Körper (2 bis 3 Pfund) befindet sich in Knochen und Zähnen.

20 Prozent des Knochenkalziums eines Erwachsenen werden jedes Jahr ersetzt (neue Knochenzellen bilden sich, während andere absterben).

Kalzium muß in einem Verhältnis von 2:1 mit Phosphor vorhanden sein (zwei Teile Kalzium und ein Teil Phosphor).

Damit Kalzium aufgenommen werden kann, muß der Körper ausreichend Vitamin D zugeführt bekommen.

Für Erwachsene liegt der tägliche Bedarf bei 800 bis 1200 mg.

Die Empfehlung für Schwangere und stillende Mütter liegen jetzt bei 1200 bis 1500 mg und bei 1500 mg für Frauen über 50 und Männer über 65.

Kalzium und Eisen sind die beiden Mineralstoffe, an denen es besonders Frauen am häufigsten in der Ernährung mangelt.

Was es leisten kann

Sorgt für starke Knochen und gesunde Zähne.

Vermindert das Risiko für Knochenschwund und Knochenbrüche.

Hilft, das Risiko von Darmkrebs zu verringern.

Läßt das Herz regelmäßig schlagen.

Hilft bei Schlaflosigkeit.

Ist am Stoffwechsel von Eisen im Körper beteiligt.

Unterstützt das Nervensystem, besonders bei der Übermittlung von Impulsen.

Mangelerkrankungen

Rachitis, Knochenerweichung, Osteoporose – man spricht auch von brüchigen Knochen (zu den Anzeichen von Mangelerscheinungen siehe Seite 301).

Beste natürliche Quellen

Milch und Milchprodukte, Käse, Sojabohnen, Tofu, Sardinen, Lachs, Erdnüsse, Walnüsse, Sonnenblumenkerne, Trockenbananen, Grünkohl, Brokkoli, grünes Gemüse.

Zusätzliche Präparate

Am häufigsten in Tabletten zu 250 bis 500 mg erhältlich.
Am besten sind chelatisierte Kalziumtabletten.
Kalziumcitrat liefert das meiste verwertbare Kalzium pro Tablette. Kalziumcitrat-Kautabletten sind mit verschiedenen Geschmacksrichtungen erhältlich. Kalziumcitrat ist aber auch in Form von Brausetabletten zu haben, die sich im Wasser auflösen und ein wohlschmeckendes Getränk ergeben.
Knochenmehl, früher eines der populärsten Kalziumpräparate, wird heute nicht mehr empfohlen, besonders nicht für Kinder, weil es möglicherweise einen hohen Bleigehalt hat (versuchen Sie vom Hersteller eine Analyse zu bekommen).
Kalziumglukonat (pflanzlicher Herkunft) oder Kalziumlaktat (aus Milchzucker) sind mit Sicherheit bleifrei. Glukonat ist leichter aufzunehmen als Laktat.
In vielen guten Multivitamin- oder Mineralstoffpräparaten ist Kalzium enthalten.
Wird es mit Magnesium kombiniert, sollte doppelt so viel Kalzium wie Magnesium vorhanden sein.

Giftigkeit und Warnzeichen für Überdosierung

Übermäßige Einnahme von täglich mehr als 2500 mg kann zu einem Überangebot an Kalzium führen und Verstopfung, Nierensteine und Harnweginfekte verursachen (siehe Seite 495, »Vorsicht«).

Feinde

Große Mengen Fett, Oxalsäure (kommt in Schokolade, Spinat, Mangold, Petersilie, Rote Bete und Rhabarber vor) und Phytinsäure (in Getreidekörnern enthalten) können die Resorption von Kalzium verhindern (siehe Seite 424).

Persönliche Empfehlung

Wenn Sie Antibiotika nehmen, ist zu beachten, daß deren Wirksamkeit durch Kalziumpräparate beeinträchtigt werden kann. Befragen Sie hierzu Ihren Apotheker.

Wenn Sie unter Rückenschmerzen leiden, können chelatisierte Kalziumpräparate helfen.

Krämpfe während der Menstruation werden oft gelindert, wenn Sie mehr Kalzium zu sich nehmen.

Wenn Sie gern an einem Hühnerbein oder Putenschenkelknochen nagen, tun Sie gut daran. Die Knochenenden von Geflügelknochen enthalten viel Kalzium.

Wenn Sie 1 500 mg Kalzium täglich zu sich nehmen und zu Harnweginfektionen neigen, empfehle ich Ihnen, das Präparat mit Preiselbeersaft einzunehmen. Er bildet um die Bakterien einen Film und verhindert so ihr Festkleben in den Harnwegen.

Jugendliche, die an »Wachstumsschmerzen« leiden, machen im allgemeinen die Erfahrung, daß diese bei höherer Kalziumaufnahme verschwinden.

Menschen mit zu niedrigem Blutzucker sollten mehr Kalzium zu sich nehmen. Ich empfehle Kalziumcitrat in Dosierungen von 1 000 bis 1 500 mg täglich, da es am besten resorbiert wird.

Wenn Sie große Mengen an Erfrischungsgetränken zu sich nehmen, sollten Sie wissen, daß diese durch ihren hohen Phosphorgehalt die Kalziumaufnahme im Körper erschweren und damit das Osteoporoserisiko erhöhen.

Kalzium wirkt am besten zusammen mit den Vitaminen A, C, D, mit Eisen, Magnesium und Phosphor. Zuviel Phosphor kann allerdings, wie schon erwähnt, Kalzium abbauen.
Kalziumpräparate werden am besten resorbiert, wenn sie zu den Mahlzeiten genommen werden. Für die Einnahme auf leeren Magen bzw. für Personen über 60 Jahre sind Kalziumcitrate am besten geeignet.
Wenn Sie eine Woche oder länger bettlägerig sind, benötigen Sie zusätzliches Kalzium. Der Körper büßt durch längere Bettruhe an Knochendichte ein.
Wenn Sie Kalzium und Magnesium vor dem Schlafengehen nehmen, werden Sie möglicherweise besser schlafen.

Kobalt

Beschreibung

Ein Mineral, das Bestandteil von Vitamin B_{12} ist.
Wird im allgemeinen in Mikrogramm (µg) gemessen.
Wichtig für die roten Blutkörperchen.
Muß aus der Nahrung bezogen werden.
Eine Tagesmenge ist nicht festgesetzt, aber es sind nur sehr kleine Mengen in der Nahrung notwendig (im allgemeinen nicht mehr als 8 µg).

Was es leisten kann

Verhindert Anämie.

Mangelerkrankungen

Anämie.

Beste natürliche Quellen

Fleisch, Niere, Leber, Milch, Austern, Muscheln.

Zusätzliche Präparate

Gibt es kaum als Einzelpräparat.

Giftigkeit und Warnzeichen für Überdosierung

Keine giftige Wirkung bekannt (siehe Seite 495, »Vorsicht«).

Feinde

Dieselben wie bei Vitamin B_{12}.

Persönliche Empfehlung

Wenn Sie strenger Vegetarier sind, fehlt Ihnen dieser Mineralstoff wahrscheinlich eher als jemandem, der auch Fleisch und Fisch ißt.

Kupfer

Beschreibung

Notwendig, um das Eisen im Körper in Hämoglobin umzuwandeln.
Kann schon 15 Minuten nach der Einnahme in den Blutkreislauf gelangen.
Macht die Aminosäure Tyrosin verwertbar; sie kann durch Kupfer als Pigmentfaktor für Haar und Haut wirken.
Vorhanden in Antibabypillen sowie in Zigaretten und Autoabgasen.
Wichtig für die Verwertung von Vitamin C.

Eine Tagesmenge ist nicht festgelegt, aber es empfehlen sich bei Erwachsenen etwa 2 bis 3 mg.

Was es leisten kann

Erhält Ihre Energie, indem es zur wirkungsvollen Eisenaufnahme beiträgt.

Mangelerkrankungen

Anämie, Ödeme, Skelettverformungen und möglicherweise rheumatische Arthritis.

Beste natürliche Quellen

Bohnen, Erbsen, Vollkorn, Pflaumen, tierische Innereien, Krabben, die meisten Meeresfrüchte.

Zusätzliche Präparate

Kommt im allgemeinen in Dosierungen von 2 mg in Multivitamin- und Mineralstoffpräparaten vor.

Giftigkeit und Warnzeichen für Überdosierung

Selten (siehe Seite 495, »Vorsicht«).

Feinde

Wird nicht leicht zerstört.

Persönliche Empfehlung

So wichtig Kupfer auch ist – und die meisten von uns bekommen heute nicht genug davon durch die Nahrung –, rate ich doch selten zu einer zusätzlichen Einnahme. Ein Übermaß scheint den Zinkspiegel zu senken und zu Schlaflosigkeit,

Haarausfall, unregelmäßigen Monatsblutungen und Depressionen zu führen.
Wenn Sie genügend Vollkornprodukte und frisches grünes Gemüse essen, dazu noch Innereien, dann müssen Sie sich um Ihre Kupferaufnahme keine Gedanken machen.
Durch die Zubereitung oder Lagerung von säurehaltigen Lebensmitteln in Kupfertöpfen kann man die tägliche Zufuhr erhöhen.

Magnesium

Beschreibung

Notwendig für den Stoffwechsel von Kalzium, Vitamin C, Phosphor, Natrium und Kalium.
Wird in Milligramm (mg) gemessen.
Wichtig für das richtige Funktionieren von Nerven und Muskeln.
Bedeutsam bei der Umwandlung von Blutzucker in Energie.
Wirkt besonders gegen Streß.
Alkoholiker haben immer einen Mangel an Magnesium.
Erwachsene brauchen 300 bis 350 mg täglich, Schwangere und stillende Mütter zwischen 300 bis 375 mg.
Der menschliche Körper enthält ungefähr 21 g Magnesium.

Was es leisten kann

Hilft bei der Verbrennung von Fett und gibt Energie.
Hilft bei der Bekämpfung von Depressionen.
Fördert ein gesünderes Herzgefäßsystem und trägt zur Verhinderung von Herzinfarkt bei.
Hilft Frühgeburten verhindern.

Erhält die Zähne gesünder.
Trägt zur Verhinderung von Kalkablagerungen, Nieren- und Gallensteinen bei.
Hilft bei Magenverstimmungen und Verdauungsstörungen.
Kann zusammen mit Kalzium als natürliches Beruhigungsmittel wirken.
Lindert das prämenstruelle Syndrom (PMS).

Mangelerkrankungen

Zu den Anzeichen von Mangelerscheinungen siehe Seite 301.

Beste natürliche Quellen

Ganze Getreidekörner, Feigen, Mandeln, Nüsse, Samen und Kerne, dunkelgrüne Gemüse, Bananen.

Zusätzliche Präparate

Chelatisiertes Magnesium und Kalzium in richtiger Ausgewogenheit (halb so viel Magnesium wie Kalzium) ist die bevorzugte Form der Verabreichung.
Ist in vielen Multivitamin- und Mineralstoffpräparaten enthalten.
Erhältlich als Magnesiumoxid oder Magnesiumcarbonat.
Magnesiumpräparate sollten nicht nach dem Essen genommen werden, weil sie die Magensäure neutralisieren.

Giftigkeit und Warnzeichen für Überdosierung

Größere Mengen, über längere Zeit genommen, können giftig sein, wenn Sie viel Kalzium und Phosphor zu sich nehmen oder wenn Ihre Nierenfunktion beeinträchtigt ist (siehe Seite 495, »Vorsicht«).

Feinde

Harntreibende Mittel, Alkohol (siehe Seite 424).

Persönliche Empfehlung

Wenn Sie viel Alkohol trinken, rate ich Ihnen, die Magnesiumzufuhr zu erhöhen.

Bei anstrengender sportlicher Betätigung brauchen Sie mehr Magnesium.

Frauen, die die Antibabypille oder Östrogen in irgendeiner Form nehmen, sind gut beraten, wenn sie magnesiumreiche Nahrung zu sich nehmen. Bedenken Sie, daß Fleisch, Fisch und Milchprodukte relativ wenig Magnesium liefern.

Wenn Sie viel Nüsse, Samenkerne, Milchprodukte und grünes Gemüse essen, erhalten Sie vermutlich ausreichend Magnesium, ebenso wie Menschen, die in Gegenden mit hartem Wasser leben.

Wenn Sie Diabetiker und gegen Insulin resistent sind, kann eine magnesiumreiche Kost blutdrucksenkend wirken. Sprechen Sie aber mit Ihrem Arzt, bevor Sie ein Magnesiumpräparat einnehmen.

Magnesium wirkt am besten zusammen mit Vitamin A, Kalzium und Phosphor.

Beachten Sie, daß Magnesium die Enzyme aktiviert, die für die Auswertung von Vitamin B_1, B_2 und B_6 notwendig sind, und daß daher ein Magnesiummangel zu Symptomen führen kann, die für einen Vitamin-B-Mangel charakteristisch sind, speziell Muskelkrämpfe.

Mangan

Beschreibung

Hilft bei der Aktivierung von Enzymen, die notwendig sind, damit der Körper Biotin, Vitamin B und Vitamin C richtig auswertet.
Notwendig für einen guten Knochenaufbau.
Wird in Milligramm (mg) gemessen.
Wichtig für die Bildung von Thyroxin (Haupthormon der Schilddrüse).
Wichtig für die richtige Verdauung und Verwertung von Nahrungsmitteln.
Es ist kein offizieller Tagesbedarf festgelegt, aber für den durchschnittlichen Erwachsenen empfehlen sich 2 bis 5 mg.
Wichtig für die Fortpflanzung und das richtige Funktionieren des zentralen Nervensystems.

Was es leisten kann

Hilft gegen Erschöpfungszustände.
Unterstützt die Muskelreflexe.
Wirkt vorbeugend gegen Osteoporose.
Verbessert das Gedächtnis.
Verringert nervöse Reizbarkeit.

Mangelerkrankung

Ataxie (Störung im geordneten Zusammenspiel der Muskeln, Bewegungsunsicherheit).

Beste natürliche Quellen

Vollkorngetreide, Nüsse, grünes Blattgemüse, Erbsen, Rote Bete.

Zusätzliche Präparate

Kommt am häufigsten in Multivitamin- und Mineralstoffpräparaten vor.

Giftigkeit und Warnzeichen für Überdosierung

Überdosierungen sind selten, ausgenommen Fälle in der Industrie (siehe Seite 495, »Vorsicht«).

Feinde

Große Mengen von Kalzium und Phosphor verhindern die Manganresorption ebenso wie der hohe Ballaststoff- und Phytingehalt von Kleie und Bohnen (siehe Seite 424).

Persönliche Empfehlung

Wenn Sie unter häufig wiederkehrenden Schwindelanfällen leiden, versuchen Sie, mehr Mangan mit der Nahrung aufzunehmen.
Ich rate vergeßlichen Leuten oder generell Menschen mit Gedächtnisproblemen, auf eine ausreichende Zufuhr von Mangan zu achten.
Wer viel Milch trinkt und Fleisch ißt, braucht auch mehr Mangan.

Molybdän

Beschreibung

Unterstützt den Kohlenhydrat- und Fettstoffwechsel.
Ein lebenswichtiger Teil jenes Enzyms, das für die Eisenverwertung verantwortlich ist.

Der Tagesbedarf steht nicht fest, aber die geschätzte tägliche Menge von 75 bis 250 µg gilt allgemein als angemessen.

Was es leisten kann

Wirkt vorbeugend gegen Anämie.
Steigert das allgemeine Wohlbefinden.

Mangelerkrankungen

Nicht bekannt.

Beste natürliche Quellen

Dunkelgrünes Blattgemüse, Vollkornprodukte, Hülsenfrüchte.

Zusätzliche Präparate

Normalerweise nicht erhältlich.

Giftigkeit und Warnzeichen für Überdosierung

Überdosierungen selten, aber 5 bis 10 mg täglich werden als giftig eingeschätzt (siehe Seite 495, »Vorsicht«).

Persönliche Empfehlung

So wichtig Molybdän auch ist, so scheint doch keine Notwendigkeit zu bestehen, zusätzliche Präparate einzunehmen, es sei denn, Ihre gesamte Kost stammt aus einem nährstoffarmen Boden.

Natrium

Beschreibung

Natrium und Kalium wurden zusammen entdeckt, und es zeigte sich, daß beide für ein gesundes Wachstum unabdingbar sind.
Eine hohe Aufnahme von Natrium (Salz) hat den Abbau von Kalium zur Folge.
Eine salzreiche Kost ist häufig für hohen Blutdruck verantwortlich.
Ein offizieller Tagesbedarf wurde nicht festgelegt, aber für einen gesunden Erwachsenen empfiehlt sich die tägliche Aufnahme von 550 mg Natriumchlorid (Kochsalz).
Natrium trägt dazu bei, daß Kalzium und andere Mineralstoffe im Blut löslich sind.

Was es leisten kann

Hilft Hitzschlag und Sonnenstich vermeiden.
Unterstützt das richtige Funktionieren von Nerven und Muskeln.

Mangelerkrankungen

Schlechte Verdauung von Kohlenhydraten, möglicherweise Neuralgie.

Beste natürliche Quellen

Kochsalz, Schalentiere, Karotten, Rote Bete, Artischocken, getrocknetes Rindfleisch, Hirn, Niere, Speck, manche Mineralwässer.

Zusätzliche Präparate

Nicht nötig, da hierzulande die Kochsalzaufnahme viel zu hoch ist.

Giftigkeit und Warnzeichen für Überdosierung

Mehr als 14 g Natriumchlorid (Kochsalz) täglich können vergiftend wirken (siehe Seite 495, »Vorsicht«).

Persönliche Empfehlung

Wenn Sie meinen, daß Sie nicht viel Salz zu sich nehmen, dann lesen Sie die Abschnitte auf Seite 454 ff. und denken Sie noch einmal darüber nach.

Falls Sie hohen Blutdruck haben, schränken Sie die Salzaufnahme ein. Achten Sie auf die Packungsangaben – nicht nur auf die Bezeichnung »Salz«, sondern auch auf »Natriumchlorid« oder die chemische Formel »NaCl«.

Es ist einfach, Ihrer Kost Natrium hinzuzufügen, aber schwierig, es wieder herauszubekommen! Vermeiden Sie Frühstücksfleisch, Frankfurter Würstchen, gesalzenes (gepökeltes) und geräuchertes Fleisch wie Schinken und Speck, Corned beef, gesalzenen Fisch und alle Würzmittel wie Ketchup, Chilisauce, Sojasauce und Senf.

Phosphor

Beschreibung

Kommt in jeder Körperzelle vor.

Vitamin D und Kalzium sind notwendig, damit Phosphor richtig wirkt.

Kalzium und Phosphor sollten im Verhältnis 2:1 stehen, damit

sie am besten wirken (doppelt so viel Kalzium wie Phosphor).
Ist an buchstäblich allen physiologisch-chemischen Reaktionen beteiligt.
Notwendig für den gesunden Aufbau von Knochen und Zähnen.
Ohne Phosphor kann Niacin nicht aufgenommen werden.
Wichtig für einen regelmäßigen Herzschlag.
Wesentlich für die normale Nierenfunktion.
Notwendig für die Übermittlung von Nervenimpulsen.
Der Tagesbedarf für Erwachsene liegt bei 1200 bis 1500 mg; (die Dosierung für schwangere und stillende Frauen liegt bei 1600 bzw. 1700 mg pro Tag).

Was es leisten kann

Unterstützt das Wachstum und die Zellerneuerung im Körper.
Liefert Kraft und Energie durch seine Mitwirkung beim Fett- und Kohlenhydratstoffwechsel.
Lindert arthritische Schmerzen.
Sorgt für gesundes Zahnfleisch und gesunde Zähne.

Mangelerkrankungen

Rachitis, Parodontose.

Beste natürliche Quellen

Fisch, Geflügel, Fleisch, Vollkornprodukte, Eier, Nüsse, Samen und Kerne.

Giftigkeit und Warnzeichen für Überdosierung

Keine giftigen Wirkungen bekannt (siehe Seite 495, »Vorsicht«).

Feinde

Zuviel Eisen, Aluminium und Magnesium können Phosphor wirkungslos machen (siehe Seite 424).

Persönliche Empfehlung

Wenn Sie zuviel Phosphor zuführen, bringen Sie die Mineralstoffe aus dem Gleichgewicht und verringern die Aufnahme von Kalzium. Unsere Kost enthält normalerweise zuviel Phosphor, denn es kommt in fast allen Nahrungsmitteln vor – die Folge ist häufig Kalziummangel. Denken Sie daran und stimmen Sie Ihre Kost entsprechend ab.

Wenn Sie älter als 40 sind, sollten Sie Ihre wöchentliche Fleischration verringern und mehr Blattgemüse essen und Milch trinken. Der Grund dafür liegt darin, daß unsere Nieren, wenn wir älter als 40 Jahre sind, nicht mehr so effizient daran mitwirken, überschüssiges Phosphor auszuscheiden, und dadurch wird die Aufnahme von Kalzium verschlechtert. Achten Sie auf Nahrungsmittel, die mit Phosphaten konserviert wurden, und seien Sie sich dessen bewußt, daß dies Ihre Phosphorzufuhr steigert.

Schwefel

Beschreibung

Wesentlich für die Gesundheit von Haut, Haar und Nägeln.

Hilft, das für eine gesunde Gehirnfunktion notwendige Sauerstoffgleichgewicht zu erhalten.

Wirkt zusammen mit den Vitaminen des B-Komplexes auf den Körperstoffwechsel und ist Bestandteil der gewebebildenden Aminosäuren.

Hilft der Leber bei der Absonderung von Gallenflüssigkeit.

Eine Tagesmenge ist nicht festgelegt, aber eine Kost mit ausreichend Proteinen enthält im allgemeinen stets genügend Schwefel.

Was er leisten kann

Tut der Haut gut und macht das Haar glänzender.
Hilft bei der Abwehr von bakteriellen Infektionen.

Mangelerkrankungen

Keine bekannt.

Beste natürliche Quellen

Mageres Rindfleisch, getrocknete Bohnen, Fisch, Eier, Kohl, Grünkohl, Knoblauch, Rosenkohl.

Zusätzliche Präparate

Methylsulfonylmethan (MSM), ein organisches Schwefelpräparat, ist in Tabletten zu 1000 mg zusammen mit Vitamin-C-Komplex erhältlich, allerdings noch nicht in Deutschland. MSM gibt es auch als Lotion bei Hautproblemen.

Giftigkeit und Warnzeichen für Überdosierung

Vergiftende Wirkungen durch organischen Schwefel sind nicht bekannt, aber anorganischer Schwefel kann in großen Mengen zu negativen Reaktionen führen (siehe Seite 495, »Vorsicht«).

Persönliche Empfehlung

Organischer Schwefel (MSM) ist nicht allergen. Sie sollten ihn nicht mit den synthetischen schwefelhaltigen Medikamenten

verwechseln, die bei vielen Menschen allergische Reaktionen hervorrufen können.
In Verbindung mit Glukosamin, einer anderen Schwefelverbindung, kann MSM die Schmerzen und Steifheit bei Arthritis erheblich vermindern.
Gegen Allergien, Parasiteninfektionen und zur schnelleren Erholung nach sportlicher Betätigung hat MSM mit einem Vitamin-C-Bioflavonoid-Komplex phantastische Wirkung gezeigt.
Schwefelsalben und -cremes sind sehr erfolgreich bei den verschiedensten Hautkrankheiten angewendet worden. Achten Sie auf die Zutaten; es gibt viele gute Naturprodukte.

Selen

Beschreibung

Vitamin E und Selen haben eine synergistische Wirkung, das heißt, sie erzielen eine gegenseitige Steigerung der Wirksamkeit.
Vitamin E und Selen sind beides Antioxidantien und verhindern – oder zumindest verzögern – die Alterung und Verhärtung des Gewebes durch Oxidation.
Selen ist wesentlich für die Bildung von Glutathionperoxidase; sie ist das primäre Antioxidans im Körper, das in jeder Zelle vorkommt.
Männer haben offenbar einen höheren Bedarf an Selen. Fast die Hälfte der im Körper enthaltenen Menge konzentriert sich in den Hoden und in jenen Bereichen der Samenleiter, die der Prostata am nächsten liegen. Mit dem Samen geht auch Selen verloren.
Eine Tagesmenge ist nicht festgelegt, aber im allgemeinen be-

trägt die Dosierung 50 µg für Frauen, 70 µg für Männer, 65 µg für Schwangere und 75 µg für stillende Mütter.

Was es leisten kann

Schützt vor einigen Krebserkrankungen.
Hilft das Risiko von Herzinfarkt und Schlaganfall senken.
Hilft bei der Erhaltung der jugendlichen Elastizität des Gewebes.
Mildert Hitzewallungen und Beschwerden in den Wechseljahren.
Hilft bei der Behandlung und Vermeidung von Schuppen.
Erhöht die Spermamenge und männliche Fruchtbarkeit.

Mangelerkrankungen

Vorzeitiger Verlust der Vitalität.

Beste natürliche Quellen

Meeresfrüchte, Niere, Leber, Weizenkeime, Kleie, Thunfisch, Zwiebeln, Tomaten, Brokkoli, Knoblauch, brauner Reis.

Zusätzliche Präparate

Erhältlich in kleinen Mikrogramm-Dosierungen (25, 50, 100 und 200 µg).
Auch in Kombination mit Vitamin E und anderen Antioxidantien erhältlich.

Giftigkeit und Warnzeichen für Überdosierung

Hohe Dosierungen können vergiftende Wirkung haben und Magen-Darm-Störungen, knoblauchähnlichen Atemgeruch, brüchige Nägel, einen metallischen Geschmack im Mund und gelbliche Haut verursachen. Bis man mehr darüber weiß, empfehle ich Ihnen, eine Tagesdosis von 300 µg nicht zu überschreiten. In bisherigen Untersuchungen wurden Vergiftungserscheinungen bei einer Tagesmenge von 2400 µg nachgewiesen, aber ich meine, man sollte lieber übervorsichtig sein, bis die unbedenkliche Menge eindeutig feststeht (siehe Seite 495, »Vorsicht«).

Feinde

Industrielle Lebensmittelbearbeitung (siehe Seite 424).

Persönliche Empfehlung

Wenn selenreiche Nahrungsmittel in ausgelaugten Böden, die kein Selen mehr enthalten, angebaut werden, können Sie mit dieser Nahrung nicht mehr ausreichend Selen aufnehmen.
Ich empfehle deshalb zusätzlich die Einnahme von Selenpräparaten, 100 bis 200 µg täglich, zur Vorbeugung gegen Krankheiten.

Vanadium

Beschreibung

Vermindert die Ablagerung von Cholesterin in den Blutgefäßen.
Notwendig für die Bildung von Zähnen und Knochen.
Tagesbedarf nicht festgesetzt.
Ahmt die Wirkung des Hormons Insulin nach.

Was es leisten kann

Wirkt vorbeugend gegen Herzanfälle.
Hilft bei der Regulierung von insulinresistentem und Typ-II-Diabetes.

Verbessert die Nährstoffverteilung in den Zellen und erhöht die Energie.

Mangelerkrankungen

Nicht bekannt.

Beste natürliche Quellen

Fisch, Oliven, Vollkornprodukte.

Zusätzliche Präparate

Erhältlich in Form von Vanadylsulfat, der bioaktiven Form von Vanadium, allerdings noch nicht in Deutschland.
Die übliche Dosierung beträgt 10 mg und sollte z. B. eine halbe Stunde vor dem Sporttraining eingenommen werden.
Diabetiker sollten ihren Arzt über die richtige Dosierung befragen.

Giftigkeit und Warnzeichen für Überdosierung

Kann in synthetischer Form leicht giftig sein (siehe Seite 495, »Vorsicht«).

Persönliche Empfehlung

Von diesem Mineralstoff braucht man keine zusätzlichen Mengen zu nehmen. Eine gute Fischmahlzeit pro Woche liefert Ihnen all das Vanadium, das Sie benötigen.
Mit dem Vanadylsulfat ist eine biologisch aktive Form von Vanadium verfügbar. Es ist ein Spurenelement, das in der Wirkung dem Hormon Insulin ähnlich ist und von alternativen Heilkundigen zur Behandlung von Diabetes eingesetzt wird.

Vorsicht: Falls Sie Diabetes haben, sollten Sie sich auf keinen Fall selbst therapieren! Vanadyl kann eine zu rasche Senkung des Blutzuckerspiegels bewirken, was problematisch sein kann.

Vanadylsulfat ist als Nahrungsergänzung im Handel. Bodybuilder haben behauptet, es helfe beim Aufbau der Muskeln und erhöhe deren Festigkeit und Kraft. Die empfohlene Dosierung für das Bodybuilding beträgt 10 mg, eine halbe Stunde vor dem Training zu nehmen.
Hinweis: In Deutschland wird Vanadium noch nicht als essentieller Nährstoff behandelt. (Anm. d. Ü.)

Zink

Beschreibung

Zink ist wie ein Verkehrspolizist, der den ordnungsgemäßen Ablauf der körperlichen Prozesse, die Steuerung des Enzymsystems und Erhaltung der Zellen dirigiert und überwacht.
Wichtig für die Proteinsynthese und Bildung von Kollagen.
Sorgt für die Fähigkeit der Muskeln, sich zusammenzuziehen.
Hilft bei der Bildung von Insulin.
Bestandteil vieler lebenswichtiger Enzyme, z. B. der antioxidativ wirkenden Superoxiddismutase (SOD).
Wichtig für die Ausgewogenheit des Blutes (es sorgt für die richtige Vitamin-E-Konzentration im Blut) und das Säure-Basen-Gleichgewicht im Körper.

Übt eine normalisierende Wirkung auf die Prostata aus und ist wichtig für alle Fortpflanzungsorgane.
Neuere Studien deuten auf die Wichtigkeit von Zink für die Gehirnfunktion und für die Behandlung von Schizophrenie hin.
Es gibt deutliche Anzeichen dafür, daß es für die Synthese der DNS notwendig ist.
Der Tagesbedarf für Erwachsene liegt bei 12 bis 15 mg, für stillende Mütter bei 22 mg pro Tag.
Bei übermäßigem Schwitzen kann es zu einem Verlust von bis zu 3 mg Zink pro Tag kommen.
Das meiste Zink in den Nahrungsmitteln geht bei deren Verarbeitung verloren, oder es war aufgrund nährstoffarmer Böden von vornherein nicht ausreichend vorhanden.

Was es leisten kann

Beschleunigt die Heilung bei inneren und äußeren Verletzungen.
Beseitigt weiße Flecken auf den Fingernägeln.
Hilft, den Geschmackssinn wiederherzustellen.
Wirkt unterstützend bei der Behandlung von Unfruchtbarkeit.
Wirkt vorbeugend gegen Probleme mit der Prostata.
Fördert Wachstum und geistige Beweglichkeit.
Hilft beim Abbau von Cholesterinablagerungen.
Unterstützt die Behandlung von geistigen Störungen.
Hilft, die Dauer und Heftigkeit von Erkältungen zu verringern.

Mangelerkrankungen

Vermutlich (nicht bösartige) Vergrößerung der Prostata, Arteriosklerose, Hypogonadismus (fehlende oder verminderte endokrine Aktivität der Geschlechtsdrüsen).

Beste natürliche Quellen

Fleisch, Leber, Meeresfrüchte (vor allem Austern), Weizenkeime, Bierhefe, Kürbiskerne, Eier, Magermilchpulver, gemahlene Senfkörner.

Zusätzliche Präparate

In allen guten Multivitamin- und Mineralstoffpräparaten enthalten.
Kann als Zinksulfat, Zinkglukonat oder Zinkpicolinat in Tablettenform mit einer Dosierung von 15 bis 60 mg an elementarem Zink gekauft werden. Zinksulfat und Zinkglukonat sind vermutlich gleich wirksam, doch scheint Zinkglukonat leichter verträglich zu sein.
Aminosäure-chelatkomplexgebundenes Zink und Zinkpicolinat sind zur zusätzlichen Einnahme am besten geeignet.
Zink gibt es auch in Kombination mit Vitamin C, Magnesium und Vitaminen aus dem B-Komplex.
Zinklutschtabletten gegen Erkältungen entfalten ihre Wirksamkeit, wenn sie sich im Mund auflösen.

Giftigkeit und Warnzeichen für Überdosierung

Überdosierte Einnahme kann Magen-Darm-Reizungen, Beeinträchtigung des Immunsystems und Kupfermangel zur Folge haben. Dosierungen von 1 000 mg und darüber können vergiftende Wirkung haben (siehe Seite 495, »Vorsicht«).

Feinde

Die in Getreide und Hülsenfrüchten vorkommenden Phytate reagieren mit Zink und verhindern so dessen Aufnahme (siehe Seite 424).

Persönliche Empfehlung

Sie brauchen mehr Zink, wenn Sie viel Vitamin B_6 einnehmen. Das gilt auch, wenn Sie viel Alkohol trinken oder Diabetiker sind.

Männer mit (und ohne) Prostataproblemen sind gut beraten, ihren Zinkspiegel hoch zu halten.

Ich habe Fälle der erfolgreichen Behandlung von Impotenz mit einer Kombination aus Vitamin B_6 und Zink erlebt.

Ältere Menschen, die Angst vor Altersschwäche haben, können möglicherweise von einem Präparat aus Zink und Mangan profitieren.

Wenn Sie unter unregelmäßigen Monatsblutungen leiden, könnten Sie ein Zinkpräparat versuchen, bevor Sie zu Hormonen greifen.

Bei Durchfall und einem hohen Ballaststoffanteil in der Nahrung können die Zinkwerte absinken.

Denken Sie daran, daß Sie mehr Vitamin A brauchen, wenn Sie zusätzlich Zink nehmen. Zink wirkt am besten in Verbindung mit Vitamin A, Kalzium und Phosphor.

Wenn Sie sowohl Eisen- als auch Zinkpräparate nehmen, sollten Sie das zu verschiedenen Zeiten tun, da sie sich in der Wirkung gegenseitig behindern.

Vorsicht: Obwohl Zink das Immunsystem ankurbelt, können Dosierungen über 150 mg täglich die Immunreaktion beeinträchtigen.

Wasser

Beschreibung

Es ist eine einfache Wahrheit: Wasser ist unser wichtigster Nährstoff.
Unser Körpergewicht besteht zur Hälfte bis zu vier Fünfteln aus Wasser.
Der Mensch kann wochenlang ohne feste Nahrung leben, aber nur höchstens drei Tage ohne Wasser.
Wasser ist das wichtigste Lösungsmittel für alle Verdauungsprodukte und wesentlich für die Beseitigung von Abfallstoffen.
Es gibt keine besonders festgelegte Bedarfsmenge, denn der Wasserverlust ist unterschiedlich je nach Klima, Situation und dem einzelnen Menschen, aber unter normalen Bedingungen werden 6 Gläser Wasser (ca. 1 bis 1 $^1/_2$ l) pro Tag als gesundheitsfördernd betrachtet. Stillende Mütter haben einen erhöhten Wasserbedarf, weil sie Wasser mit ihrer Milch abgeben.
Wasser ist zur Regulierung der Körpertemperatur notwendig.

Was es leisten kann

Es hält sämtliche Körperfunktionen in Gang.
Hilft bei einer Diät als Appetitzügler vor den Mahlzeiten.
Wirkt vorbeugend gegen Verstopfung.
Hilft zur Vermeidung von Nierensteinen.

Mangelerkrankungen

Austrocknung (Dehydrierung).

Beste natürliche Quellen

Trinkwasser, Säfte, Obst und Gemüse.

Zusätzliche Präparate

Unser täglicher Wasserbedarf kann durch sämtliche trinkbaren Flüssigkeiten gedeckt werden.

Giftigkeit und Warnzeichen für Überdosierung

Keine Giftigkeit bekannt, aber die Aufnahme von etwa 6 l in einer Stunde könnte für einen Erwachsenen gefährlich werden und ein Kleinkind töten.

Persönliche Empfehlung

Ich rate zu 6 bis 8 Gläsern (1 bis 1 $^1/_2$ l) Wasser täglich.
Wer eine Diät macht, sollte das Wasser eine halbe Stunde vor dem Essen trinken.
Wenn Sie Fieber haben, trinken Sie viel, damit Sie nicht austrocknen und die Schadstoffe und Abfallprodukte im Körper weggespült werden.
Je mehr Wasser Sie zum Schlucken eines Medikaments trinken, das den Magen angreift (z. B. Aspirin, Ibuprofen, Antibiotika), um so geringer ist die Wahrscheinlichkeit, daß Ihr Magen darunter leidet.
Trinken Sie kein Wasser aus dem Heißwasserhahn, weil sich Blei in heißem Wasser leichter löst als in kaltem. Und lassen Sie am Morgen das Wasser immer zunächst ein wenig laufen, um das Blei aus den Leitungen, das sich in der Nacht angesammelt hat, ablaufen zu lassen.
Wenn Sie in einer Gegend mit hartem Wasser leben, erhalten Sie vermutlich mehr Kalzium und Magnesium, als Sie glauben.

Warnende Hinweise zum Wasser

Wenn Sie in einem alten Haus mit Wasserleitungen aus Blei wohnen, lassen Sie einmal eine Wasseranalyse machen. Durch

Wasser mit dem falschen ph-Wert kann sich das Blei aus den Leitungsrohren lösen, und Kinder könnten eine Bleivergiftung bekommen. Auch bei Wasserleitungen aus Kupfer sind die Verbindungsstellen oft mit Blei gelötet, was sich auf die Wasserqualität negativ auswirken kann.
Wenn Ihr Trinkwasser Chlorlösungsmittel oder Pestizide enthält, können diese durch die Haut aufgenommen werden. Schon eine 15minütige Dusche kann so vergiftend wirken, als hätten Sie 8 Gläser kontaminiertes Wasser getrunken.
Die meisten Wasserfilter für den Hausgebrauch haben Nachteile und können ein Gesundheitsrisiko darstellen:

- Aktivkohlefilter könnten durch giftige Schadstoffe verunreinigt sein, wenn sie nicht regelmäßig ausgewechselt werden.
- Umkehr-Osmosesysteme können zwar verschiedene chemische Substanzen herausfiltern, aber nicht unbedingt anorganische Giftstoffe – und sie müssen von Zeit zu Zeit überprüft werden, weil sich Bakterien ansammeln können, ohne daß man es an der Durchflußgeschwindigkeit merkt.
- Destillatoren sind im allgemeinen wirksamer bei anorganischen Schadstoffen als bei organischen Verunreinigungen, müssen aber regelmäßig entkalkt und gereinigt werden. Wenn das nicht geschieht, kann sich die Wasserqualität verschlechtern statt verbessern!
- Wenn Sie einen eigenen Wasserfilter verwenden, denken Sie daran, ihn regelmäßig zu reinigen und prüfen zu lassen. Kaufen Sie kein Produkt unbekannter Hersteller.

Noch Fragen zu Kapitel IV?

»Ich bin eine 40jährige Frau und trinke täglich 3 Glas Milch. Brauche ich darüber hinaus noch mehr Kalzium?«

Wenn das Ihre einzige Kalziumquelle ist, dann ja! 3 Glas Milch liefern Ihnen nur ungefähr 750 mg Kalzium, und das ist nicht genug. Und das ist es bestimmt nicht wert, daß Sie dadurch außerdem noch 294 mg Natrium, 30 mg Cholesterin, 8,4 g gesättigtes Fett und 577 Kalorien zu sich nehmen! Entrahmte Magermilch oder Buttermilch hat zwar einen geringeren Gehalt an Kalorien und Fett, liefert Ihnen aber noch immer nicht ausreichend Kalzium (weitere natürliche Quellen siehe Seite 134).

»Ich habe gelesen, daß gechlortes Trinkwasser Krebs verursachen kann. Stimmt das? Und wenn ja, warum wird dann dem Wasser Chlor zugesetzt?«
Leider ist tatsächlich die Chlorierung des Trinkwassers mit einer Gruppe von krebserregenden Substanzen, den Trihalogenmethanen, in Verbindung gebracht worden. In der in Deutschland eingesetzten Dosis bestehen jedoch keine gesundheitlichen Bedenken gegen die Chlorierung. Die Wasserwerke sind bemüht, die Chlorierung des Trinkwassers einzustellen.

»Ich mache mir Gedanken über all die Giftstoffe in unseren Flüssen und Seen. Wie kann ich wissen, daß es ungefährlich ist, das Wasser aus der Leitung zu trinken?«
Sie können sich bei Ihrem Wasserwerk über die Zusammensetzung des Trinkwassers informieren. Es gibt in der Bundes-

republik Deutschland strenge Qualitätsnormen, die durch die Gesundheitsämter überwacht werden.
Solange Sie sich aber nicht sicher sind, ob Ihr Wasser unbedenklich zu trinken ist, können Sie folgende Notmaßnahmen treffen:

- Lassen Sie das Wasser drei bis vier Minuten lang aus der Leitung laufen, bevor Sie es verwenden. Dadurch wird das möglicherweise aus den Rohren gelöste Blei, Kadmium und Kobalt weggespült.
- Kochen Sie das Wasser in einem Topf ohne Deckel mindestens 20 Minuten lang, bevor Sie es verwenden. Durch das Abkochen werden Bakterien getötet und einige organische Chemikalien beseitigt.
- Wenn Sie wegen der Trihalomethane (krebserregende Stoffe in gechlortem Wasser) besorgt sind, rühren Sie das Wasser mit einem Mixer 15 Minuten lang unzugedeckt gut durch. Durch die Luftzufuhr werden Chlor und chlorhaltige organische Stoffe entfernt.
- Kaufen Sie sich ein Wasserfiltergerät.

»Mich verwirrt das Angebot im Supermarkt. Ist es besser, Mineralwasser statt Quellwasser zu kaufen?«
Besser? Nicht wirklich. Natürliches Mineralwasser muß wie Quellwasser direkt an der Quelle abgefüllt werden. Beide dürfen in ihrer Zusammensetzung nicht verändert werden. Das natürliche Mineralwasser muß aufgrund seines Mineralstoffgehaltes günstige ernährungsphysiologische Wirkungen haben und staatlich anerkannt sein. Für das Quellwasser gibt es dieses Kriterium nicht. In vielen Regionen weist jedoch das Leitungswasser einen höheren Mineralstoffgehalt auf als einige Mineral- und Quellwässer.

»Ich weiß, daß ich Kalzium benötige, aber ich bin allergisch gegen Milchprodukte. Können Sie mir andere Nahrungsquellen für Kalzium empfehlen?«
Viele! Z. B. liefert Ihnen 0,2 l Orangensaft mit Kalziumzusatz ca. 200 mg. Eine 100-g-Dose Sardinen oder Lachs (mit Gräten) liefert weitere 200 bis 300 mg. Auch Tofu (Sojakäse), der mit Hilfe von Kalziumsulfat hergestellt wird, liefert Kalzium (150 mg für eine Portion von 120 g), Kalziumlieferanten sind auch Mandeln, Paranüsse und Haselnüsse (ca. 200 bis 300 mg je Tasse). Auch könnten Sie es mit Nori-Algen und anderen Seetang-Varianten versuchen. Man muß sich zwar erst an den Geschmack gewöhnen, aber sie sind reich an Kalzium.

V
Eiweiß und die erstaunlichen Aminosäuren

Der Zusammenhang zwischen Proteinen und Aminosäuren

Eiweiß (Protein) ist lebensnotwendig für die Ernährung des Menschen und aller Tiere. In Wirklichkeit wird jedoch nicht das Eiweiß selbst benötigt, sondern die Aminosäuren sind die Bausteine der Proteine.

Wenn auch nur eine einzige essentielle Aminosäure zu wenig oder gar nicht vorhanden ist, wird die Wirksamkeit aller anderen entsprechend eingeschränkt.

Aminosäuren, die zusammen mit Stickstoff Tausende von verschiedenen Proteinen bilden, sind nicht nur die Grundeinheiten, aus denen die Proteine hergestellt werden, sondern auch das Endprodukt der Eiweißverdauung.
Es sind 23 Aminosäuren bekannt; acht davon werden *essentielle Aminosäuren* genannt. Diese essentiellen Aminosäuren können nicht wie die anderen vom menschlichen Körper hergestellt werden, sondern müssen ihm durch die Ernährung oder durch zusätzliche Präparate zugeführt werden.
Eine neunte Aminosäure, Histidin, gilt nur bei Säuglingen und Kindern als essentiell.

Die 23 Aminosäuren

Alanin, Arginin, Asparagin, Asparaginsäure, Cystein, Cystin, Glutamin, Glutaminsäure, Glycin, *Histidin (für Säuglinge und Kinder), *Isoleucin, *Leucin, *Lysin, *Methionin, Ornithin, *Phenylalanin, Prolin, Serin, Taurin, *Threonin, *Tryptophan, Tyrosin, *Valin.

(Essentielle Aminosäuren sind mit * gekennzeichnet.)

Damit der Körper Eiweiß richtig verwertet und synthetisiert, müssen alle essentiellen Aminosäuren vorhanden sein, und zwar im richtigen Verhältnis zueinander. Selbst das vorübergehende Fehlen auch nur einer einzigen essentiellen Aminosäure kann die Eiweißsynthese negativ beeinflussen. Es ist in der Tat so: Wenn irgendeine essentielle Aminosäure nur wenig oder gar nicht vorhanden ist, dann wird die Wirkung der anderen entsprechend beeinträchtigt.

Wieviel Eiweiß brauchen Sie wirklich?

Der Eiweißbedarf ist bei jedem Menschen anders; er hängt von einer Reihe von Faktoren ab, u. a. Gesundheit, Alter und Größe. Je größer und je jünger Sie sind, desto mehr Eiweiß brauchen Sie.

Ihre persönliche, empfohlene Tagesmenge zeigt folgende Übersicht:

Alter	Frühgeborene	0–4 Mon.	5–12 Mon.	bis 4 Jahre	bis 7 Jahre	bis 15 Jahre	ab 15 Jahre
Gewichtsindex	3,8	2,2	1,6	1,2	1,1	1,0	0,8

Schwangere: +10 g/Tag
Stillende: +15 g/Tag
Dies sind die Empfehlungen der DGE (Anm. d. Verlages)

- Suchen Sie den Gewichtsindex Ihrer Altersgruppe.
- Multiplizieren Sie die Zahl mit Ihrem Gewicht (in Pfund).
- Das Ergebnis ist Ihr täglicher Eiweißbedarf in Gramm.

Beispiel: Sie wiegen 100 Pfund und sind 33 Jahre alt. Ihr Gewichtsindex ist 0,40, denn: 0,40 x 100 = 40 (g) – Ihr täglicher Eiweißbedarf.
Der durchschnittliche Eiweißbedarf liegt bei 45 g täglich; das bedeutet 15 g pro Mahlzeit. Sie müssen nicht eine Menge Fleisch essen, um das zu bekommen. Eine 120-g-Portion Hühnerbrust enthält etwa 30 bis 35 g, 1 Tasse Joghurt liefert 12 g, und 1 Glas Milch mit 2 Prozent Fett und 2 Weizenschrotkekse liefert Ihnen schon zum Frühstück 14 g Eiweiß.

Verschiedene Arten von Eiweiß – wo liegen die Unterschiede?

Nicht alle Proteine sind gleich, obwohl sie aus denselben 23 Aminosäuren hergestellt werden. Sie haben unterschiedliche Funktionen und wirken in verschiedenen Bereichen des Körpers.
Es gibt grundsätzlich zwei Arten von Eiweiß: vollständiges und unvollständiges Eiweiß.

Vollständiges Eiweiß sorgt für das richtige Gleichgewicht zwischen acht zur Gewebsbildung notwendigen Aminosäuren; es kommt in Nahrungsmitteln tierischen Ursprungs vor, z. B. Fleisch, Geflügel, Fisch, Eiern, Milch und Käse.
Unvollständiges Eiweiß – ihm fehlen bestimmte essentielle Aminosäuren, und es kann allein nicht ausreichend verwertet werden. Wenn man dazu jedoch eine kleine Menge tieri-

sches Eiweiß ißt, wird es vollständig. Man findet es in Samenkernen, Nüssen, Erbsen, Getreidekörnern und Bohnen.

Wenn Sie vollständiges und unvollständiges Eiweiß mischen, ernähren Sie sich besser, als wenn Sie eins von beiden allein zu sich nehmen. Eine gute Mahlzeit mit Reis, Bohnen und etwas Käse kann genauso nahrhaft, aber weniger teuer und weniger fetthaltig sein als ein Steak.

Märchen über Eiweiß

Viele Leute scheinen zu glauben, daß Eiweiß nicht dick macht. Diese Fehleinschätzung hat schon so manchen frustriert, der entschlossen eine Diät hielt, dabei auf Brot verzichtete, statt dessen gehörige Portionen Steak aß und sich dann wunderte, warum er nicht abnahm. Tatsache ist:

1 g Eiweiß	➻	4 Kalorien
1 g Kohlenhydrate	➻	4 Kalorien
1 g Fett	➻	9 Kalorien

Mit anderen Worten: Eiweiß und Kohlenhydrate haben pro Gramm denselben Brennwert.

Manche Menschen glauben auch, Eiweiß könne Fett verbrennen. Doch dies ist eine falsche Annahme, die dazu führt, daß Leute, die abnehmen wollen, dann verständnislos auf ihre Waage starren. Es stimmt einfach nicht, daß Sie um so schlanker werden, je mehr Eiweiß Sie essen. Und ob Sie es glauben oder nicht, eine selbstgemachte Frikadelle oder ein Stück Käsepizza liefern Ihnen mehr Proteine als zwei Eier oder vier Scheiben Schinken oder 1 Tasse Milch. Wenn Sie natürlich an die Pizza oder die Frikadelle noch alle möglichen Zutaten geben, dann ist es besser, wenn Sie Ihre Proteindiät einschränken und bei den Eiern bleiben.

Proteinpräparate

2 Eßlöffel eines Proteinpräparats enthalten die gleiche Menge an Eiweiß wie ein Steak von 100 g.

Für jeden, der seinen täglichen Eiweißbedarf nicht mit der Nahrung decken kann, sind Proteinpräparate gut. Die besten stammen von Sojabohnen und enthalten sämtliche essentiellen Aminosäuren. Es gibt sie als Flüssigkeit oder Pulver, frei von Kohlenhydraten und Fetten; 2 Eßlöffel liefern im allgemeinen etwa 26 g Eiweiß. Das ist etwa dieselbe Menge, die Sie an Eiweiß bekommen, wenn Sie ein Steak von 100 g essen.

Diese Ergänzungsmittel können leicht Getränken oder der Nahrung zugesetzt werden. Außerdem gibt es »Sojafleisch« und andere texturierte pflanzliche Eiweißsubstanzen, die man z. B. ins Hackfleisch mischen kann; auf diese Weise können Sie Frikadellen anreichern, die dann auch noch billig und gesünder für Sie sind, weil sie weniger gesättigte Fette enthalten.

Aminosäurepräparate

Aminosäuren sind heute in ausgewogenen Kombinationen oder als einzelne Präparate frei erhältlich, weil man festgestellt hat, daß viele von ihnen die Gesundheit fördern – von der Stärkung des Immunsystems bis hin zur Einschränkung der Abhängigkeit von Drogen und Medikamenten (siehe dazu die Aminosäuren auf Seiten 169–182).

Wenn Sie zusätzlich Aminosäuren einnehmen, ist es gut, wenn Sie sich auch die Hauptvitamine zuführen, die zu deren Stoffwechsel gehören – Vitamin B_6, B_2 und Niacin beispielsweise. Und wenn Sie ein Aminosäurepräparat nehmen, achten Sie darauf, daß seine Zusammensetzung ausgeglichen ist! Lesen Sie den Beipackzettel. Für die Eiweißsynthese muß ein Gleichgewicht zwischen essentiellen und nicht essentiellen Aminosäuren bestehen, und die essentiellen müssen im richtigen Verhältnis zueinander stehen: Lysin etwa sollte in einem 2:1-Verhältnis zu Methionin stehen, 3:1 zu Tryptophan usw. Wenn Sie unsicher sind, lassen Sie sich in der Apotheke oder von einem Ernährungsspezialisten beraten. Sie sollten eine Zusammensetzung wählen, die den natürlich vorkommenden Proteinen gleicht, damit sie einen therapeutischen Wert hat.

Vorsicht: Es ist gefährlich, Aminosäurepräparate in großen Mengen regelmäßig anstelle richtiger Nahrungsmittel zu nehmen oder sie anstelle von Medikamenten ohne Beratung durch den Arzt einzusetzen. Verwahren Sie die Präparate immer außerhalb der Reichweite von Kindern.

Tryptophan und 5-HTP

Tryptophan ist eine essentielle Aminosäure, die zusammen mit Vitamin B_6, Niacin (oder Niacinamid) und Magnesium vom Gehirn gebraucht wird, um Serotonin zu produzieren, einen Botenstoff (Neurotransmitter), der Signale zwischen den Gehirnzellen vermittelt.

Was es leisten kann

Hilft beim natürlichen Einschlafen.
Verringert die Schmerzempfindlichkeit.
Wirkt als natürliches Mittel gegen Depressionen.

Lindert Migränekopfschmerzen.
Hilft bei der Verminderung von Angst und Streß.
Hilft bei der Linderung einiger Symptome von biochemischen Störungen im Körper, die durch Alkohol ausgelöst werden, und ist eine Hilfe bei Alkoholentzug.

Beste natürliche Quellen

Hüttenkäse, Milch, Fleisch, Fisch, Truthahn, Bananen, getrocknete Datteln, Erdnüsse, jede proteinreiche Kost.

Zusätzliche Präparate

Tryptophan ist auch in den USA nicht mehr freiverkäuflich, jedoch auf Rezept erhältlich. Neu ist das Präparat 5-HTP (5-Hydroxytryptamin), das dem Tryptophan sehr ähnlich ist und als natürliche Alternative zu Prozac gepriesen wird. 5-HTP ist ein selektiver Serotonin-Rezeptorantagonist, der ähnlich wie Prozac die Wirkung von Serotonin verstärkt. Zum Unterschied von rezeptpflichtigen Antidepressiva und Schlafmitteln verursacht 5-HTP jedoch keine unangenehmen Nebenwirkungen, wie beispielsweise Trockenheit im Mund und Verlust der Libido. Es wurde außerdem nachgewiesen, daß 5-HTP nicht nur Depressionen lindert und den Schlaf fördert, sondern auch als Appetitzügler wirkt – was bei Menschen, die abnehmen wollen, allein schon die Stimmung heben kann!
Als Zusatzpräparat empfehle ich 1 oder 2 Kapseln zu 50 mg täglich auf leeren Magen.
5-HTP ist in Deutschland nicht freiverkäuflich erhältlich. (Anm. d. Ü.)

Persönliche Empfehlung und zusätzliche Hinweise

Die besten Ergebnisse mit 5-HTP (oder L-Tryptophan) erzielen Sie, wenn Sie auch ein vollständiges, ausgewogenes Vitamin-B-Komplex-Präparat (50 bis 100 mg Vitamin B_1, B_2 und B_6) morgens und abends zum Essen nehmen.

Phenylalanin

Phenylalanin ist eine essentielle Aminosäure und ein Neurotransmitter – eine Substanz, die Signale zwischen den Nervenzellen und dem Gehirn übermittelt. Im Körper wird es zu Norepinephrin und Dopamin verwandelt, zwei Erregungstransmitterstoffen, die die geistige Beweglichkeit und die Vitalität fördern (nicht zu verwechseln mit DL-Phenylalanin, siehe Seite 172). Phenylanalin ist auch der halbe Bestandteil des künstlichen Süßstoffs Aspartam (Phenylalanin und Asparaginsäure), der in fast allen Diätlimonaden und in den meisten diätetischen Lebensmitteln und vielen Medikamenten enthalten ist.

Was es leisten kann

Reduziert Hungergefühle.
Steigert das sexuelle Interesse.
Verbessert das Gedächtnis und die geistige Beweglichkeit.
Lindert Depressionen.

Beste natürliche Quellen

Alle proteinreichen Nahrungsmittel, Brotgetreide, Sojaprodukte, Hüttenkäse, Magermilchpulver, Mandeln, Erdnüsse, Limabohnen, Kürbiskerne und Sesamsamen.

Zusätzliche Präparate

In Tabletten von 250 bis 500 mg erhältlich. Um den Appetit zu hemmen, sollten die Tabletten eine Stunde vor dem Essen mit Saft oder Wasser (nicht mit Eiweiß) genommen werden.

Zur Steigerung der geistigen Beweglichkeit und Vitalität sollten die Tabletten zwischen den Mahlzeiten genommen werden, ebenfalls mit Saft oder Wasser (nicht mit Eiweiß).

Vorsicht: Phenylalanin sollte nicht während der Schwangerschaft und von Menschen genommen werden, die an Phenylketonurie (PKU, Fölling-Krankheit, erblich bedingte Stoffwechselanomalie) oder an Hautkrebs leiden.

Persönliche Empfehlung und zusätzliche Hinweise

Bevor Sie zu Medikamenten greifen, rate ich, daß Sie diesem natürlichen »Aufputschmittel« eine Chance geben. Denken Sie aber daran, daß es nicht in den Stoffwechsel übergehen kann, wenn bei Ihnen nicht ausreichend Vitamin C vorhanden ist.

Phenylalanin macht nicht abhängig, aber es kann den Blutdruck erhöhen. Wenn Sie an Bluthochdruck oder Herzschwäche leiden, sollten Sie erst mit Ihrem Arzt sprechen, bevor Sie Phenylalanin nehmen (in den meisten Fällen dürfen Personen mit Bluthochdruck Phenylalanin nach dem Essen einnehmen, aber sprechen Sie das mit Ihrem Arzt ab).

DL-Phenylalanin (DLPA)

Diese Form der essentiellen Aminosäure ist eine Mischung zu gleichen Teilen aus synthetischem (D) und natürlichem (L) Phenylalanin. Indem es morphinähnliche Hormone, Endorphine genannt, produziert und aktiviert, verstärkt und verlängert es die natürliche körpereigene, schmerzstillende Wirkung bei Verletzung, Unfall und Krankheit.

Bestimmte Enzymsysteme im Körper zerstören ständig Endorphine, aber DL-Phenylalanin behindert diese Enzyme wirkungsvoll, so daß die schmerzstillenden Endorphine ihre Arbeit verrichten können.

Viele Menschen, die auf die üblichen schmerzstillenden Mittel nicht reagieren, reagieren auf DL-Phenylalanin.

Bei Menschen mit chronischen Schmerzen ist die Endorphinaktivität im Blut und in der Rückenmarksflüssigkeit herabgesetzt. Da DL-Phenylalanin einen normalen Endorphinspiegel wiederherstellen kann, kann es auch dem Körper helfen, Schmerz auf natürliche Weise zu lindern – ohne den Gebrauch von Medikamenten.
Da DL-Phenylalanin dazu in der Lage ist, Schmerz selektiv abzublocken, kann es wirkungsvoll chronische, langwierige Störungen bessern, während es die natürlichen Verteidigungsmechanismen des Körpers bei akutem Schmerz (Verbrennungen, Schnittwunden und ähnliches) nicht behindert.
Die Wirkung von DL-Phenylalanin ist oft gleich oder größer als die von Morphinen und anderen Opiumderivaten, aber DL-Phenylalanin unterscheidet sich von diesen darin, daß

- es nicht abhängig macht
- die Schmerzlinderung mit der Zeit wirkungsvoller wird (ohne daß größere Mengen genommen werden)
- es stark gegen Depressionen wirkt
- es bis zu einem Monat lang für ständige Schmerzlinderung sorgen kann, ohne daß zusätzlich ein Medikament genommen wird
- es nicht giftig ist
- es mit jedem anderen Medikament oder mit jeder anderen Therapie kombiniert werden kann, um die gute Wirkung zu steigern und ohne schädliche Reaktionen hervorzurufen.

Was es leisten kann

DL-Phenylalanin kann als natürliches Schmerzmittel wirken bei Zuständen wie Peitschenschlagsyndrom, Osteoarthritis, rheumatoider Arthritis, Schmerzen im unteren Rückenbereich, Migräne, Bein- und Muskelkrämpfen, Schmerzen nach Operationen und Neuralgien.

Zusätzliche Präparate

DL-Phenylalanin gibt es im allgemeinen in Tabletten zu 375 mg. Die richtige Dosierung ist unterschiedlich, je nach individuellem Schmerzempfinden.

6 Tabletten täglich (je 2 etwa eine Viertelstunde vor jeder Mahlzeit) sind am besten, um mit der Behandlung mit DL-Phenylalanin anzufangen. Die Schmerzlinderung sollte innerhalb der ersten vier Tage eintreten, obwohl es in einigen Fällen bis zu drei oder vier Wochen dauern kann. Wenn in den ersten drei Wochen keine wesentliche Besserung eintritt, verdoppeln Sie die Anfangsmenge noch einmal für zwei bis drei Wochen. Wenn dann immer noch keine Wirkung eintritt, brechen Sie ab. Es hat sich herausgestellt, daß 5 bis 15 Prozent der Menschen nicht auf die schmerzlindernde Wirkung dieser Substanz ansprechen.

Vorsicht: DL-Phenylalanin darf während der Schwangerschaft und von Patienten, die an Phenylketonurie (PKU, Fölling-Krankheit, erblich bedingte Stoffwechselanomalie) leiden, nicht genommen werden. Weil es den Blutdruck steigern kann, sollten Menschen mit Herzbeschwerden oder Bluthochdruck erst mit dem Arzt sprechen, bevor sie diese Substanz einnehmen. Im allgemeinen dürfen sie DL-Phenylalanin nehmen, aber erst nach dem Essen.

Persönliche Empfehlung und zusätzliche Hinweise

Mit DL-Phenylalanin verschwindet der Schmerz im allgemeinen in der ersten Woche. Dann können die Dosierungen nach und nach verringert werden, bis nur noch ein minimaler Bedarf besteht. Wieviel Sie auch nehmen, die einzelnen Dosierungen sollten gleichmäßig über den Tag verteilt werden.

Manche Menschen brauchen nur einmal im Monat eine Woche lang DL-Phenylalanin zu nehmen, andere benötigen es ständig. Ich finde die Entdeckung interessant, daß ein Teil der Leute, die auf die üblichen Schmerzmittel nicht reagieren, auf dieses Mittel ansprechen.

Lysin

Diese essentielle Aminosäure ist lebenswichtig für bestimmte Proteine. Sie wird benötigt für das Wachstum, für Ausbesserungen im Gewebe und die Produktion von Antikörpern, Hormonen und Enzymen.

Was es leisten kann

Hilft bei der Heilung bzw. Vorbeugung von Herpes (Fieberblasen und Bläschen am Mund).

Sorgt für bessere Konzentrationsfähigkeit.

Verwertet Fettsäuren richtig, die für die Energieproduktion gebraucht werden.

Hilft bei manchen Problemen mit der Fruchtbarkeit.

Beste natürliche Quellen

Fisch, Milch, Limabohnen, Fleisch, Käse, Hefe, Eier, Sojaprodukte, alle eiweißreichen Nahrungsmittel.

Zusätzliche Präparate

L-Lysin ist im allgemeinen in Kapseln oder Tabletten zu 500 mg erhältlich. Die übliche Dosierung liegt bei 1 bis 2 Kapseln täglich, eine halbe Stunde vor dem Essen.

Persönliche Empfehlung und zusätzliche Hinweise

Wenn Sie oft müde sind, sich nicht konzentrieren können, zu geröteten Augen, Übelkeit, Schwindel, Haarausfall und Anämie neigen, dann könnte ein Lysinmangel daran schuld sein.
Ältere Menschen, vor allem Männer, brauchen mehr Lysin als jüngere.
Lysin fehlt in bestimmten Getreideproteinen wie Gliadin (bei Weizen) und Zein (bei Mais). Wenn Sie Nahrungsmitteln auf Weizenbasis Lysin zusetzen, wird deren Proteinqualität gesteigert (siehe vollständige und unvollständige Proteine auf Seite 166).
Wenn Sie an einer Herpesinfektion leiden, ist Lysin in Dosierungen von 3 bis 6 g täglich – zusammen mit lysinreicher Nahrung – sehr zu empfehlen. Zur Verhinderung von Fieberblasen und Mundinfektionen sind 500 bis 1 000 mg täglich zwischen den Mahlzeiten ratsam.

Arginin, das »natürliche Viagra«

Diese Aminosäure ist notwendig für das normale Funktionieren der Hirnanhangdrüse. Zusammen mit Ornithin, Phenylalanin und anderen Substanzen wird Arginin für die Synthese und Freisetzung des Wachstumshormons der Hypophyse benötigt (siehe Seite 181). Es wird von Naturheilkundigen häufig als Mittel bei Erektionsschwierigkeiten empfohlen, da es die Durchblutung des Penis verstärkt und zu härteren Erektionen führt. Bedauerlicherweise hat es nicht für jeden diese Wirkung, und wenn, dann auch nur kurzfristig. Die beste Wirkung zur Verbesserung der sexuellen Leistungsfähigkeit erzielt man, wenn man Arginin etwa 45 Minuten vor dem Geschlechtsverkehr einnimmt. Arginin kann auch die Spermamenge erhöhen (die Samenflüssigkeit enthält bis zu 80 Prozent dieser proteinbildenden Substanz), und es kann bei der Behandlung der männlichen Unfruchtbarkeit helfen. Außerdem vermag Arginin die Immunabwehr zu steigern, indem es die Thymusdrüse stimuliert, in der die krankheitsbekämpfenden T-Zellen (T-Lymphozyten) gespeichert werden, bis sie benötigt werden. Untersuchungen haben gezeigt, daß Arginin die Zahl der T-Zellen erhöhen kann und daß es sogar die Bildung natürlicher Killerzellen aktivieren kann, die den Körper in der Abwehr von Krebszellen unterstützen können.

Was es leisten kann

Steigert die Anzahl der Samenzellen und erhöht die sexuelle Leistungsfähigkeit des Mannes.
Trägt zur Immunreaktion und Heilung von Wunden bei.
Hilft beim Stoffwechsel von gespeichertem Fett und stärkt die Muskelgewebe.
Fördert die körperliche und geistige Beweglichkeit.

Beste natürliche Quellen

Nüsse, Popcorn, Johannisbrot, Süßspeisen mit Gelatinezusatz, Schokolade, brauner Reis, Hafergrütze, Rosinen, Sonnenblumenkerne und Sesamsamen, Vollweizenbrot, alle proteinreichen Nahrungsmittel.

Zusätzliche Präparate

L-Arginin gibt es als Tabletten und Pulver. Am besten wird es auf leeren Magen genommen (mit Saft oder Wasser, ohne Eiweiß). Zur Steigerung der Abwehrkräfte und zur Förderung der körperlichen und geistigen Beweglichkeit empfiehlt es sich, eine Dosis von 2 g (2000 mg) unmittelbar vor dem Schlafengehen zu nehmen. Zur Muskelstärkung können Sie 2 g (2000 mg) eine Stunde vor einer größeren sportlichen Anstrengung nehmen. Um Ihr Liebesleben zu verbessern, ist es ratsam, 3 bis 6 g (3000 bis 6000 mg) L-Arginin eine Dreiviertelstunde vorher einzunehmen.

Vorsicht: Nicht heranwachsenden Kindern geben (es könnte zu übermäßigem Wachstum führen), und auch nicht Menschen, die an Schizophrenie leiden. Argininpräparate und argininreiche Kost sind für alle Menschen mit Herpes verboten.

Dosierungen von mehr als 20 bis 30 g täglich sind nicht zu empfehlen (das könnte zu vergrößerten Gelenken und Knochendeformierungen führen).

Persönliche Empfehlung und zusätzliche Hinweise

Erwachsene brauchen Arginin, weil es nach dem 30. Lebensjahr fast kaum mehr von der Hirnanhangdrüse abgesondert wird.

Wenn Sie merken, daß Ihre Haut dick oder grobkörnig wird, nehmen Sie zuviel Arginin. Sehr hohe Dosierungen über mehrere Wochen könnten zu dieser Nebenwirkung führen, die sich aber rückgängig machen läßt: Verringern Sie einfach die Dosierung.

Jedes körperliche Trauma steigert Ihren Bedarf an Arginin in der Nahrung.

L-Arginin zusammen mit L-Ornithin kann zu schnellerer Gewichtsabnahme führen.

Taurin

Diese nichtessentielle Aminosäure wird im Körper hergestellt und ist der Baustein für alle anderen Aminosäuren. Taurin ist reichlich vorhanden im Herzgewebe, in den Skelettmuskeln und im zentralen Nervensystem. Es wird benötigt für die Fettverdauung, für die Aufnahme von fettlöslichen Vitaminen und die Regulierung des Blutcholesterinspiegels. Außerdem hat es eine Schutzwirkung für das Gehirn.

Was es leisten kann

Stärkt die Herzfunktion.
Unterstützt die Sehkraft und verhindert Makuladegeneration (fortschreitender zentraler Sehverlust).
Hilft bei der Behandlung von Angstzuständen und Epilepsie.

Beste natürliche Quellen

Eier, Fisch, Fleisch, Milch.

Zusätzliche Präparate

Taurin gibt es als Kapseln mit 500 mg. Nehmen Sie bis zu 3 Kapseln mit 500 mg täglich mit Saft oder Wasser (kein Eiweiß) eine halbe Stunde vor dem Essen.

Persönliche Empfehlung und zusätzliche Hinweise

Taurin ist nicht in pflanzlichen Proteinen enthalten, aber es kann im Körper wirkungsvoll synthetisiert werden, wenn ausreichend Vitamin B_6 vorhanden ist.

Übermäßiger Alkoholkonsum führt dazu, daß der Körper die Fähigkeit verliert, Taurin richtig auszuwerten.
Diabetes erhöht den Bedarf an Taurin. Wenn Taurin in Verbindung mit Cystin genommen wird, kann es den Bedarf an Insulin senken.

Freisetzer des Wachstumshormons

Freisetzer des Wachstumshormons sind Nährstoffe, die die Produktion dieses Hormons im Körper anregen. Das menschliche Wachstumshormon wird in der Hirnanhangdrüse (Hypophyse) gespeichert, und der Körper setzt es frei als Reaktion auf Schlaf, körperliche Betätigung und eingeschränkte Nahrungsaufnahme.

Was es leisten kann

Hilft bei der Verbrennung von Fett und seiner Umwandlung in Energie und Muskeln.
Steigert die Widerstandskraft gegen Krankheiten.
Beschleunigt die Wundheilung.
Hilft bei der Gewebserneuerung.
Stärkt das Bindegewebe und sorgt so für gesündere Bänder und Sehnen.
Fördert die Eiweißsynthese für das Muskelwachstum.
Senkt den Harnstoffspiegel in Blut und Urin.

Wenn Sie Ihrer Nahrung zusätzlich Aminosäuren und Vitamine zusetzen, die das Wachstumshormon anregen, kann die Produktion wieder auf den Stand eines jungen Erwachsenen gebracht werden.

Wichtige Freisetzer des Wachstumshormons sind die Aminosäuren Ornithin, Arginin, Tryptophan, Glutamin, Glycin und Tyrosin, die synergistisch wirken (im Zusammenspiel eine stärkere Wirkung zeigen als allein), wenn sie mit Vitamin B_6, Niacinamid, Zink, Kalzium, Magnesium, Kalium und Vitamin C kombiniert werden, um die nächtliche Ausschüttung des Wachstumshormons auszulösen. Der Höhepunkt der Absonderung des Wachstumshormons ist etwa 90 Minuten nach dem Einschlafen erreicht.

Der Spiegel des natürlichen Wachstumshormons senkt sich, wenn wir älter werden. Irgendwann um das Alter von 50 Jahren herum wird die Produktion vollständig eingestellt. Aber wenn Sie Ihrer Nahrung zusätzlich Aminosäuren und Vitamine beigeben, die die Ausschüttung des Wachstumshormons anregen, kann die Produktion wieder auf den Stand eines jungen Erwachsenen gebracht werden.

Das dynamische Duo der Aminosäuren: Ornithin und Arginin

Ornithin und Arginin, zwei der Aminosäuren, die an der Freisetzung des menschlichen Wachstumshormons beteiligt sind, gehören zu den beliebtesten Aminosäurepräparaten, weil sie zum Schlankwerden beitragen und für Sie arbeiten, während Sie schlafen (wenn das Wachstumshormon freigesetzt wird). Während einige Hormone den Körper dazu anregen, Fett zu speichern, mobilisiert das Wachstumshormon das Fett, und so sehen Sie nicht nur besser aus, Sie haben auch mehr Energie.

Ornithin regt die Insulinabsonderung an und trägt dazu bei, daß das Insulin als anabolisches (muskelbildendes) Hormon wirkt (die Rolle der Anabolika im Sport ist ja viel diskutiert

worden). Wenn Sie zusätzlich Ornithin nehmen, steigt der Argininspiegel im Körper. Es ist tatsächlich so, daß Arginin aus Ornithin gebildet wird, und Ornithin wird in einem permanenten Kreislauf von Arginin freigesetzt.
Da Ornithin und Arginin so eng zusammenhängen, treffen die charakteristischen Züge und Warnungen auf beide gleichermaßen zu (siehe Seite 176, »Arginin«). Als zusätzliches Präparat wirkt Ornithin am besten, wenn es auf dieselbe Art und zur selben Zeit wie Arginin genommen wird (auf leeren Magen, mit Wasser, nicht mit Eiweiß).

Weitere erstaunliche Aminosäuren

Glutamin und Glutaminsäure

Glutaminsäure ist in erster Linie Brennstoff für das Gehirn. Sie hat die Fähigkeit, überschüssiges Ammoniak – das die richtige Gehirnfunktion behindern kann – aufzunehmen und in den »Stoßdämpfer« Glutamin zu verwandeln. Da Glutamin eine bemerkenswerte Steigerung von Glutaminsäure hervorruft, kann ein Glutaminmangel in der Nahrung zu einem Defizit der Säure im Gehirn führen.
Glutamin ist auch ein Bestandteil von Glutathion, dem primären körpereigenen Antioxidans, das in praktisch jeder Zelle vorhanden ist. Wenn Sie also einen Mangel an Glutamin haben, werden Sie in der Regel auch einen Mangel an Glutathion haben. Außerdem kann Glutamin helfen, den Wachstumshormonspiegel anzuheben.
Außer daß es die Intelligenz fördert (sogar den Intelligenzquotienten von geistig behinderten Kindern), hat Glutamin bewiesen, daß es eine Hilfe bei Alkoholentzug sein kann. Es hat sich auch herausgestellt, daß Glutamin die Heilungszeit

bei Geschwüren verkürzen und Erschöpfung, Depressionen und Impotenz lindern kann. Außerdem hat sich gezeigt, daß es den Heilungsprozeß bei Verbrennungsopfern unterstützt und dem Muskelschwund bei chronisch Kranken vorbeugt. Vor kurzem wurde es erfolgreich bei der Behandlung von Schizophrenie und Senilität eingesetzt sowie bei Krebspatienten, bei denen eine Knochenmarkstransplantation durchgeführt wurde, wobei sich die Dauer des Krankenhausaufenthaltes verkürzte und das Infektionsrisiko verminderte. Es hat sich auch gezeigt, daß es den Muskelumfang bei gesunden Menschen, die Sport betreiben, steigert.

L-Glutamin, die natürliche Form von Glutamin, gibt es als Kapseln zu 500 mg. Ich empfehle eine Dosis von bis zu 3 Kapseln oder Tabletten mit 500 mg täglich, entweder eine halbe Stunde vor oder zwei Stunden nach dem Essen. Ich würde vorschlagen, daß Sie mit einer Dosis von 500 bis 1 000 mg in den ersten Wochen anfangen und diese im Laufe eines Monats allmählich auf 1 500 mg steigern.

Vorsicht: Obwohl Glutamin und Glutaminsäure keineswegs dasselbe sind wie Natriumglutamat, können Menschen, die gegen das letztere empfindlich sind, allergisch reagieren, und sollten deshalb einen Arzt zu Rate ziehen, bevor sie diese Präparate nehmen.

Asparaginsäure

Asparaginsäure hilft bei der Entfernung von schädlichem Ammoniak aus dem Körper – wenn Ammoniak in den Blutkreislauf gerät, wirkt es sehr giftig – und trägt dadurch zum Schutz des zentralen Nervensystems bei. Neuere Forschungen weisen darauf hin, daß diese Aminosäure ein wichtiger Faktor zur Steigerung der Widerstandskraft gegen Erschöpfung sein

kann. Als Sportler Salze der Asparaginsäure verabreicht bekamen, zeigten sie entschieden mehr Durchhaltevermögen und Ausdauer.
L-Asparaginsäure, die natürliche Form der Asparaginsäure, gibt es als Tabletten mit 250 und 500 mg. Die übliche Dosierung liegt bei 500 mg ein- bis dreimal täglich mit Saft oder Wasser (kein Eiweiß) genommen.

Cystin und Cystein

Cystin ist die stabile Form der schwefelhaltigen Aminosäure Cystein (ein wichtiger Nährstoff gegen das Altern). Der Körper verwandelt schnell eins in das andere, je nachdem, wie es gebraucht wird, und beide Formen können im Stoffwechsel als eine einzige Aminosäure betrachtet werden. Beim Stoffwechsel gibt Cystin Schwefelsäure ab, die mit anderen Substanzen zusammenwirkt und bei der Entgiftung des Körpersystems hilft.
Schwefelhaltige Aminosäuren, besonders Cystin und Methionin, haben sich als wirkungsvoller Schutz gegen Kupfervergiftung erwiesen (eine übermäßige Ansammlung von Kupfer im Körper ist ein Anzeichen für die Wilson-Krankheit, eine seltene erbliche Stoffwechselanomalie). Cystin/Cystein kann auch dazu beitragen, den Körper vor anderen schädlichen und zerstörerischen Substanzen, die durch Rauchen und Trinken entstehen, zu schützen. Ein Cysteinpräparat, das täglich zusammen mit Vitamin C (dreimal soviel Vitamin C wie Cystein) genommen wird, ist gut für Raucher und Menschen, die viel Alkohol trinken (die Präparate sollten nicht auf leeren Magen genommen werden). Neuere Forschungen weisen darauf hin, daß therapeutische Dosierungen von Cystein ein hohes Maß an Schutz gegen radioaktive Strahlen bieten können.

Vorsicht: Hohe Dosierungen von Cystin/Cystein, Vitamin C und Vitamin B_1 sind nicht empfehlenswert für Diabetiker und sollten nur genommen werden, wenn der Arzt dazu rät. Die Verbindung dieser Nährstoffe könnte die Wirkung des Insulins zunichte machen.

Methionin

Methionin ist eine essentielle Aminosäure, die bei der Fettaufspaltung hilft, und überdies ein hochwirksames Antioxidans. Wie Cystein ist Methionin eine schwefelhaltige Aminosäure. Es hilft, den Körper vor toxischen Substanzen sowie den schädlichen Freien Radikalen zu schützen. Es hilft in manchen Fällen von Schizophrenie, indem es die Bluthistaminwerte senkt, die dafür verantwortlich sein können, daß das Gehirn falsche Botschaften weitergibt. In Verbindung mit Folsäure und Cholin hat Methionin eine Schutzwirkung gegen bestimmte Tumore gezeigt. Es ist auch günstig für Frauen, die orale Empfängnisverhütungsmittel nehmen, da es die Östrogenproduktion fördert.

Ein Mangel an Methionin kann die Fähigkeit des Körpers, Urin abzugeben, stark einschränken, und das führt zu Ödemen (Schwellungen durch Flüssigkeitsablagerungen im Gewebe) und zu Anfälligkeit gegen Infektionen. Methioninmangel war bei Versuchstieren im Labor verbunden mit Cholesterinablagerungen, Arteriosklerose und Haarausfall.

Da Methionin im Körper nicht synthetisch erzeugt wird, muß es durch die Nahrung oder durch zusätzliche Präparate zugeführt werden. Gute Nahrungsquellen für diese Aminosäuren sind Bohnen, Fisch, Eier, Knoblauch, Sojabohnen, Fleisch, Zwiebeln, Samenkerne und Joghurt.

Glycin

Manchmal als die einfachste Aminosäure bezeichnet, besitzt Glycin einige bemerkenswerte Vorteile. Sie hat sich als hilfreich erwiesen bei der Behandlung einer Funktionsschwäche der Hirnanhangdrüse. Und da sie dem Körper zusätzliches Kreatin (wesentlich für die Muskelfunktion) liefert, ist sie auch wirksam bei der Behandlung von fortschreitendem Muskelschwund. Interessanterweise kann ein Überschuß an dieser Aminosäure Müdigkeit verursachen, aber bei der richtigen Menge wird mehr Energie erzeugt.

Glycin ist notwendig für die Funktion des zentralen Nervensystems; es wurde schon zur Behandlung von manischer Depression und Hyperaktivität eingesetzt und kann zur Verhinderung epileptischer Anfälle beitragen.

Viele ernährungswissenschaftlich orientierte Ärzte setzen Glycin bei der Behandlung von Blutunterzucker (Hypoglykämie) ein. Glycin regt die Freisetzung von Glukagon an, das Glykogen mobilisiert, und dieses gelangt dann als Glukose ins Blut.

Zusätzlich hilft Glycin bei der Behandlung von zuviel Magensäure (und ist ein Bestandteil von vielen säurehemmenden Magenpräparaten). Es wurde auch eingesetzt, um bestimmte Formen der Azidose (Übersäuerung des Blutes) zu behandeln, besonders die, die durch einen Überschuß an Leucin hervorgerufen wird und üblen Körper- und Mundgeruch bewirkt (ein Zustand, der früher nur durch Einschränkung der Leucinaufnahme durch die Nahrung behandelt wurde).

Tyrosin

Obwohl Tyrosin eine nichtessentielle Aminosäure ist, spielt sie als Neurotransmitter eine besonders wichtige Rolle in der Anregung und Regulierung der Hirnaktivitäten. Damit beispielsweise Phenylalanin stimmungshebend und appetitzügelnd wirken kann (siehe Seite 171), muß es erst in Tyrosin umgewandelt werden. Wenn diese Umwandlung nicht stattfindet, entweder weil irgendein Enzym fehlt oder weil an anderer Stelle im Körper ein großer Bedarf an Phenylalanin besteht, dann werden unzureichende Mengen von Norepinephrin im Gehirn produziert, und das führt zu Depressionen.

Tyrosin unterstützt die gesunde Funktionsweise der Nebennieren, der Gehirnanhangs- und der Schilddrüse. Es stimuliert auch die Freisetzung des Wachstumshormons und bildet Norepinephrin, das appetithemmend wirkt.

Klinische Studien haben gezeigt, daß ein Tyrosinpräparat helfen kann, Depressionen und Angstzustände unter Kontrolle zu bekommen, die auf Medikamente nicht angesprochen hatten. Dadurch konnten die Patienten die Einnahme von Amphetaminen (zur Hebung der Stimmung oder als Appetitzügler) innerhalb von ein paar Wochen auf ein Minimum reduzieren.

Tyrosin hat auch Kokain-Abhängigen geholfen, von der Sucht loszukommen, indem es Depressionen, Erschöpfung und der außerordentlichen Reizbarkeit vorbeugt, die den Entzug begleiten.

Eine Behandlung mit Tyrosin, in Orangensaft aufgelöst, zusammen mit Vitamin C, Tyrosin-Hydroxylase (ein Enzym, durch das der Körper Tyrosin verwerten kann) sowie Vitamin B_1, B_2 und Niacin scheint hier sehr wirksam zu sein.

L-Tyrosin-Präparate sollten mit kohlenhydratreichen Mahlzeiten oder zur Schlafenszeit eingenommen werden, damit sie nicht der Aufnahme anderer Aminosäuren entgegenwirken. Gute natürliche Quellen sind Milchprodukte, Bananen, Avocados, Limabohnen, Mandeln, Kürbiskerne und Sesamsamen.

Noch Fragen zu Kapitel V?

»Ich neige zu krampfartigen Anfällen, und vor einem Jahr hat mir der Arzt ein krampflösendes Mittel (Phenytoin) verschrieben. Kürzlich erzählte mir eine Freundin von Taurin; sie sagte, das sei eine nichtessentielle natürliche Aminosäure und könne mir vielleicht genauso helfen. Ich möchte nun gern wissen, ob Taurin für mich notwendig ist und warum es wirken sollte, wenn es doch nichtessentiell ist.«

Lassen Sie mich erst einen Punkt klären, der in bezug auf die Aminosäuren immer wieder mißverstanden wird: »Nicht-essentiell« bedeutet nicht dasselbe wie »nicht notwendig«. *Alle* Aminosäuren sind notwendig, nur daß die, die als essentiell bezeichnet werden, vom Körper nicht in ausreichender Menge synthetisiert werden können, um wirkungsvoll in die Eiweißsynthese einzugreifen. Wenn diese essentiellen Säuren nicht mit der Nahrung geliefert werden, reduzieren sich alle Aminosäuren in demselben Maß wie die, die wenig oder gar nicht vorhanden sind. Taurin (ein Bestandteil der Gallenflüssigkeit) anstelle eines krampfhemmenden Medikaments einzusetzen – diese Entscheidung kann nur Ihr Arzt treffen. Ich kann allerdings sagen, daß Taurin schon recht erfolgreich gegen Krämpfe gewirkt hat, wenn es in Kombination mit Glutaminsäure und Asparaginsäure genommen wurde. Aber ich würde nicht dazu raten, es ohne vorheriges Gespräch mit dem Arzt zu nehmen.

»Ich habe gelesen, daß körperliche Anstrengung die Freisetzung des Wachstumshormons anregt. Ich mache täglich mindestens 20 Minuten lang tänzerische Gymnastik. Bedeutet das, daß ich vermutlich kein zusätzliches Präparat mit dem Wachstumshormon brauche?«

Im Gegenteil. Wahrscheinlich brauchen Sie es um so mehr. Nur bestimmte Übungen wie Gewichtheben – und dabei das »Reißen« – fördern ein beträchtliches Freisetzen des Wachstumshormons. Andere Übungen, selbst Dauerbelastungen, produzieren nur unwesentliche Mengen des Wachstumshormons (wenn überhaupt) – es sei denn, es gehören ähnliche Muskelbewegungen wie beim Reißen dazu. Da Sie beim Schwitzen über die Haut Aminosäuren verlieren, steigert sportliche Betätigung Ihren Bedarf an Aminosäuren, die das Wachstumshormon anregen.

»Ich nehme ein gewichtsreduzierendes Mittel. Auf der Packung steht, daß es Phenylpropanolamin enthält. Ist das das gleiche wie L-Phenylalanin, und sind diese Substanzen gleich wirksam?«
Phenylpropanolamin (PPA), das in vielen Diättabletten vorkommt, ist keinesfalls das gleiche wie L-Phenylalanin. PPA ist ein Appetitzügler von äußerst zweifelhafter Wirkung, häufig begleitet von Nebenwirkungen, wie z. B. negativen Wechselwirkungen mit Monoaminoxidase-Inhibitoren und einigen oralen Empfängnisverhütungsmitteln. Im Unterschied zu der Aminosäure Phenylalanin, die das Gehirn zur Bildung von Norepinephrin (das nachgewiesenermaßen das Hungergefühl reduziert) anregt und die depressiven Stimmungen beim Abnehmen erleichtert, entzieht PPA dem Gehirn in der Regel innerhalb von etwa zwei Wochen das gesamte Norepinephrin und macht den Betreffenden müde und oft depressiv.
PPA ist ein schlechter Ersatz für eine gute Ernährung (siehe Seite 299). L-Phenylalanin hingegen, das in vielen eiweißreichen Nahrungsmitteln wie Hüttenkäse, Sojaprodukten, Mandeln, Magermilchpulver usw. vorkommt, wirkt unterstützend, um den Appetit einzuschränken (während es das Gehirn nährt), wenn es eine Stunde vor den Mahlzeiten mit Saft oder Wasser eingenommen wird.

»Gibt es eine Aminosäure, die dem Alterungsprozeß entgegenwirkt?«
Ja, die gibt es. L-Glutathion (GSH), ein aus drei Aminosäuren synthetisiertes Tripeptid – aus natürlichem Cystein, natürlicher Glutaminsäure und Glycin –, hat antioxidative Wirkung und macht die Freien Radikalen unschädlich, die den Alterungsprozeß beschleunigen. Diese Substanz wirkt auch der Bildung von Krebstumoren entgegen und steigert die Gehirndurchblutung. Sie wird nicht nur zur Behandlung von Allergien, grauem Star, Diabetes, Unterzuckerung des Blutes und Arthritis angewendet, sondern schwächt auch die schädlichen Wirkungen einer starken radioaktiven Bestrahlung und der Chemotherapie ab sowie die negativen Auswirkungen von Röntgenstrahlen. Und außerdem schützt sie noch vor den schädlichen Wirkungen von Zigarettenrauch und Alkohol!
Glutathion kommt in Obst und Gemüse vor, seine Wirkung wird aber durch das Kochen herabgesetzt. Ich empfehle eine Dosis von 1 Kapsel mit 50 mg ein- bis zweimal täglich.

»Was ist mit der Aminosäure L-Carnitin, von der ich gehört habe?«
Sie ist ein potentieller Lebensverlängerer. Ihre wichtigste Aufgabe besteht darin, das Herz und das Knochenskelett mit Energie zu versorgen. Sie kann bei der Behandlung von Herzerkrankungen helfen, Angina-pectoris-Anfälle lindern, eine Unterzuckerung des Blutes unter Kontrolle bringen, das Fortschreiten der Alzheimer-Krankheit verlangsamen sowie Patienten mit Diabetes, Leber- und Nierenerkrankungen helfen.
Sie spielt eine wichtige Rolle in der Umwandlung von gespeichertem Körperfett in Energie und wird von Sportlern verwendet, um eine intensive körperliche Belastung über längere Trainingsperioden zu ermöglichen.
Die natürlichen Hauptquellen für L-Carnitin sind Fleisch und

Milchprodukte. Eine empfohlene Tagesmenge gibt es nicht, aber der durchschnittliche Erwachsene verbraucht davon zwischen 100 und 300 mg täglich. Als Zusatz empfehle ich 2 Kapseln mit 500 mg pro Tag. In seltenen Fällen können Menschen, die mehr als 1 g Carnitin täglich zu sich nehmen, einen fischigen Geruch ausströmen (hervorgerufen durch den Abbau des Carnitins durch Darmbakterien), der aber in der Regel wieder verschwindet, sobald man die Menge reduziert.

Vorsicht: Es gibt zwei Formen von Carnitin: L-Carnitin und D-Carnitin. Halten Sie sich an Produkte, die nur reines L-Carnitin enthalten, da einige Untersuchungen darauf hinweisen, daß D-Carnitin giftig sein könnte. Wenn Sie Probleme mit dem Herzen haben, sollten Sie keines dieser Präparate nehmen, ohne Ihren Arzt zu fragen.

»Bei all diesen Krankheiten wie Krebs und Aids und was es heute sonst noch alles gibt – kann man irgend etwas tun, um das eigene Abwehrsystem zu stärken?«

Ja, das kann man zum Glück! Den besten Schutz scheinen die Aminosäuren zu liefern, die das Wachstumshormon freisetzen (siehe Seite 510.)

Wenn wir älter werden, geschieht folgendes: Unser Immunsystem – diese allzeit bereite Armee von weißen Blutkörperchen (T-Zellen unter dem Kommando der Thymusdrüse), die gesagt bekommen, wann und wo sie angreifen sollen und welche Antikörper ihre Mitstreiter, die B-Zellen (die im Knochenmark entstehen), produzieren sollen – beginnt schwächer zu werden, weil die Thymusdrüse schrumpft und an Leistungsfähigkeit verliert. Das führt nicht nur zu einem unwirksamen Verteidigungssystem, es kann auch eine gefährliche Verwirrung verursachen, bei der die weißen Blutkörperchen Freunde für Feinde halten und die eigenen Zellen angreifen, wodurch das Immun-

system völlig durcheinander gerät. Man spricht dann von den sogenannten Autoimmunerkrankungen. Es wird vermutet, daß multiple Sklerose, Myasthenie (abnorme Ermüdbarkeit der willkürlichen Muskulatur) und Arthritis auf diese Weise verursacht werden.
Kürzlich wurde jedoch entdeckt, daß dieser Zusammenbruch höchstwahrscheinlich die Folge einer verringerten Menge des von der Hirnanhangdrüse produzierten Wachstumshormons ist, das wiederum notwendig für die Funktion der Thymusdrüse und damit des Abwehrsystems ist. Es hat sich aber herausgestellt, daß Präparate mit Antioxidantien, Vitamin C, Alpha- und Beta-Carotin, Lutein, Lycopen, Selen, Grapefruitkernextrakt, Grüntee-Extrakt, Alpha-Lipoinsäure, Soja-Isoflavonoide (Genistein und Daidzein), Zink und Enzymen wie Papain bei der Umkehrung dieses degenerativen Erscheinungsbildes Wunder wirken können.

»Ich bin professioneller Gewichtheber und möchte gern wissen, ob es irgendwelche legalen, natürlichen Alternativen zu den Steroidpräparaten gibt.«
Zweifellos gibt es die. Verzweigtkettige Aminosäuren (Leucin, Valin und Isoleucin) sind natürliche Anabolika (muskelaufbauende Substanzen). Sie steuern die Proteinverwertung im Körper und spielen eine einzigartige Rolle für den Eiweißstoffwechsel im Muskelgewebe. Während alle anderen Aminosäuren in der Leber abgebaut werden, werden diese Substanzen in den peripheren Muskeln oxidiert.
Die verzweigtkettigen Aminosäuren stellen tatsächlich für die Muskeln des Menschen die wichtigsten Kalorienlieferanten dar. Intensive körperliche Anstrengung führt zur raschen Ausscheidung von Stickstoff, wodurch die Muskelproteinsynthese herabgesetzt wird. Diesem Vorgang wirken die verzweigtkettigen Aminosäuren entgegen.

Bei starker körperlicher Beanspruchung, wie es beim Gewichtheben der Fall ist, bewirkt der auf den Muskel einwirkende Streß dessen Zusammenbruch (Katabolismus), und die Aminosäuren können das nicht nur verhindern, sondern diesen Prozeß tatsächlich umkehren. Sie wirken demnach anabolisch, weil sie den Muskel aufbauen.
Einige Hinweise zur Unterstützung für Ihr Training:

- Verzweigtkettige Aminosäuren können den Appetit zügeln, während sie gleichzeitig die Eiweißspeicherung im Körper aufrechterhalten.
- Muskelgewebe macht einen großen Teil Ihres Körpergewichts aus, und die Muskeln bestehen zu 15 bis 20 Prozent aus verzweigtkettigen Aminosäuren.
- Diese Substanzen sind zu 50 Prozent innerhalb von einer Stunde nach ihrer Einnahme für die Muskeln verfügbar, zu 100 Prozent in zwei Stunden.
- Sie erzeugen Glykogen, das die Insulinausschüttung im Gleichgewicht hält.
- Sie wirken sich unmittelbar auf Änderungen des Muskel- und Körpergewichts aus und fördern eine gleichmäßige Muskelverteilung.

Alle diese Präparate sollten eine halbe Stunde vor dem Training genommen werden.

»Ich bin etwas verwirrt in bezug auf N-Acetylcystein (NAC) und seine Wirkung. Ist es sinnvoll, diese Aminosäure zusätzlich zu nehmen?«
Das will ich meinen! Als Aminosäure ist NAC eine Vorstufe von Glutathion, dem im Körper am häufigsten vorkommenden Antioxidans. Untersuchungen haben gezeigt, daß NAC helfen kann, Erkrankungen der Atemwege vorzubeugen – wie Bronchitis, Bronchialasthma, Emphysem, chronische Neben-

höhlenentzündung; ja sie können sogar vor Lungenschäden schützen, die durch krebserregende Chemikalien im Zigarettenrauch verursacht werden. NAC ist auch mit Erfolg eingesetzt worden, um Menschen mit schweren Innenohrinfektionen zu behandeln. Und beim Bodybuilding hat es sich gezeigt, daß NAC den Sportlern hilft, sich nach dem Training schneller wieder zu erholen. Als zusätzliches Präparat können 1 bis 3 Kapseln oder Tabletten von 500 mg zu den Mahlzeiten genommen werden.

Vorsicht: Nehmen Sie kein NAC, wenn Sie unter Magengeschwüren leiden oder Medikamente konsumieren, die zu Verletzungen der Magenwand führen können.

VI
Fette und ihre Beeinflussung

Lipotrope Verbindungen: Was ist das?

Methionin, Cholin, Inosit und Betain sind lipotrope Verbindungen, deren Hauptfunktion darin besteht, eine abnorme und übermäßige Fettansammlung in der Leber zu verhindern. Lipotrope Verbindungen steigern auch die Lecithinproduktion der Leber, was das Cholesterin löslicher macht; sie entgiften die Leber und steigern die Widerstandskraft gegen Krankheiten, indem sie der Thymusdrüse helfen, ihren Aufgaben nachzukommen.

Wer braucht sie und warum?

Wir alle brauchen lipotrope Verbindungen, einige mehr, andere weniger: Wer viel Protein zu sich nimmt, braucht mehr. Methionin und Cholin sind notwendig, um die Amine zu entgiften, die Nebenprodukte des Proteinstoffwechsels sind.

Weil wir fast alle zuviel Fett essen und ein guter Teil davon gesättigtes Fett ist (der Durchschnittsverbrauch in Deutschland liegt bei ca. 35-40 Prozent der Gesamtkalorienmenge), sind lipotrope Verbindungen unerläßlich. Indem sie der Leber bei der Produktion von Lecithin helfen, tragen sie dazu bei, die Bildung gefährlicher Cholesterinablagerungen in den Blutgefäßen zu verhindern – was die Gefahr von Herzanfällen, Arteriosklerose und Gallensteinbildung verringert.

Lipotrope Verbindungen halten das Cholesterin gefahrlos in Bewegung.

Wir brauchen auch lipotrope Verbindungen, um gesund zu bleiben, da sie die Thymusdrüse anregen, Antikörper zu produzieren. Das Wachstum und das Wirken der Phagozyten (die eindringende Viren und Mikroben einkreisen und auffressen) wird gefördert, ebenso die Zerstörung von fremdem oder anormalem Gewebe.

Die Sache mit dem Cholesterin

Wie bei allen anderen Dingen gibt es auch beim Fett eine gute und eine schlechte Seite: Die allgemein gängige Annahme, daß alle Fette schlecht seien, ist einfach nicht richtig, so weit sie auch verbreitet sein mag. Und den allerschlechtesten Ruf hat dabei das Cholesterin.

Praktisch jeder weiß, daß Cholesterin für Arteriosklerose, Herzerkrankungen und viele andere Krankheiten verantwortlich sein kann; aber nur wenige haben eine Ahnung, wie wichtig dieses Fett tatsächlich für unsere Gesundheit ist.

Mindestens zwei Drittel des Cholesterins in unserem Körper wird in der Leber oder im Darm hergestellt. Dort findet man es genauso wie im Gehirn, in den Nebennieren und im Stützgewebe der Nerven. Und dieses »gute« Cholesterin hat wirklich lebenswichtige Funktionen:

- Das Cholesterin in der Haut wird durch die ultravioletten Sonnenstrahlen in das so wichtige Vitamin D umgewandelt.
- Cholesterin ist am Kohlenhydratstoffwechsel beteiligt. Je mehr Kohlenhydrate man zu sich nimmt, um so mehr Cholesterin wird erzeugt.

- Cholesterin ist ein Hauptlieferant der lebenswichtigen Hormone der Nebennieren, wie Cortison.
- Cholesterin ist ein Bestandteil der Zellmembranen und notwendig für die Produktion der männlichen und weiblichen Geschlechtshormone.

Cholesterin verhält sich unterschiedlich, je nachdem, an welches Protein es gebunden ist. Die Lipoproteine sind jene Bestandteile in unserem Blut, die das Cholesterin transportieren.
Lipoproteine von geringer Dichte (= LDL; *Low-Density Lipoproteins*) transportieren ungefähr 65 Prozent des Blutcholesterins und sind die »Bösen«, die es in den Arterien ablagern, wo es in Verbindung mit anderen Substanzen zu Arterienverkalkung führt.
Lipoproteine von sehr geringer Dichte (= VLDL; *Very-Low-Density Lipoproteins*) transportieren nur ungefähr 15 Prozent des Blutcholesterins, werden aber von der Leber gebraucht, damit sie LDL (Lipoproteine von geringer Dichte) erzeugen kann. Je mehr VLDL vorhanden ist, um so mehr LDL sendet die Leber aus und um so mehr erhöht sich das Risiko von Herzerkrankungen.
Lipoproteine von hoher Dichte (= HDL; *High-Density Lipoproteins*) transportieren ungefähr 20 Prozent des Blutcholesterins und sind die »Guten«, die eine positive Wirkung haben: Sie bestehen hauptsächlich aus Lecithin, das Cholesterin spaltet und es leicht durch das Blut transportieren kann, ohne daß es in den Arterien Klümpchen bildet. Interessanterweise hat man herausgefunden, daß Menschen mit breiten Hüften und schlanker Taille einen höheren HDL-Prozentsatz aufweisen als Leute mit Bierbauch – was vielleicht erklären könnte, warum Frauen im Durchschnitt acht Jahre länger leben als Männer!
Im wesentlichen gilt: Je höher die Dichte der Lipoproteine ist, desto geringer ist Ihr Risiko, Anzeichen für eine Herzerkrankung zu entwickeln.

Eier sind vielleicht gar nicht so schädlich, wie Sie dachten.

Erwähnenswert ist auch, daß trotz der Halbierung des Eierverbrauchs in den USA seit 1945 *keine* vergleichbare Abnahme der Herzerkrankungen festzustellen war. Die Amerikanische Gesellschaft für Herzerkrankungen stuft Eier zwar als gefährlich ein, aber eine Ernährung ohne Eier kann genauso gefährlich sein. Eier enthalten nicht nur die vollständigsten Eiweißbestandteile von allen Nahrungsmitteln, sie enthalten auch Lecithin, was bei der Assimilation von Fett hilft. Und – was das wichtigste ist: sie erhöhen den HDL-Anteil.

Wie bringt man den Cholesterinspiegel ins Gleichgewicht?

Wenn man von »Cholesterinspiegel« spricht, meint man die Gesamtmenge an Cholesterin im Blut (Serumcholesterinwerte). Diese Menge wird in Milligramm pro Deziliter (mg/dl) gemessen und sollte bei *jedem* Menschen 200 mg/dl nicht überschreiten.

Das Verhältnis zwischen HDL (dem »guten« Cholesterin) und LDL (dem »schlechten« Cholesterin) ist genauso wichtig wie die Relation zwischen HDL und dem Gesamtcholesterin. Je größer der HDL-Anteil, um so größer ist auch der Schutz gegen Arteriosklerose.

Beim Blutcholesterintest werden normalerweise auch die Triglyceridwerte gemessen. Diese Fette unterscheiden sich vom Cholesterin, aber es gibt eine Verbindung: Man kann zwar hohe Triglyceridwerte haben ohne ein entsprechend hohes Cholesterin (und umgekehrt), doch eine Senkung der

Triglyceridwerte scheint auch die Senkung des Cholesterinspiegels zu fördern.
Wenn Sie Ihren erhöhten Cholesterinspiegel senken wollen, ist es unbedingt notwendig, die tägliche Aufnahme von Fett unter 30 Prozent (besser noch 20 Prozent) der Gesamtkalorienaufnahme zu reduzieren, und davon sollte nicht mehr als 10 Prozent gesättigtes Fett sein.

Vergleich zwischen gesättigten und ungesättigten Fettsäuren

Gesättigte Fette stammen aus tierischen Quellen (mit einigen wenigen Ausnahmen, insbesondere Kokos- und Palmöl, sowie gehärteten oder teilweise gehärteten pflanzlichen Ölen), und sämtliche tierische Fette enthalten Cholesterin.
Ungesättigte Fettsäuren (ob einfach oder mehrfach ungesättigt) stammen aus pflanzlichen Quellen, und weder Gemüse noch Obst enthält Cholesterin.
Aber – und das ist ein großes Aber: Auch wenn Nahrungsmittel kein Cholesterin enthalten, heißt das nicht, daß sie kein Fett enthalten. Beispielsweise enthalten Avocados kein Cholesterin, aber schon mit einer einzigen Avocado für Ihre Guacamole nehmen Sie mehr als 30 g Fett zu sich.

Nahrungsmittel, Nährstoffe und neue Präparate, die den Cholesterinspiegel auf natürliche Weise senken

Es folgt eine Liste von natürlichen Lebensmitteln, Nährstoffen und cholesterinsenkenden Präparaten (die kursiv gesetzten

Markenbezeichnungen sollen nur zu Ihrer Information und nicht als Werbung dienen).

Bevor Sie sich entschließen, zusätzliche Mittel zur Senkung eines zu hohen Cholesterinspiegels zu nehmen, sollten Sie Ihren Arzt befragen. Es kann gefährlich sein, auf eigene Faust von einem rezeptpflichtigen Medikament auf Zusatzpräparate umzusteigen oder zusätzlich zu den verschriebenen Medikamenten noch andere Präparate zu nehmen. Und denken Sie daran, daß kein Mittel – egal, was es auch sei – Wunder wirken kann. In jedem Fall sind eine fettarme Kost und regelmäßige sportliche Betätigung unerläßlich, um den Cholesterinspiegel zu senken.

Den Cholesterinspiegel senken:

- Auberginen
- Ballaststoffe: 25 bis 35 g täglich
- *Cholestatine*: enthalten Phytosterine, also Verbindungen, die z. B. in Reis und Sojabohnen enthalten sind, hauptsächlich Sitosterin; die empfohlene Dosierung beträgt 6 bis 8 Kapseln täglich, zwischen den Mahlzeiten genommen
- *Cholestin*: enthält rote chinesische Hefe, die eine Senkung der Cholesterinwerte um 25 bis 40 Einheiten bewirken kann, wenn sie zusätzlich zu einer gesunden Ernährung und körperlichen Übungen eingesetzt wird; die empfohlene Dosierung beträgt 2 Kapseln zu 600 mg zweimal täglich
- *Chrompicolinat*: die am besten resorbierte Form von Chrom; besonders gut in Verbindung mit Niacinamid; nehmen Sie bis zu 3 Kapseln mit 200 µg täglich
- einfach ungesättigte Öle: Oliven-, Erdnuß-, Rapsöl
- Bockshornkleesamen

Vorsicht: Sollte während der Schwangerschaft nicht genommen werden.

- Fischöle: EPA und DHA (Eicosapentaensäure und Docosahexaensäure, beides Omega-3-Fettsäuren); nehmen Sie bis zu 6 Kapseln zu 1 000 mg täglich.

Vorsicht: Können der normalen Blutgerinnung entgegenwirken. Sollten nicht zusammen mit Blutverdünnungsmitteln (z. B. Heparin) genommen werden, es sei denn, der Arzt empfiehlt es ausdrücklich.

- Flohsamen: Psyllium-Hülsen; Metamucil wird durch einen Walzvorgang aus Flohsamen gewonnen; 3 gehäufte Teelöffel liefern 10 g cholesterinsenkende lösliche Ballaststoffe.
- Gerste
- Guargummi: ein Extrakt aus den Kernen der Guarpflanze; die Tabletten müssen gut gekaut oder langsam gelutscht und mit viel Wasser hinuntergespült werden.

Vorsicht: Nicht zu empfehlen bei Schluckproblemen oder nach Magen-Darm-Operationen.

- *Gugulipid*: ein Extrakt des Mukulmyrrhebaums, der in Indien heimisch ist und seit vielen Jahrhunderten in der ayurvedischen Medizin Verwendung findet; nehmen Sie 1 Kapsel von 25 mg dreimal täglich zu den Mahlzeiten.

Vorsicht: Kann bei manchen empfindlichen Personen Hautreizungen oder Nesselausschlag verursachen.

- Haferkleie
- Hülsenfrüchte: Pinto-, Lima- und weiße Bohnen
- Ingwer: Nehmen Sie zusätzlich 1 Kapsel bis zu dreimal täglich.
- Joghurt

- rohe Karotten
- Knoblauch: Nehmen Sie zusätzlich 1 Kapsel bis zu dreimal täglich.
- Kohlgemüse: Brokkoli, Blumenkohl u. a. Gemüse aus der Familie der Kreuzblütler
- *LipoGuard*: enthält eine Kombination aus Fischölen und Knoblauch; die empfohlene Dosierung beträgt 4 bis 10 Kapseln täglich.

Vorsicht: Sollte nicht von Personen genommen werden, die an Blutgerinnungsstörungen leiden oder Blutverdünnungsmittel nehmen, außer auf Anraten des Arztes.

- Maiskleie
- mehrfach ungesättigte Öle: Sonnenblumen-, Maiskeim-, Safloröl (Distelöl)
- Nachtkerzenöl: enthält Gammalinolensäure (GLA); ich empfehle 250 mg ein- bis dreimal täglich.
- Niacin: Nehmen Sie No-Flush-Präparate mit Inosithexanicotinat (IHN), in Dosierungen von bis zu 3 Kapseln zu 500 mg täglich.

Vorsicht: Kann bei Menschen, die dazu neigen, zu Gichtanfällen führen; hohe Dosierungen können Leberfunktionsstörungen verursachen.

- rote Paprika
- Pektin: Apfel, Grapefruit
- *Phytoquest*: enthält Phytosterine, vor allem Sitosterin, das die Cholesterinaufnahme im Dünndarm blockiert; empfohlene Dosierung 6 bis 8 Kapseln täglich vor den Mahlzeiten.
- Phytosterine: Beta-Sitosterin, Stigmasterin, Campesterin (in

pflanzlichen Nahrungsmitteln wie Reis und Sojabohnen natürlich vorkommende Verbindungen. (In Deutschland nicht erhältlich.)
- Reiskleie
- Sojabohnen
- Vitamin C
- Vitamin E
- Zitronengrasöl
- Zwiebeln.

Wissen Sie, was Ihren Cholesterinspiegel ansteigen läßt?

Viele Faktoren, die Ihnen vielleicht nicht einmal bewußt sind, können Ihre Cholesterinwerte anheben bzw. Ihre Bemühungen, den Cholesterinspiegel zu senken, zunichte machen. Hier sind einige Faktoren, über die Sie nachdenken sollten:

- Rauchen
- Koffein
- Streß
- Antibabypille
- weißer Zucker
- Lebensmittelzusätze
- Umweltschadstoffe

Wer auf seinen Cholesterinspiegel achten muß, ist mit einer Mahlzeit aus hellem Truthahnfleisch gut beraten. Denken Sie daran, daß rund 100 g helles Putenfleisch nur ungefähr 67 mg Cholesterin enthalten, während dieselbe Menge an dunklem Fleisch 75 mg enthält. Aber Vorsicht vor Truthahnleber: 1 Tasse voll gehackter Leber enthält etwa 830 mg!

Noch Fragen zu Kapitel VI?

»Ich möchte gern wissen, ob es einen Unterschied macht, ob jemand ›hyperlipidämisch‹ oder ›hypercholesterinämisch‹ ist.«
Ja, schon. Aber es macht leider nur einen geringen Unterschied, wenn es um das Risiko einer Herzgefäßerkrankung geht. Ein »Hyperlipidämiker« hat ganz allgemein erhöhte Blutfettwerte, und ein »Hypercholesterinämiker« lediglich erhöhte Cholesterinwerte. Was den Gesundheitszustand angeht, ist das aber nur eine sprachliche Spitzfindigkeit.

»Ich finde es verwirrend, daß manche Produkte einen ›niedrigen Fettgehalt‹ und andere einen ›niedrigen Cholesteringehalt‹ deklarieren. Macht das einen Unterschied?«
Und ob! Tatsächlich kann ein Produkt, das als »cholesterinfrei« angepriesen wird, mit Fett überlastet sein. Sie müssen nämlich wissen, daß Cholesterin und Fett nicht gleichbedeutend sind. Im Unterschied zu Fett wird Cholesterin nicht in Energie umgesetzt; es dient in erster Linie für den Transport der Fette zu den Zellen im ganzen Körper.

»Inwieweit wirken sich mehrfach und einfach ungesättigte Öle auf die Senkung des Cholesterinspiegels aus?«
Mehrfach ungesättigte Öle (Sonnenblumen-, Maiskeim-, Saflor- [Distel-] und Sojaöl) reduzieren sowohl das »gute« (HDL-) als auch das »schlechte« (LDL-)Cholesterin. Einfach ungesättigte Öle (Oliven-, Erdnuß-, Rapsöl) hingegen senken nicht nur den »schädlichen« LDL-Cholesterinanteil, sondern erhöhen die »günstigen« HDL-Cholesterinwerte. Die meisten medizinischen Experten können jedoch nicht sagen, was davon besser ist, und empfehlen daher beides.

»Ich habe gehört, daß mehrfach ungesättigte Öle – die ich häufig verwende – Krebs verursachen können. Ist da etwas Wahres daran?«
Möglicherweise ja. Untersuchungen haben ergeben, daß große Mengen industriell bearbeiteter mehrfach ungesättigter Öle in der Nahrung die Entstehung von karzinogenen (krebserregenden) Substanzen begünstigen können. Das scheint insbesondere bei pflanzlichen Ölen der Fall zu sein, die gehärtet (hydriert) werden, um ein festes Kochfett zu erhalten – ein Vorgang, der tatsächlich ungesättigte in gesättigte Fette umwandelt. Ich empfehle, daß Sie Ihre Nahrung zusätzlich mit Vitamin E (200 bis 400 I. E. täglich) ergänzen, um die Bildung von Lipidperoxiden (das Oxidieren von Fett) im Körper verhindern zu helfen; vermeiden Sie Produkte, die gehärtete Fette enthalten, erhöhen Sie Ihre Zufuhr an Kohlgemüsesorten und ersetzen Sie mehrfach ungesättigte Öle durch einfach ungesättigte Öle wie Olivenöl oder Rapsöl.

»Gibt es lipotrope Verbindungen auch als zusätzliche Präparate, und wenn ja, welche Dosierung wird empfohlen? Gibt es Vorschriften für die Einnahme?«
Lipotrope Verbindungen gibt es in Tablettenform (meistens entspricht eine Menge von 3 Tabletten 1000 mg oder 1 g des jeweiligen lipotropen Wirkstoffes). Die am häufigsten empfohlene Dosierung beträgt 1 bis 2 Tabletten dreimal täglich zu den Mahlzeiten.

»Sind Ihrer Meinung nach Zusätze von lipotropen Verbindungen für manche Menschen wichtiger als für andere?«
Zweifellos, vor allem für Fleischesser. Lipotrope Verbindungen sind Substanzen, die die Fette verflüssigen oder homogenisieren können. Nach meiner Meinung sind zusätzliche Präparate besonders wichtig für alle, die proteinreiche Kost

essen, weil die lipotropen Verbindungen die Amine entgiften, die Nebenprodukte beim Eiweißstoffwechsel sind. Auch wer sich wegen Gallensteinbildung Sorgen macht, sollte darüber nachdenken, solche Präparate zu nehmen.

»Meine Schwiegertochter nimmt ein Hanfölpräparat, und ich habe keine Ahnung, was das ist. Ich weiß nur, daß Marihuana aus einer Hanfpflanze gewonnen wird. Hat dieses Präparat etwa eine ähnliche halluzinogene Wirkung?«
Überhaupt nicht. Hanf gehört zwar zur Pflanzenfamilie der *Cannabis sativa* und fällt damit unter das Betäubungsmittelgesetz, ist jedoch unter bestimmten Bedingungen seit 1996 in Deutschland zum Anbau freigegeben; die Produkte, die daraus gewonnen werden, haben keine halluzinogene Wirkung, sondern besondere gesundheitliche Vorzüge. Man kann Hanfprodukte in Naturkostläden bekommen.
Hanföl ist eine reiche Quelle zweier essentieller Fettsäuren, nämlich (vor allem) der Omega-3- und Omega-6-Fettsäuren – zweier »gesunder« Fette, die für die Gesundheit von Körper und Geist unabdingbar sind (siehe die vorhergehende Frage über deren Vorzüge). Die meisten Menschen bekommen mit der Nahrung ausreichend an Omega-6, aber nicht genug an Omega-3. In der Tat ist es schwierig, ausreichend Omega-3 allein durch die Nahrung aufzunehmen, vor allem auch deshalb, weil es durch Erwärmung zerstört wird. Hanföl kann Salatsaucen und anderen Speisen zugesetzt werden, aber erst *nach* dem Kochen. Die Hanfölkapseln, die Ihre Schwiegertochter einnimmt, sind die einfachste Möglichkeit, von den essentiellen Vorteilen des Hanfs für die Gesundheit zu profitieren.

»Können Sie möglichst einfach erklären, was Omega-3-Fettsäuren sind und was sie mir bringen können?«
Einfach ausgedrückt, sind Omega-3-Fettsäuren Bestandteil

von Fisch und Fischölen (EPA – Eicosapentaensäure – und DHA – Docosahexaensäure); sie haben viele vorteilhafte Wirkungen, die Sie für sich nutzen können, denn sie

- helfen, Arteriosklerose hinauszuzögern.
- senken den LDL-Cholesterin- und Triglyceridspiegel.
- reduzieren die Blutviskosität und wirken vorbeugend gegen Herzinfarkt und Schlaganfall.
- erhalten die Gesundheit von Haut, Haaren und Nägeln.
- senken den Blutdruck.
- aktivieren das Immunsystem.
- können Depressionen vorbeugen.
- lindern rheumatische Arthritis.
- bieten erhöhten Schutz gegen Lupus erythematodes (eine Autoimmunkrankheit).
- schützen vor Migräne und Nierenerkrankungen.

Wer sich vegetarisch ernährt, kann Omega-3-Fettsäuren auch aus Pflanzenölen bekommen – wie z. B. Soja-, Raps-, Leinsamen- und Hanföl; die Umwandlung in EPA und DHA geht dann jedoch viel langsamer vor sich.

»Welchen Unterschied macht es, ob man bei einer cholesterinsenkenden Diät Omega-3- oder Omega-6-Fettsäuren verwendet?«
Die Omega-3-Fettsäuren allein reduzieren nicht nur die Cholesterin-, sondern auch die Triglyceridwerte.

»Ich verwende seit Jahren Margarine, weil mir gesagt wurde, ich solle gesättigtes Fett vermeiden. Jetzt erfahre ich, daß Margarine unter Umständen sogar schädlicher ist als Butter. Ist das wahr?«
Nicht unbedingt. Lassen Sie es mich so sagen: Margarine ist nicht schlechter als Butter – aber sie ist auch nicht viel besser.

Wir alle wissen, daß gesättigte Fette den Cholesterinspiegel auf ungesunde Weise anheben, während ungesättigte Fette das nicht tun. Neuere Studien haben aber gezeigt, daß gehärtete (hydrierte) ungesättigte Fette (die sich aufgrund der Hydrierung ähnlich wie Butter bei Zimmertemperatur verhalten) nicht nur die Cholesterinwerte anheben, sondern zudem eine Wirkung haben, die die gesättigten Fette nicht haben: Sie *senken* den (wünschenswerten) HDL-Cholesterinanteil im Körper. Deshalb sollten Sie nur ungehärtete Margarine, die frei von Trans-Fettsäuren ist, verwenden. Oder am besten nehmen Sie statt dessen Olivenöl oder Rapsöl.

*»Was sind die Fakten in bezug auf die neuen Fettersatzstoffe wie z. B. Olestra oder Z-Trim?«**
Ziemlich mager, was den Nährwert angeht. Das synthetische Fett mit der Bezeichnung Olestra (auch als Olean oder Saccharosepolyester bekannt) wird aus Saccharose und Fettsäuren hergestellt und wurde im Hinblick darauf entwickelt, daß es nicht durch die körpereigenen Enzyme aufgespalten und vom Körper resorbiert werden kann. Theoretisch ist das großartig, aber dieses künstliche Fett, das derzeit vor allem bei Kartoffelchips, Käsebällchen und ähnlichem Knabbergebäck Verwendung findet, hat ein paar Nebenwirkungen, die alles andere als großartig sind. Abgesehen von den braunen Flecken (von denen viele Konsumenten ein Lied singen können, die unter Durchfall und dringendem Stuhlgang leiden) raubt es dem Körper die fettlöslichen Vitamine A, D, E und K. Man hat zwar jetzt angefangen, Olestra diese Vitamine zuzusetzen, aber nur, um den Bestimmungen der Behörden betreffend der Mindestmenge zur Verhinderung von Mangelerscheinungen Genüge zu tun, und nicht im Interesse einer

* Diese Produkte werden in Deutschland noch nicht hergestellt. (Anm. d. Ü.)

optimalen Gesundheit (bei den ersten Tests mit Olestra wurde festgestellt, daß 6 Chips pro Tag die vorhandene Menge an Beta-Carotin um 50 Prozent senken können). Olestra reduziert zwar zugegebenermaßen das Gesamtgewicht des verbrauchten Fetts, doch man bezahlt einen hohen Preis dafür, daß man eine Portion Potatochips von 150 auf 70 Kalorien reduziert.
Z-Trim ist ein Neuzuwachs in der Riege der Fettersatzstoffe. Es wurde vom amerikanischen Landwirtschaftsministerium entwickelt und aus Haferhülsen hergestellt, um einerseits Kalorien einzusparen und andererseits mehr Ballaststoffe aufzunehmen, und es kann zum Kochen verwendet werden. Zum gegenwärtigen Zeitpunkt scheint es keine Nebenwirkungen zu haben, doch solange die langfristige Sicherheit nicht garantiert ist, würde ich Ihnen empfehlen, Ihre Fettzufuhr auf die altmodische Weise zu reduzieren: indem Sie einfach weniger fettreiche Lebensmittel essen. Was die anderen falschen Fette angeht, so sind sie nicht hitzebeständig und können zumindest bisher nicht für gekochte Produkte verwendet werden. Wenn man bedenkt, daß die meisten unserer Fette aus gekochten Speisen stammen, ist der Fettanteil, den man durch Produkte mit Fettersatzstoffen einsparen kann, nicht gerade beeindruckend. Noch schlimmer ist aber, daß diese falschen Fette Ihnen ein falsches Gefühl von Sicherheit im Hinblick auf den Fettkonsum suggerieren und Sie zum Verzehr von Produkten verführen können, die Sie normalerweise gar nicht essen würden. Sie bewirken aber keine grundsätzliche Änderung des Eßverhaltens in bezug auf Fette.

»Was ist der Unterschied zwischen sogenannten ›cholesterinfreien‹ und ›cholesterinarmen‹ Lebensmitteln?«
Der Unterschied liegt ungefähr bei 18 bis 20 mg für eine typische Portion. Cholesterinfreie Lebensmittel enthalten 2 oder

weniger mg Cholesterin pro Portion und weniger als 2 g gesättigtes Fett pro Portion (gesättigtes Fett stimuliert die Cholesterinproduktion im Körper). Die Bezeichnung »cholesterinarm« auf der Packung bedeutet, daß das Produkt nicht mehr als 20 mg Cholesterin pro Portion enthält. Wenn Sie auf Ihren Cholesterinspiegel achten wollen, sollten Sie aber daran denken, daß auch die Größe der Portionen eine Rolle spielt!

VII
Kohlenhydrate und Enzyme

Warum Kohlenhydrate wichtig sind

Kohlenhydrate – eine Plage für jeden, der schlecht informiert eine Diät macht – sind die Hauptlieferanten für die Energien unseres Körpers. Während der Verdauung werden Stärke und Zucker – die Hauptarten der Kohlenhydrate – in Glukose aufgespalten, besser bekannt als Blutzucker. Dieser Blutzucker liefert die wesentliche Energie für unser Gehirn und das zentrale Nervensystem.
Sie brauchen Kohlenhydrate in der täglichen Nahrung, damit das lebenswichtige Gewebe bildende Protein nicht für Energie verschwendet wird, während es vielleicht gerade zur Reparatur von Gewebe gebraucht wird.

Kohlenhydrate enthalten ebenso Kalorien wie Proteine.

Wenn Sie zu viel Kohlenhydrate essen, mehr als in Glukose oder Glykogen (das in der Leber und in den Muskeln gespeichert wird) verwandelt werden kann, dann ist das Ergebnis – wie wir alle nur zu gut wissen – Fett. Wenn der Körper mehr Brennstoff braucht, wird das Fett in Energie umgewandelt, und Sie verlieren Gewicht.
Nehmen Sie nicht zu wenig Kohlenhydrate zu sich: Sie sind für eine gute Gesundheit genauso wichtig wie andere Nährstoffe und enthalten etwa ebenso viele Kalorien wie Protein. Obwohl keine offiziellen Bedarfsmengen festgelegt sind, emp-

fiehlt sich eine Tagesmenge von 50 g, um Ketose zu vermeiden (ein Übersäuerungszustand des Blutes, der eintritt, wenn das körpereigene Fett überwiegend zur Energiegewinnung herangezogen wird).

Nachschlagetabelle für Kohlenhydrate: Der glykämische Index

Nicht alle Kohlenhydrate sind gleich, was ihre Rangordnung auf einer Skala betrifft, die man den glykämischen Index (Blutzuckerindex) nennt. Er läßt sich rechnerisch ermitteln und gibt an, wie schnell und wie stark der Blutglukosespiegel nach dem Verzehr bestimmter Nahrungsmittel ansteigt. Lebensmittel mit einem hohen glykämischen Index sind reich an Kohlenhydraten (hoher Zucker- und Stärkegehalt) und geben schnell Glukose ins Blut ab. An sich ist Glukose nichts Schlechtes (sie ist der Brennstoff, den jede Zelle im Körper braucht), doch um sie zu verwerten, muß die Bauchspeicheldrüse Insulin ausschütten. Je mehr Nahrung mit hohem glykämischen Index Sie zu sich nehmen, um so mehr muß die Bauchspeicheldrüse arbeiten. Und wenn sie zu häufig überlastet wird, kann ihre Funktionsfähigkeit nachlassen – die Folge ist dann Diabetes.
Außerdem verursachen die raffinierten Kohlenhydrate mit hohem glykämischen Index einen Anstieg des Blutzuckers und infolgedessen des Insulins, und das Insulin wandelt daraufhin die ganze zusätzliche Glukose in Fett um. Das ist der Grund, warum viele Menschen trotz weit verbreiteter fettarmer oder fettfreier Nahrungsmittel immer noch so dick sind.
Der Schlüssel, um gesund und schlank zu bleiben, liegt darin, glukosereiche Stärke durch langsamer verdaute, ballaststoff-

reiche Kohlenhydrate zu ersetzen. Die besten Ergebnisse werden mit Lebensmitteln auf der unteren Skala des glykämischen Index erzielt.

Nahrungsmittel mit hohem glykämischen Index:

- Raffinierter weißer Zucker
- süße Zwischenmahlzeiten wie Bonbons, Kekse und Kuchen
- Kartoffelchips, Salzgebäck und ähnliche Snacks
- Teigwaren aus weißem Mehl
- geschälter Reis
- Hefesemmeln aus weißem Mehl
- Kartoffeln
- kohlensäurehaltige Erfrischungsgetränke, v.a. mit hohem Zuckergehalt.

Mehr Nahrungsmittel mit niedrigem glykämischen Index

- Vollkornnudeln
- Bohnen: Feldbohnen, Sojabohnen, Mungbohnen
- Vollkornbrot
- Haferflocken, Kleie
- ballaststoffreiches Obst und Gemüse
- Sojaprodukte

Die Aufgabe der Enzyme

Enzyme sind notwendig für die Verdauung der Nahrung; sie setzen wertvolle Vitamine, Mineralstoffe und Aminosäuren frei, die uns gesund und vital erhalten.
Enzyme sind Katalysatoren, das heißt, sie haben die Kraft, im

Körper etwas in Bewegung zu bringen, ohne daß sie selbst dabei verändert oder zerstört werden.

Enzyme werden unter bestimmten Wärmebedingungen zersetzt.

Enzyme gewinnt man am besten aus rohem, unbearbeitetem Obst, Gemüse, Eiern, Fleisch und Fisch.

Jedes Enzym wirkt auf ein bestimmtes Nahrungsmittel; eines kann das andere nicht ersetzen. Mangel, Knappheit oder Fehlen von einem einzigen Enzym kann den Unterschied zwischen Krankheit und Gesundheit ausmachen.

Enzyme mit der Endung »-ase« sind nach der Substanz benannt, auf die sie wirken, z. B. wirkt Phosphatase auf Phosphor und Saccharase auf Zucker (Saccharose).

Pepsin ist ein lebenswichtiges Verdauungsenzym, das die Proteine in der aufgenommenen Nahrung in verwertbare Aminosäuren spaltet. Ohne Pepsin könnte Eiweiß nicht verwertet werden, um für eine gesunde Haut, ein kräftiges Skelett, gute Blutversorgung und starke Muskeln zu sorgen.

Rennin (oder Labferment) ist ein Verdauungsenzym, das zur Gerinnung von Milch führt, indem es ihr Protein, das Casein, in eine für den Körper verwertbare Form umwandelt. Rennin setzt die wertvollen Mineralstoffe der Milch – Kalzium, Phosphor, Kalium und Eisen – frei, die der Körper braucht, um den Wasserhaushalt zu stabilisieren, das Nervensystem zu stärken und kräftige Zähne und Knochen hervorzubringen.

Lipase spaltet Fett, das dann benutzt wird, um die Hautzellen zu ernähren, den Körper vor Blutergüssen und Schwellungen zu schützen und dem Eindringen infektiöser Viren sowie dem Auftreten von Allergien vorzubeugen.

Salzsäure im Magen wirkt auf schwer verdauliche Nahrungsmittel wie faseriges Fleisch, Gemüse und Geflügel. Sie verdaut Eiweiß, Kalzium und Eisen. Ohne Salzsäure (Chlorwasserstoff, HCl) können sich Probleme wie angeborener Magensaftmangel, perniziöse Anämie, Magengeschwüre bzw. -karzinome und Allergien entwickeln. Weil Streß, Anspannung, Ärger und Angstzustände vor dem Essen und der Mangel an bestimmten Vitaminen (vor allem aus der B-Gruppe) und Mineralstoffen zu einem Mangel an Chlorwasserstoff führen können, haben mehr Menschen zu wenig Magensäure, als es wissen. Wenn Sie glauben, daß Sie Probleme mit zuviel Säure oder Sodbrennen haben und sich dagegen selbst ein Antisäuremittel verordnen, dann wissen Sie vermutlich nicht, daß die Symptome für zuwenig Säure genau dieselben sind wie für zuviel Säure, und in diesem Fall ist das Einnehmen eines Mittels gegen zuviel Magensäure das Schlimmste, was Sie tun können.

Dr. Alan Nittler, der ein Buch über die neue Ärztegeneration geschrieben hat, verweist mit Nachdruck darauf, daß jeder, der älter als 40 Jahre ist, ein zusätzliches Chlorwasserstoffpräparat nehmen sollte.
Betain-HCl und Glutaminsäure-HCl sind die besten im Handel erhältlichen Formen von Chlorwasserstoff.

Vorsicht: Wenn Sie Geschwüre haben, beraten Sie sich erst mit Ihrem Arzt, bevor Sie solche Präparate nehmen.

Die zwölf Gewebesalze und ihre Funktion

Gewebesalze sind anorganische mineralische Bestandteile des Körpergewebes. Sie werden auch Schüßlers biochemische Zellsalze genannt, nach Dr. W. H. Schüßler, der sie Ende des

19. Jahrhunderts isolierte. Dr. Schüßler fand heraus, daß es bei einem Mangel an irgendeinem dieser Salze im Körper zu Krankheiten kam, und wenn der Mangel ausgeglichen wurde, konnte der Körper sich selbst heilen. Mit anderen Worten, diese Salze sind kein Heilmittel, sie sorgen nur für Abhilfe.

Dies sind die zwölf Gewebesalze:

Kalziumfluorid: Bestandteil aller Bindegewebe im Körper. Ein Ungleichgewicht kann zu Krampfadern, spät kommenden Zähnen bei Kleinkindern, Spannungen in den Muskelsehnen, Karbunkeln und rissiger Haut führen.

Kalziumphosphat: Kommt in allen Zellen und Flüssigkeiten des Körpers vor; wichtiges Element für die Magensäfte und für Knochen und Zähne. Ein Ungleichgewicht oder ein Mangel kann zu kalten Händen und Füßen, Taubheit des Gewebes, Hydrozele (Wasserbruch), Schmerzen in der Brust und nächtlichen Schweißausbrüchen führen.

Kalziumsulfat: In kleinsten Partikeln ein Bestandteil aller Bindegewebe und der Leberzellen. Ein Ungleichgewicht oder ein Mangel kann Ursache sein für Hautausschläge, tiefe Abszesse oder chronisch eiternde Geschwüre.

Eisenphosphat: Bestandteil des Blutes und anderer Körperzellen, nicht aber der Nerven. Ein Ungleichgewicht oder ein Mangel kann Ursache sein für ständigen Durchfall oder – paradoxerweise – ständige Verstopfung. Hilft auch bei Nasenbluten oder starker Regelblutung.

Kaliumchlorid: Kommt in den Organauskleidungen und den Körperzellen unter der Oberfläche vor. Ein Ungleichgewicht oder ein Mangel kann Ursache sein für Granulation an den Augenlidern, blasenbildende Ekzeme und Warzen.

Kaliumsulfat: Die Zellen, die die Haut und die inneren Organwände bilden, stehen in Wechselwirkung zu diesem Salz.

Ein Ungleichgewicht oder ein Mangel kann Ursache sein für Hautausschlag, gelblichen Zungenbelag, ein Gefühl der Schwere und Schmerzen in den Gliedmaßen.

Kaliumphosphat: Kommt in allen Körpergeweben, vor allem in Nerven-, Gehirn- und Blutzellen vor. Ein Ungleichgewicht oder ein Mangel kann Ursache sein für schlechte Fettverdauung, Gedächtnisschwäche, Schlaflosigkeit und einen schwachen, schnellen Puls.

Magnesiumphosphat: Ein weiteres mineralisches Element der Knochen und Zähne, des Gehirns, der Nerven, des Bluts und der Muskeln. Ein Ungleichgewicht oder ein Mangel kann Ursache sein für Krämpfe, Neuralgien, stechenden Schmerz und Koliken.

Natriumcarbonatchlorid: Reguliert die Feuchtigkeitsmenge im Körper und bringt die Feuchtigkeit zu den Zellen. Ein Ungleichgewicht oder ein Mangel kann Ursache sein für Heißhunger auf Salz, Heuschnupfen, tränende Augen und eine laufende Nase.

Natriumcarbonatphosphat: Emulgiert Fettsäuren und macht die Harnsäure im Blut löslich. Ein Ungleichgewicht oder ein Mangel kann Ursache sein für Gelbsucht, Mundgeruch und einen sauren oder kupferähnlichen Geschmack im Mund.

Natriumcarbonatsulfat: Reizt das Gewebe leicht und regt zur natürlichen Flüssigkeitsabgabe an. Ein Ungleichgewicht oder ein Mangel kann Ursache sein für leichtes Fieber, Ödeme, Depressionen und Störungen der Gallenblase.

Kieselsäure (Silicea): Teil aller Zellen des Bindegewebes und der Haare, der Nägel und der Haut. Ein Ungleichgewicht oder ein Mangel kann Ursache sein für schlechtes Gedächtnis, Karbunkel, Haarausfall und geriffelte, eingewachsene Nägel. Wenn Sie Vollkornprodukte essen, sollte das den normalen Bedarf an diesem Salz decken.

Noch Fragen zu Kapitel VII?

»Mein Schwiegervater leidet schrecklich unter Sodbrennen und nimmt so häufig ein Mittel dagegen, daß das schon buchstäblich zum Nachtisch für ihn geworden ist. Gibt es keine natürliche Alternative?«

Sicher gibt es die, und sie schmeckt viel besser als irgendein künstliches Mittel. Kautabletten mit dem Enzym der Papaya können 2230mal so viel Stärke wie ihr eigenes Gewicht verdauen. Das tun sie, weil sie Papain und Prolase enthalten, Enzyme, die bei der Eiweißverdauung helfen und sich mit Mylase, einem kräftigen Enzym zur Verdauung von Stärke, verbinden (Papain ist übrigens ein gutes Mittel, um zähes Fleisch zart zu machen). Ihr Schwiegervater wäre also gut beraten (und vermutlich glücklicher), wenn er nach dem Essen ein gut schmeckendes natürliches Papainpräparat nehmen würde.

»Ich will abnehmen. Was ist förderlicher: wenn ich Pasta oder ein Steak esse?«

Ich persönlich würde Ihnen Fisch empfehlen. Er ist reich an Proteinen, hat wenig Kalorien, und eine 100-g-Portion Flunder oder Seezunge hat nur 80 Kalorien und 1 g Fett. Kohlenhydrate sind trotz des gleichen Kalorienwertes wie Eiweiß weniger dickmachend als Fett (das ein Steak reichlich enthält). Es funktioniert so: Um 100 Kalorien aus Kohlenhydraten umzuwandeln, verbrauchen Sie 25 Kalorien; um 100 Kalorien aus Fett umzuwandeln, verbrauchen Sie nur 3 Kalorien. Denken Sie aber daran, daß eine Portion Pasta nicht eine ganze Schüssel bedeutet. Die Menge, die einer Tasse entspricht, hat in etwa die Größe von zwei Kugeln Eiscreme.

VIII
Sinn und Zweck von Antioxidantien

Soll ich Antioxidantien nehmen?

Meine Antwort ist ein uneingeschränktes Ja! Mit jedem Atemzug, den Sie tun, erzeugen Sie Freie Radikale – unkontrollierte Oxidationsprodukte also, die die Zellen schädigen. Je älter Sie werden, um so weniger natürliche Antioxidantien produziert Ihr Körper, um diese zerstörerischen Moleküle in Schach zu halten. Sie sammeln sich an und bewirken eine Verschlechterung Ihrer Gesundheit und beschleunigen den Alterungsprozeß. Das kann Sie für alles anfälliger machen – von den Falten bis zu ernsthaften degenerativen Erkrankungen.
Wir bekommen zwar Antioxidantien aus der Nahrung, aber viele Menschen haben einen erhöhten Bedarf an Antioxidantien, der durch die Ernährung allein nicht gedeckt werden kann. Raucher beispielsweise brauchen zwei- bis dreimal so viel Vitamin C, um die gleichen Antioxidantienmengen im Blut zu erreichen wie Nichtraucher. Andere Faktoren, die die Menge der Freien Radikalen erhöhen können, sind Luftverschmutzung, chronische Krankheiten, passives Rauchen, krebserregende Substanzen in der Nahrung (z. B. bei hohen Temperaturen gebratene oder auf Holzkohle gegrillte Speisen, Nitrite, geräuchertes oder gepökeltes Fleisch), erblich bedingte Veranlagungen für bestimmte Krankheiten, Infektionen, körperliche Überanstrengung, die Wechseljahre, psychischer Streß, Sonnenbestrahlung und Röntgenstrahlen.

Außerdem liegt es nicht immer an der Art der Nahrungsmittel, die Sie zu sich nehmen, sondern daran, wie sie zubereitet werden: Z. B. liefern gekochte Karotten mehr für den Körper auswertbares Beta-Carotin als rohe.
Der beste Schutz gegen die Freien Radikalen besteht darin, die Antioxidantien zu kennen und zu wissen, wie sich ihre Wirkung durch die Ernährung und durch zusätzliche Präparate steigern läßt.

Was Antioxidantien leisten können

- Sie verzögern den Alterungsvorgang,
- senken den Cholesterinspiegel,
- reduzieren das Arterioskleroserisiko,
- erhöhen den Schutz vor Herzerkrankungen und Schlaganfall,
- vermindern das Risiko für alle Arten von Krebs,
- verlangsamen das Fortschreiten der Alzheimer-Krankheit,
- wirken hemmend auf das Tumorwachstum,
- helfen dem Körper, krebserregende Stoffe zu entgiften,
- schützen die Augen vor Makuladegeneration (Netzhautschädigung, die zum fortschreitenden Sehverlust führt),
- unterstützen den Körper, Schäden durch Zigarettenrauch abzuwehren,
- bieten zusätzlichen Schutz gegen chronisch-obstruktive Lungenerkrankungen wie Asthma, Bronchitis und Emphyseme,
- bieten Schutz gegen Umweltschadstoffe.

Phytochemische Substanzen

Das sind natürliche chemische Wirkstoffe pflanzlicher Herkunft; gesundheitsfördernde Nährstoffe (manchmal als Phytonährstoffe bezeichnet), die Obst, Gemüse, Getreide und Hülsenfrüchten Farbe, Geschmack und Resistenz gegen Krankheiten verleihen. Sie machen das Immunsystem der Pflanze aus. Außerdem haben sie eine starke antioxidative Wirkung und schützen nachgewiesenermaßen vor vielen Krankheiten, wie Herzerkrankungen, Diabetes, Bluthochdruck, Osteoporose, Lungenleiden und Krebs.

Carotinoide

Carotinoide sind hochwirksame phytochemische Substanzen mit Antioxidationswirkung und stark krebshemmenden Eigenschaften. Es sind dies die fettlöslichen Pigmente, die in orangefarbenem, gelbem, rotem und grünem Obst und Gemüse vorkommen und dieses vor der ständigen Einwirkung der UV-Strahlen im Sonnenlicht und anderen krebserregenden Umweltfaktoren schützen, da sie die Bildung der gefährlichen Freien Radikalen verhindern. Derzeit sind 600 Carotinoide bekannt, davon etwa 50 in eßbaren Früchten und Gemüsesorten. Als »Star-Antioxidantien« des 21. Jahrhunderts gelten die fünf Substanzen Alpha-Carotin, Beta-Carotin, Lycopen, Lutein und Zeaxanthin.

Alpha-Carotin

Wird bei Bedarf vom Körper in Vitamin A umgewandelt. Bei Tieren hat man eine drastische Reduzierung von Tumoren festgestellt. Es kann bis zu zehnmal wirksamer als Beta-Carotin sein, um Haut, Augen, Leber und Lunge vor Schäden durch Freie Radikale zu schützen.

Empfehlungen für die Ernährung und Zusatzpräparate
Die beste Nahrungsquelle für Alpha-Carotin sind gekochte Karotten und Kürbis. Als zusätzliches Präparat ist Alpha-Carotin allein oder mit anderen Antioxidantien kombiniert erhältlich. Ich empfehle 3 bis 6 Carotinoid-Kombitabletten täglich.

Beta-Carotin

Wird bei Bedarf vom Körper in Vitamin A umgewandelt; das übrige Beta-Carotin hat antioxidative Wirkung. Aus Untersuchungen geht hervor, daß Beta-Carotin eine wichtige Rolle bei der Krebsverhütung spielt, indem es die Entstehung Freier Radikale hemmt. Außerdem unterstützt es das Immunsystem, vermindert das Risiko für Arteriosklerose, Herzinfarkt und Schlaganfall und wirkt vorbeugend gegen grauen Star.

Empfehlungen für die Ernährung und Zusatzpräparate
Greifen Sie zu intensiv gefärbtem Obst und Gemüse, z.B. Aprikosen, Süßkartoffeln, Brokkoli (am besten gedünstet), Zuckermelonen, Kürbis, Karotten, Mango, Pfirsich und Spinat. Beta-Carotin-Präparate gibt es allein aber auch in Kombination mit anderen Carotinoiden und sind in den meisten Multivitaminpräparaten sowie in kombinierten Antioxidanspräparaten vorhanden.
Beta-Carotin ist in zwei Formen erhältlich: All-Trans-Beta-Carotin und 9-Cis-Beta-Carotin, wobei das letztere vom Körper besser resorbiert wird.

Vorsicht: Wenn Sie unter Schilddrüsenunterfunktion leiden, ist Ihr Körper wahrscheinlich nicht in der Lage, Alpha- oder Beta-Carotin in Vitamin A umzuwandeln, und dann sollten Sie diese Präparate vermeiden.

Lycopen

Ein Carotinoid, das nicht als Provitamin A wirkt (das heißt, es wird nicht bei Bedarf vom Körper in Vitamin A umgewandelt), aber an antioxidativer Wirkung dem Beta-Carotin bei weitem überlegen ist. Lycopen ist die Substanz, die Tomaten, Wassermelonen, rosa Grapefruits und anderen Früchten und Gemüsesorten ihre rote Färbung verleiht, und es wurde nachgewiesen, daß es das Wachstum vieler Arten von Krebszellen hemmt. In der Tat hat sich gezeigt, daß Männer, die häufig Pizza essen, weniger zu Prostatakrebs neigen – offenbar, weil die verzehrte Tomatensauce reich an Lycopen ist. Auch wurde nachgewiesen, daß Lycopen erhöhten Schutz vor den Karzinogenen im Tabakrauch und vor der UV-Strahlung im Sonnenlicht bietet.

Empfehlungen für die Ernährung und Zusatzpräparate
Die Blutlycopenwerte sinken mit zunehmendem Alter. Zudem ist Lycopen ein fettlösliches Pigment, das vom Körper nicht leicht resorbiert wird, es sei denn, es wird erwärmt und mit etwas Fett, z. B. Olivenöl, kombiniert. Aus diesem Grund liefert eine gekochte Tomatensauce mehr von diesem Carotinoid als rohe Tomaten. Wenn Sie älter als 50 Jahre sind und nicht täglich Tomatenprodukte zu sich nehmen, empfiehlt sich also 1 Kapsel mit 6 bis 10 mg täglich zum Essen.
Lycopen-Präparate gibt es derzeit noch nicht in Deutschland zu kaufen. (Anm. d. Ü)

Lutein

Ein weiteres Carotinoid, das im Körper nicht in Vitamin A umgewandelt wird, aber eine beeindruckende Antioxidationswirkung besitzt. Besonders hilfreich zum Schutz der Augen; man hat herausgefunden, daß Lutein die Freien Radikale ausschaltet, die durch schädliche UV-Strahlung erzeugt werden, und die Makuladegeneration hinauszögert, die die häufigste Ursache für Blindheit bei Menschen über 65 ist.

Empfehlungen für die Ernährung und Zusatzpräparate
Lutein kommt reichlich vor in Spinat und grünem Gemüse; wenn Sie davon also täglich viel zu sich nehmen, brauchen Sie vermutlich kein zusätzliches Präparat. Wenn Sie aber kein besonderer Freund von diesem Gemüse sind, können Sie Lutein in Tablettenform bekommen, auch in Kombipräparaten (die aber mindestens 6 mg enthalten sollten). Wenn es einzeln genommen wird, empfehle ich 1 Tablette von 6 bis 20 mg täglich zu einer Mahlzeit. Lutein gibt es derzeit noch nicht in Deutschland zu kaufen. (Anm. d. Ü.)

Zeaxanthin

Ähnlich wie Lutein schützt auch dieses Carotinoid die Augen vor Makuladegeneration, die durch Freie Radikale ausgelöst wird (die Beschädigung der Makula oder des gelben Flecks, einer winzigen Netzhauterhebung, die für das feine Sehen zuständig ist, kann verschwommenes Sehen verursachen und schließlich zu zentralem Sehverlust führen; obwohl das Fortschreiten dieses Prozesses auf operativem Wege verlangsamt werden kann, gibt es keine Heilung dafür, weshalb die Prophylaxe so wichtig ist). Zeaxanthin kann auch helfen, gegen verschiedene Arten von Krebs zu schützen, indem es als Radikalfänger wirkt und das Tumorwachstum bremst.

Empfehlungen für die Ernährung und Zusatzpräparate
Zeaxanthin kommt in beträchtlichen Konzentrationen in Brunnenkresse, Mangold, Chicoree, Rote Bete, Spinat und Okra vor. Wenn Sie diese grünen Gemüse nicht oft in Ihrer Kost verwenden, sollten Sie ein gutes kombiniertes Carotinoid- oder Antioxidanspräparat mit 30 bis 130 mg Zeaxanthin täglich zu den Mahlzeiten in Erwägung ziehen.

Zeaxantin gibt es derzeit nicht in Deutschland zu kaufen. (Anm. d. Ü.).

Flavonoide

Diese phytochemischen Substanzen mit Antioxidationswirkung bilden die wasserlöslichen Farbstoffe von Gemüse, Obst, Getreide, Blättern und Rinden. Biologisch aktive antioxidative Flavonoide heißen Bioflavonoide. Es gibt zahlreiche Arten von Flavonoiden, und sie kommen in unterschiedlichen Konzentrationen in verschiedenen Pflanzen vor. Es hat sich gezeigt, daß manche Flavonoide die Antioxidationswirkung von Vitamin C und E sogar um das Fünfzigfache übertreffen, und die in roten Weintrauben enthaltenen Flavonoide sind sogar mehr als tausendmal wirksamer als Vitamin E, um die Oxidation von LDL-Cholesterin beim Menschen zu verhinden. Es folgt eine Aufstellung einiger Flavonoide, über die Sie zumindest ein paar Informationen haben sollten, da sie soviel für Ihre Gesundheit tun können.

Catechine

Sie gehören zur Familie der Polyphenol-Flavonoide und haben sich als wachstumshemmend für antibiotikaresistente Staphylokokken, die zu lebensbedrohlichen Infektionen führen können, erwiesen; sie können auch helfen, bei cholesterinreicher Nahrung einen ausgeglichenen Cholesterinspiegel zu bewahren, und wirken vorbeugend gegen Karies und Zahnfleischerkrankungen. Außerdem gibt es eindeutige Hinweise, daß sie prophylaktisch gegen Magen- und Lungenkrebs wirken, DNS-Schäden verhindern und den Beginn von Arteriosklerose hinauszögern können.

Empfehlungen für die Ernährung und Zusatzpräparate
Catechine kommen in hohen Konzentrationen in grünem Tee vor und sind auch in Weintrauben, Traubensaft und daraus hergestelltem Wein vorhanden. Eine übermäßige Zufuhr von Catechinen kann vergiftend wirken. Ich habe jedoch festgestellt, daß täglich 1 bis 2 Tassen grüner Tee unbedenklich und wohltuend sind.

Vorsicht: Schwangere oder stillende Frauen sowie Menschen mit Herzrhythmusstörungen sollten die Zufuhr auf höchstens 2 Tassen grünen Tee täglich beschränken.

Reserveratrol

Ein weiteres wichtiges Mitglied der Polyphenol-Flavonoid-Gruppe; Untersuchungen haben gezeigt, daß es das Risiko von Herzerkrankungen und Schlaganfall reduzieren kann, indem es die Bildung von Blutgerinnseln und LDL-Cholesterin (»schlechtem« Cholesterin) verhindert. Es zeigt sich auch wirksam, um die Entstehung von Krebszellen blockieren zu helfen und sogar bösartige Zellen wieder in gutartige umzuwandeln.

Empfehlungen für die Ernährung und Zusatzpräparate
Reserveratrol ist eine Verbindung, die in der Schale und den Kernen von Weintrauben vorkommt. Gemeinsam mit Catechinen und Anthocyanidin, dem Antioxidans, das für die dunkelviolette Farbe von roten Weintrauben verantwortlich ist, scheint Reserveratrol die Antwort zu liefern auf das sogenannte »französische Paradoxon«: die Tatsache nämlich, daß die Franzosen trotz ihrer äußerst fett- und cholesterinreichen Kost eine der niedrigsten Herzerkrankungsraten auf der ganzen Welt haben. Viele Wissenschaftler meinen, dies liege am Rotwein, den die Franzosen zum Essen trinken. Falls Sie

kein Weinliebhaber sind oder die negativen Auswirkungen übermäßigen Alkoholkonsums vermeiden wollen, aber dennoch die gesundheitlichen Vorteile genießen wollen, gibt es eine Alternative: Auch dunkelroter Traubensaft enthält Reserveratrol, wenn auch in geringeren Mengen, und außerdem gibt es Zusatzpräparate zu kaufen. Ich empfehle, täglich entweder 1 Kapsel mit 1 000 µg Reserveratrol oder 2 Kapseln mit 30 mg Polyphenol zu nehmen.
Hinweis: Noch nicht in Deutschland erhältlich. (Anm. d. Ü.)

Proanthocyanidine und Anthocyanidine (PCO)

Sie sind auch als oligomere Proanthocyanidine (OPC) bekannt; diese Flavonoide haben eine hohe Gefäßschutzwirkung und besitzen eine erstaunliche Fähigkeit, die vielen Kollageneiweißstränge im Körper zusammenzuhalten und zu verstärken, vor allem im Bindegewebe, in Sehnen, Bändern und Knochen. Aufgrund dieser Eigenschaft fördern sie eine gute Durchblutung aller Drüsen und Organe (wesentlich für die Verhinderung und Überwindung von Krankheiten); sie stabilisieren die empfindlichen Kapillargefäße, helfen gegen blaue Flecken, Krampfadern und Hämorrhoiden und haben einen entscheidenden Einfluß auf die Verhinderung von Osteoporose. Außerdem können sie Sport- und Fitneßanhängern von Nutzen sein, da sie aufgrund ihrer wasserlöslichen Eigenschaften in den Gewebsflüssigkeiten die Freien Radikalen neutralisieren können, die beim intensiven Training entstehen.

Empfehlungen für die Ernährung und Zusatzpräparate
Ob PCOs oder OPCs, sie werden vor allem aus Weintraubenkernen und Kiefernrindenextrakt gewonnen.
Diese Flavonoide kommen auch in anderen Obst- und Gemüsesorten vor, doch da für die gesunde Ernährung Rinde, Stengel, Blätter und Schale meistens weniger begehrt sind, werden

sie üblicherweise weggeworfen. Glücklicherweise gibt es sie als Nahrungsergänzungsmittel. Meine Empfehlung wäre, bis zu 3 Tabletten mit 30 bis 100 mg PCO täglich zwischen den Mahlzeiten zu nehmen. Nehmen Sie die niedrigere Dosis, außer Sie sind über 65 oder haben ein schwaches Immunsystem.

Isoflavone

Diese Nährstoffe pflanzlicher Herkunft kommen in Sojabohnen und anderen Hülsenfrüchten vor und sind verwandt mit den Flavonoiden. Im Körper werden sie zu Phytoöstrogenen (Pflanzenöstrogenen) umgewandelt – hormonähnlichen Verbindungen, die helfen können, das Wachstum hormonabhängiger und anderer Formen von Krebs zu blockieren. Sie scheinen auch dazu beizutragen, den Gesamtcholesterinspiegel zu senken und hohe Bluttriglyceridwerte zu reduzieren, und bieten dadurch Schutz vor Herzerkrankungen. Auch können sie Hitzewallungen bei Frauen in den Wechseljahren verhindern. Die bekanntesten Isoflavone sind Genistein und Daidzein.

Genistein

Hilft, die Ausbreitung von krebsartigen Tumorzellen zu blockieren, indem es das Wachstum neuer Blutgefäße verhindert, welche die Krebszellen ernähren. Kann das Risiko von Brust- und Prostatakrebs senken.

Empfehlungen für die Ernährung und Zusatzpräparate

Genistein kommt ausschließlich in Sojaerzeugnissen wie Sojamilch oder Tofu, Miso und Tempeh vor. Wenn Sie kein Liebhaber von Tofu und Soja sind, können Sie es als Tablette oder in Pulverform mit Daidzein und anderen Isoflavonen bekommen. Ich empfehle 1 Sojaproteinmixgetränk oder 2 Tabletten Sojakonzentrat (mit 10 mg Genistein und Daidzein) täglich.

Daidzein

Wirkt zusammen mit Genistein blockierend auf Enzyme, die das Tumorwachstum fördern. Es kann besonders für Frauen hilfreich sein, um die Wirkung starker Östrogengaben zu regulieren, die das Wachstum von Brustkrebszellen anregen können. Außerdem hilft es bei der Senkung des Blutalkoholspiegels und zur Linderung eines Katers (siehe Seite 357).

Empfehlungen für die Ernährung und Zusatzpräparate
Daidzein kommt wie Genistein in Sojaprodukten vor. Als Antioxidans und krebsbekämpfendes Mittel empfehlen sich 1 Sojaproteinmixgetränk täglich oder 2 Tabletten Sojakonzentrat (mit Genistein und anderen Isoflavonen). Daidzein ist auch das Isoflavon, das in Kuzu (*Pueraria lobata*, Pfeilwurzelmehl), einer in der orientalischen Medizin verwendeten Pflanzensubstanz, vorkommt und bei Alkoholgenuß einem Kater vorbeugt bzw. den »Alkoholdurst« reduziert. Kuzupräparate sind als Kapseln erhältlich. Ich empfehle 3 Kapseln zu 500 mg täglich, vor oder nach dem Genuß von Alkohol.

Vitamine

Die wichtigsten Vitamine mit antioxidativer Wirkung sind Vitamin A, C und E.

Vitamin A

Vitamin A, besonders die Provitamine Alpha- und Beta-Carotin, ist ein hochwirksamer und wichtiger Radikalfänger. Es vermag Karzinogene zu zerstören und bietet nachweislich Schutz gegen viele Formen von Krebs.

Empfehlungen für die Ernährung und Zusatzpräparate
Siehe Seite 67 ff.

Vitamin C

Dieses wasserlösliche Zaubermittel könnte mit Recht als *das* Antioxidans schlechthin bezeichnet werden, weil es auch die anderen Antioxidantien im Körper schützt. Es hemmt die Entstehung von krebserzeugenden Nitrosaminen, verringert das Risiko vieler Krebsarten, erhöht die Aktivität der lebenswichtigen Immunzellen, verhindert die gefährliche Oxidation von LDL-Cholesterin und senkt das Herzinfarktrisiko.

Empfehlungen für die Ernährung und Zusatzpräparate
Siehe Seite 102–105.

Vitamin E

Ein fettlöslicher »Kampfstoff« gegen Freie Radikale, der die Zellmembranen und andere lipidhaltige Gewebe schützt. Es hat sich gezeigt, daß es vorbeugend gegen grauen Star hilft, die Immunreaktion des Körpers verbessert, prophylaktisch gegen viele Arten von Krebs wirkt und das Risiko eines tödlichen Herzinfarkts erheblich vermindert.

Empfehlungen für die Ernährung und Zusatzpräparate
Siehe Seite 109 ff.

Mineralstoffe

Sämtliche Mineralstoffe sind Antioxidantien, doch zum Unterschied von einigen Vitaminen kann nicht ein einziger Mineralstoff im Körper gebildet werden, und deshalb müssen alle Mineralstoffe mit der Nahrung zugesetzt werden. Die Wichtigkeit ihres Vorhandenseins im Körper in den richtigen Mengen kann gar nicht genug betont werden, da die Vitamine ohne die Hilfe der Mineralstoffe weder wirken noch resorbiert werden können. Von allen Mineralstoffen sind Selen und Zink die wichtigsten Radikalfänger.

Selen

Synergistische Wirkung mit Vitamin E (bei gleichzeitiger Gabe steigert sich die Wirkung); nachweislich ein wichtiges Mittel zur Krebsvorbeugung, besonders hilfreich zum Schutz vor Schäden, die durch Strahlung und krebserregende Chemikalien verursacht werden. Selen stimuliert auch eine erhöhte Antikörperreaktion bei Infektionen, hilft bei der Verhinderung von Blutgerinnseln, die zu einem Schlaganfall führen können, und es kann Schmerzen und Steifheit bei Arthritis lindern helfen. Außerdem steht es in dem Ruf, die männliche Libido zu steigern.

Empfehlungen für die Ernährung und Zusatzpräparate
Siehe Seite 151 f.

Zink

Ein hochwirksames Mittel zur Bekämpfung von Schnupfen und Erkältung: Es aktiviert das Immunsystem und erhöht die Zahl der infektionsbekämpfenden T-Zellen, vor allem bei älteren Menschen. Es kann auch helfen, den durch Makuladegeneration verursachten Sehverlust hinauszuzögern sowie die Prostata vor Vergrößerung und sogar gegen Krebs zu schützen.

Zwiebelgemüse *(Allium)*

Es gibt mehr als 500 Pflanzen der Allium-Familie, aber die Superstars unter den Antioxidantien sind Knoblauch (siehe Seite 247), Zwiebeln, Frühlingszwiebeln (Schalotten) und Lauch. All diese Gemüse enthalten Flavonoide, Vitamin C, Selen und Schwefelverbindungen, von denen nachgewiesen wurde, daß sie hochwirksame krebsbekämpfende Eigenschaften besitzen; insbesondere helfen sie den Zellen, karzinogene Substanzen auszuscheiden. Auch wirken sie vorbeugend gegen Herzinfarkt und Schlaganfall, da sie den Cholesterinspiegel und den Blutdruck senken und Blutgerinnseln vorbeugen. Außerdem unterstützen sie die Leber, indem sie entgiftende Enzymsysteme aktivieren, und sie können hilfreich sein bei der Verhinderung von Allergien und Asthma.

Empfehlungen für die Ernährung und Zusatzpräparate
Sie müssen keine rohen Zwiebeln oder Knoblauch essen, um die Wohltaten dieser Gemüsesorten ernten zu können; auch im gekochten Zustand scheinen sie ihre antioxidative Wirkung beizubehalten. Und wenn Sie nicht riskieren wollen, Sodbrennen oder schlechten Atem zu bekommen, können Sie auf Knoblauchkapseln zurückgreifen, die geruchlos sind. Frische Petersilie ist ein natürliches Mittel zur Atemverbesserung, aber es gibt auch Kapseln aus Petersiliensamenöl, die den Mundgeruch verbessern und leichter zu transportieren sind.

Heidelbeere (Blaubeere)

Die Heidelbeere ist ein hochwirksames Antioxidans. Sie enthält Anthocyanoside, denen man nachsagt, daß sie die Kapillargefäße stärken, gegen grauen Star, Nachtblindheit und andere Sehprobleme schützen und die Durchblutung fördern. Sie wirkt auch gegen das Bakterienwachstum und besitzt nicht nur entzündungshemmende, sondern auch krebshemmende Eigenschaften.

Empfehlungen für die Ernährung und Zusatzpräparate
Heidelbeerpräparate sind in Form von Kapseln oder als Flüssigextrakt erhältlich. Nehmen Sie 1 Kapsel mit 500 mg bis zu dreimal täglich. Oder mischen Sie 15 bis 40 Tropfen mit Wasser oder Saft und trinken Sie es dreimal täglich. Heidelbeere wirkt am besten in Verbindung mit Vitamin C (bis zu 500 mg Vitamin C täglich).

Vorsicht: Überschreiten Sie nicht die empfohlenen Dosierungen. Obwohl die kommerziell erhältlichen Extrakte unbedenklich sind, können Heidelbeerblätter giftig wirken, wenn sie über einen längeren Zeitraum eingenommen werden.

Coenzym Q_{10} (Co-Q_{10}, Ubichinon)

Dieser antioxidative Nährstoff kommt in allen lebenden Zellen vor und ist lebenswichtig, um uns mit der Energie zu versorgen, die für alle Körperfunktionen notwendig ist. Wenn wir altern, sinkt die Menge an Coenzym Q_{10} im Körper, was in direktem Zusammenhang mit zahlreichen altersbedingten Beschwerden und Erkrankungen stehen kann (siehe Seite 472). Auch schlechte Eßgewohnheiten, Streß und Infektionen können die Fähigkeit des Körpers beeinträchtigen, ausreichende Mengen bereitzustellen. Coenzym Q_{10} hat mit seinen antioxidativen Eigenschaften vieles gemeinsam mit Vitamin E, z. B.

liefert es mehr Energie, verbessert die Herzfunktion, hilft bei Zahnfleischerkrankungen und stärkt das Immunsystem.

Empfehlungen für die Ernährung und Zusatzpräparate
Coenzym Q_{10} kommt in Fleisch, Getreideflocken, Gemüse, Eiern und Milchprodukten vor, aber es wird erheblich abgebaut durch lange Lagerung, industrielle Bearbeitung und die Art der Zubereitung. Als Zusatzpräparat empfehle ich 1 Kapsel mit 30 mg zweimal täglich. Co-Q_{10} wird in Gelform am besten aufgenommen und ist am leichtesten zu schlucken.

Kohlgemüse (Kreuzblütler)

Diese Gruppe von antioxidantienreichen Gemüsesorten (wie Brokkoli, Rosenkohl, Kohl, Grünkohl etc.) enthält – neben Vitamin C und anderen Flavonoiden – phytochemische Substanzen, die als Indole und Sulforaphan bezeichnet werden. Die Indole machen die Östrogene unwirksam, die das Wachstum von Tumoren, speziell Brusttumoren, begünstigen. Es hat sich gezeigt, daß Sulforaphan die Zellen dazu stimuliert, krebsbekämpfende Enzyme herzustellen. Die Kombination all der hochwirksamen Antioxidantien, die in den Gemüsen der Kohlfamilie vorkommen, hat nachweislich eine Schutzwirkung gegen viele Krebsformen.

Empfehlungen für die Ernährung und Zusatzpräparate
Trotz oder gerade wegen ihrer ernährungsphysiologischen Vorzüge rangieren die Kohlgemüse (Brokkoli, Grünkohl, Blumenkohl, Rosenkohl, Chinakohl u. ä.) bei den meisten Menschen ziemlich weit oben auf der Liste der Lieblingsspeisen. Und außerdem sind heute viele von den gesundheitsfördernden Wirkstoffen, die diese Gemüse enthalten, als Zusatzpräparate erhältlich. Eine Pille zu schlucken, liefert Ihnen

zwar nicht die Ballaststoffe und all die anderen Nährstoffe des frischen Gemüses, aber es ist immer noch besser, als auf dessen Gesundheitsvorteile zu verzichten. Ich habe herausgefunden, daß ein kombiniertes Präparat aus verschiedenen Obst- und Gemüsesorten mit isolierten Wirkstoffen oder Extrakten des Brokkoli ein hervorragender Energiespender zwischen den Mahlzeiten sein kann – und eine gute Möglichkeit, die Grundbedürfnisse an gesunden Nährstoffen zu decken.
Nicht in Deutschland erhältlich. (Anm. d. Ü.).

Ginkgo (Ginkgo biloba)

Dieser hochwirksame antioxidative Pflanzenwirkstoff ist am meisten für seine durchblutungsfördernde Wirkung bekannt. Durch die Erhöhung der Sauerstoffzufuhr zum Herzen, zum Gehirn und allen anderen Teilen des Körpers hilft Ginkgo, die geistige Leistungsfähigkeit und das Konzentrationsvermögen zu steigern, Muskelschmerzen zu lindern und Impotenz entgegenzuwirken. Tatsächlich haben mir zahlreiche Männer bestätigt, daß er für sie wie ein natürliches Potenzmittel wirkt. Er kann Symptome von Schwindelgefühlen und Tinnitus (Ohrklingeln) vermindern und die Wahrnehmung sowie soziale Funktionsfähigkeit bei Patienten, die an der Alzheimer-Krankheit leiden, verbessern. Durch seinen Beitrag zum Schutz der Zellen gegen Freie Radikale kann er auch den Alterungsprozeß verzögern helfen und vorbeugend gegen Krebs wirken.

Empfehlungen für die Ernährung und Zusatzpräparate
Standardisierter Ginkgo biloba ist in Dosierungen von 40 und 60 mg erhältlich. Sie können bis zu 3 Kapseln oder Tabletten mit 60 mg täglich nehmen.

Vorsicht: In Verbindung mit Aspirin kann dieses Präparat zu roten Äderchen im Auge führen.

Glutathion

Dieses dreifache Antioxidans wird in der Leber aus den drei Aminosäuren Cystein, Glutaminsäure und Glycin gebildet. Es schützt die Zellen im ganzen Körper ebenso wie das Organgewebe, und es kann Krebs vorbeugen, speziell in der Leber. Glutathion aktiviert das Immunsystem, wirkt entgiftend gegen Schwermetalle und Medikamente und kann auch vor Strahlungsvergiftungen und den schädlichen Wirkungen von Zigarettenrauch und Alkoholmißbrauch schützen. Außerdem wird es zur entzündungshemmenden Behandlung bei Arthritis und Allergien eingesetzt.

Empfehlungen für die Ernährung und Zusatzpräparate
Glutathion kommt in Obst und Gemüse vor, kann aber durch Kochen an Wirksamkeit verlieren. Als zusätzliches Präparat empfehle ich 1 Kapsel zu 50 mg ein- bis zweimal täglich. Die Aminosäure Methionin hilft, dem Glutathion-Abbau vorzubeugen; es ist daher sinnvoll, in die Ernährung natürliche Quellen für Methionin einzubeziehen, wie Bohnen, Eier, Fisch, Knoblauch, Linsen, Sojabohnen und Joghurt. Außerdem kann ein Aminosäurepräparat, das L-Cystein und L-Methionin enthält, die Bildung von körpereigenem Glutathion steigern.
Hinweis: In Deutschland nicht freiverkäuflich, sondern nur als rezeptpflichtiges Medikament erhältlich. (Anm. d. Ü.)

Liponsäure

Liponsäure ist ein hervorragender Radikalfänger und wird oft als »Universalantioxidans« bezeichnet; es ist eine vitaminähnliche Substanz, die der Körper auf natürliche Weise erzeugt. Im Unterschied zu anderen körpereigenen Antioxidantien, die spezifische Aufgaben zu erfüllen haben, ist die Liponsäure weder ausschließlich fettlöslich noch wasserlöslich; dadurch kann sie die Aktivität anderer Antioxidantien im Körper verstärken, aber auch für sie einspringen. Wenn z. B. die Depots der antioxidativen Vitamine C und E abgebaut sind, übernimmt die Lipoinsäure vorübergehend deren Aufgaben. Aufgrund ihrer Fähigkeit, die Blut-Hirn-Schranke zu überwinden, kann sie auch helfen, die negativen Auswirkungen eines Gehirnschlags wieder rückgängig zu machen. Liponsäure hilft auch, die Blutzuckerwerte zu normalisieren, und kann ernsten Komplikationen bei Diabetes vorbeugen.

Empfehlungen für die Ernährung und Zusatzpräparate
Wenn wir altern, stellt unser Körper die Produktion von Liponsäure in ausreichenden Mengen ein. Wenn Sie über 40 sind, wollen Sie vielleicht auf ein zusätzliches Präparat nicht verzichten. Liponsäure ist in Form von Tabletten erhältlich und in kombinierten Antioxidationspräparaten enthalten. Ich empfehle 1 bis 2 Tabletten mit 50 mg täglich.
Hinweis: In Deutschland nicht freiverkäuflich, sondern nur als rezeptpflichtiges Medikament erhältlich. (Anm. d. Ü.)

Melatonin

Dieses antioxidative Hormon wird im Gehirn von der Zirbeldrüse (Epiphyse) im Schlaf erzeugt und unterstützt die

Aufrechterhaltung der natürlichen Biorhythmen des Körpers. Weil es unsere Körperuhr (Schlaf-Wach-Zyklen) steuert, erweist es sich als sehr hilfreich zur Behandlung von Jet-lag (Zeitverschiebung bei Langstreckenflügen) und Schlaflosigkeit.

Wenn wir altern, nehmen unsere Melatoninwerte ab. Durch Einnahme zusätzlicher Präparate läßt sich der Alterungsprozeß hinauszögern – vor allem dadurch, daß man die Schädigung der Gehirnzellen durch Oxidation verhindert, was zu einem ganzen Spektrum von Krankheiten beiträgt, wie z. B. Alzheimer. Es zeigte sich auch, daß Melatonin die Häufigkeit von »Cluster«-Kopfschmerz (Bing-Horton-Syndrom, Histaminkopfschmerz) reduziert und die Immunreaktion ankurbelt, indem es krebsbekämpfende Zellen aktiviert, die die Ausbreitung von bösartigen Zellen stoppen können.

Empfehlungen für die Ernährung und Zusatzpräparate

Zur Vermeidung von Jet-lag empfehle ich 1 bis 3 mg als Sublingualtablette (unter der Zunge) eine halbe Stunde vor dem Einschlafen am Zielort. Wenn Sie Tabletten oder Kapseln nehmen (die nicht so schnell wirken), empfehle ich 1 bis 3 mg eineinhalb Stunden vor der gewünschten Einschlafzeit. Bei Schlaflosigkeit 1 bis 5 mg vor dem Schlafengehen. Beginnen Sie mit 1 mg und erhöhen Sie die Dosis, wenn nötig, aber nicht über 5 mg. Als allgemeines alterungsverzögerndes Mittel empfehle ich 0,5 bis 1 mg sublingual vor dem Schlafengehen.

Vorsicht: Melatonin kann Sie sehr schläfrig machen, und Sie sollten es nur vor dem Schlafengehen nehmen. Nach der Einnahme sollte man keinesfalls Auto fahren oder schwere Maschinen bedienen. Wenn Sie Medikamente nehmen, an einer ernsten Krankheit leiden, schwanger sind oder ein Kind stillen, Diabetiker sind oder an durch andere Krankheiten bedingten hormonellen Störungen leiden, oder wenn Sie in den Wechseljahren sind und eine Hormonersatztherapie machen, sollten Sie Melatonin *nicht* nehmen, ohne vorher Ihren Arzt zu konsultieren. Außerdem kann es die Immunfunktion zu stark anregen, und darum sollten Menschen, die an einer Autoimmunerkrankung leiden oder immununterdrückende Medikamente nehmen, *kein* Melatonin nehmen.

Superoxiddismutase (SOD)

Ein Enzym, das als hochwirksames Antioxidans wirkt, besonders im Hautgewebe; es revitalisiert die Zellen und vermindert die Geschwindigkeit des Zellabbaus. Tatsächlich haben SOD-Injektionen sich bei der Behandlung von Sklerodermie bewährt. SOD hilft dem Körper, lebenswichtiges Zink, Kupfer und Mangan auszuwerten, aber seine Wirkung läßt nach, wenn diese Mineralstoffe nicht zugeführt werden. Wenn wir altern, erzeugt unser Körper immer weniger SOD; darum kann sich die zusätzliche Einnahme von Präparaten vorteilhaft für die Faltenverringerung und die Verzögerung des Alterungsprozesses auf allen Ebenen auswirken.

Empfehlungen für die Ernährung und Zusatzpräparate
Zu den besten natürlichen Quellen von SOD gehören Gerstengras, Brokkoli, Rosenkohl, Kohl und Weizengras. SOD wird im Magen abgebaut, deshalb müssen Präparate mit einem magenresistenten Überzug versehen sein, damit das Enzym in den Dünndarm gelangen und dort resorbiert werden kann. Als Bestandteil einer alterungsverzögernden Kur (siehe Seite 471) sollten Sie 125 µg täglich nehmen.

Noch Fragen zu Kapitel VIII?

»Meine Schwester ist Krankenschwester und hat mir erzählt, daß die Einnahme von Beta-Carotin-Präparaten die Wirksamkeit meines Vitamin-E-Präparates vermindern kann. Ist das wahr?«
Es ist wahr, aber sehr unwahrscheinlich. Die Vitamin-E-Resorption kann vermindert werden, wenn Sie hohe Mengen an Vitamin A und Beta-Carotin im Körper haben, aber solange Sie es mit Ihren Zusatzpräparaten nicht übertreiben (und sich Ihre Haut nicht durch die Carotinoid-Überdosierung orange färbt), würde ich mir keine Gedanken machen.

»Gibt es eine Möglichkeit festzustellen, ob mir Antioxidantien fehlen?«
Allerdings, die gibt es. Es gibt einen Test, bei dem der sogenannte »oxidative Streß« bestimmt wird. Hierfür entnimmt man Harn- und Blutproben, um den Gehalt an Freien Radikalen und die Glutathionreserven im Körper zu bestimmen. Wenn Sie sich guter Gesundheit erfreuen und keine ernsten Symptome oder schwerwiegenden Sorgen haben, sehe ich keine Notwendigkeit, die Kosten eines solchen Tests auf sich zu nehmen. Aber wenn Sie sich Sorgen machen, ist es natürlich am besten, einen Arzt zu befragen, der sich in Ernährungsfragen gut auskennt (siehe Seite 516).

»Was kann ich zusetzen, um meine Werte für Antioxidantien auf natürliche Weise zu erhöhen?«
Dazu fallen mir zwei Präparate ein. Eines ist Silymarin, das drei aus der Mariendistel gewonnene Bioflavonoide (Silybin, Silydianin und Silychristin) enthält. Es ist ein natürliches Antioxidans, das die Leberfunktion verbessert (die Mariendistel

wird seit Jahrhunderten zur Behandlung von Leberstörungen verwendet), und es steigert auch den Anteil von zwei der wichtigsten körpereigenen Antioxidantien, Glutathion und Superoxiddismutase (SOD). Sie können bis zu drei Silymarin-Kapseln mit 500 mg täglich nehmen.
Außerdem gibt es ein altes pflanzliches Tonikum der Chinesen namens Cordycepin, das traditionell zur Bekämpfung von Ermüdungserscheinungen und zur Steigerung der Vitalität eingesetzt wird und die körpereigenen Antioxidantienwerte anheben kann. Ich empfehle 2 Kapseln zu 525 mg täglich zu den Mahlzeiten.
(Cordycepin ist in Deutschland nicht erhältlich. Anm. d. Ü.)

IX
Andere »Wundermittel«

Acidophilus

Der *Lactobacillus acidophilus* oder Acidophilus, wie er gemeinhin heißt, ist eine Quelle für nützliche Darmbakterien und als Kapsel oder Granulat wirkungsvoller als der übliche Joghurt. Es gibt Acidophilus-Kulturen auf Soja-, Milch- oder Hefebasis in Reformhäusern.

Die regelmäßige Aufnahme von Acidophilus reinigt den Darm.

Viele Ärzte raten bei einer Tablettenbehandlung mit Antibiotika gleichzeitig zu Acidophilus, da die Antibiotika die nützliche Darmflora zerstören, was oft zu Durchfall und einem Überhandnehmen des Pilzes *Candida albicans* führt. Dieser Pilz kann im Darm, in der Scheide, in der Lunge, in der Mundschleimhaut, an den Fingern und unter den Nägeln gedeihen. Meistens verschwindet er nach einigen Tagen wieder, wenn man reichliche Mengen an Acidophilus-Kulturen zu sich nimmt.
Regelmäßige Aufnahme von Acidophilus hält den Darm rein. Das kann auch schlechten Atem beseitigen, der durch Darmfäulnis verursacht wird (jene Art von schlechtem Atem, die jeder Mundspülung und jedem Mundspray widersteht). Acidophilus wirkt gegen Verstopfung und übelriechende Blähungen und hilft bei der Behandlung von Akne und anderen Hautstörungen. Er kann auch das Immunsystem ankurbeln, das mit

dem Älterwerden nachläßt, und macht Frauen in den Wechseljahren weniger anfällig für Scheidenpilzinfektionen infolge Trockenheit, die durch das Absinken des Östrogenspiegels verursacht wird.
Denken Sie daran, daß Milchzucker, komplexe Kohlenhydrate, Pektin und Vitamin C plus Ballaststoffe (siehe Seite 250) das Wachstum der Darmflora zusätzlich fördern. Das ist wichtig, denn nützliche Bakterien können innerhalb von fünf Tagen absterben, wenn sie nicht ständig mit irgendeiner Form von Milchsäure oder Milchzucker beliefert werden.
Als allgemeinen Zusatz zur Nahrung nehmen Sie 2 Acidophilus-Kapseln – oder 2 Eßlöffel Flüssigkeit – dreimal täglich eine halbe Stunde vor oder nach dem Essen. Oder 1 Packung Acidophilus-Granulat in 0,2 l Saft ein- oder zweimal pro Tag.

Bromelain

Ananas ist mehr als nur ein guter Nachtisch. Bromelain, ein Enzym, das aus dem Stamm der Ananaspflanze gewonnen wird, ist eine Mischung von eiweißspaltenden Enzymen, das die Verdauung fördert, während es gleichzeitig die Resorption von Nährstoffen aus der Nahrung und zusätzlichen Präparaten verbessert. Es kann auch helfen, Schmerzen und Schwellungen bei Arthritis und Verletzungen zu lindern, ähnlich wie nichtsteroidale entzündungshemmende Medikamente, aber ohne deren Nebenwirkungen, die den Magen-Darm-Trakt beeinträchtigen. Solche Medikamente, wie Aspirin und Ibuprofen, hemmen die Prostaglandine – Verbindungen, die Entzündungen verursachen können, aber auch eine Schutzwirkung auf die Magenwand ausüben. Bromelain kann auch abnorm hohe Fibrinogenwerte verhindern, die zur spontanen Bildung von

Blutgerinnseln und damit zu Herzinfarkt und Schlaganfall führen können.
Zur Unterstützung der Verdauung empfehle ich 1 oder 2 Tabletten mit 500 mg nach dem Essen, zur Entzündungshemmung 1 bis 3 Tabletten zu 500 mg täglich.

Curcumin

Wenn Sie häufig indisch essen gehen, geben Sie Ihrer Gesundheit mehr »Würze«, als Ihnen wahrscheinlich bewußt ist. Curcumin wird aus Kurkuma gewonnen, einem Gewürz, das dem Currypulver seine markante gelbe Farbe verleiht. (Nicht zu verwechseln mit Cumin, das ebenfalls ein Bestandteil von Currypulver ist!) Curcumin ist ein sehr wirkungsvolles Antioxidans, das sich als besonders hilfreich zur Verringerung des Schadens durch Freie Radikale erwiesen hat, den die krebserregenden Substanzen in Zigaretten bei Rauchern verursachen. Es kann auch Entzündungen bei rheumatischer Arthritis vermindern. Tatsächlich hat es bei vielen Menschen, die an Arthritis leiden, zu einer Verbesserung geführt, die dem Phenylbutazon, einem nichtsteroidalen entzündungshemmenden Medikament, vergleichbar ist, aber ohne dessen unangenehme Nebenwirkungen. Außerdem scheint es die Aktivität bestimmter Proteine zu hemmen, die das Wachstum von Brusttumorzellen auslösen können, und es kann hohe Blutcholesterinwerte senken.
Das Gewürz Kurkuma selbst wird seit langem von indischen Heilern in der Praxis der ayurvedischen Medizin eingesetzt, um die Leberfunktion zu stärken, und viele alternative Heilkundige verschreiben heute Curcumin bei Patienten mit der Leberkrankheit Hepatitis C. Kurkuma kann auch die Bildung

von Blutgerinnseln verhindern helfen, die einen Herzinfarkt auslösen können. Als zusätzliches Präparat empfiehlt sich eine Dosierung von 1 bis 3 Curcumin-Kapseln zu 500 mg täglich mit den Mahlzeiten. Viele handelsübliche Präparate kombinieren Curcumin mit Bromelain, das ebenfalls entzündungshemmend wirkt. Diese beiden Substanzen wirken am besten gemeinsam, da Bromelain die Curcumin-Resorption unterstützt.

Ginseng

Es ist allgemein anerkannt, daß Ginseng anregend auf die geistige und körperliche Energie wirkt. Die Chinesen kennen ihn seit fast 5000 Jahren und schätzen ihn als Vorbeugungs- und Allheilmittel. Er ist auch ein mildes Abführmittel und hilft dem Körper, Gifte schneller auszuscheiden. Er hilft, die LDL-Cholesterinwerte (»schlechtes« Cholesterin) zu senken, fördert die Durchblutung, lindert Beschwerden während der Wechseljahre, indem er den Östrogenspiegel erhöht (er liefert reichlich pflanzliches Östrogen). Außerdem hemmt er das Wachstum von krebsartigen Tumoren, reguliert den Blutdruck und hilft bei der Behandlung von Erkältungskrankheiten. Ginseng wird seit Jahrhunderten als Aphrodisiakum gepriesen, und viele Frauen berichten von gesteigerter Libido. Wegen seiner stimulierenden Wirkung kann er auch bei Männern die sexuelle Leistungsfähigkeit stärken.

Ernährungsphysiologisch bringt Ginseng den Vorteil, daß er bei der Aufnahme von Vitaminen und Mineralstoffen hilft, da er die Drüsen zu innerer Sekretion anregt. Am besten nimmt man ihn auf nüchternen Magen, vorzugsweise vor dem Frühstück oder mindestens eine Stunde vor oder nach dem Essen, wenn er seine größte Wirkung entwickeln soll.

Vitamin C kann einen Teil der Vorzüge des Ginseng neutralisieren. Wenn Sie ein Vitamin-C-Präparat nehmen, sollten Sie es zwei Stunden vor oder nach der Einnahme von Ginseng tun (ein Vitamin-C-Präparat mit zeitversetzter Vitaminfreigabe macht Gegenwirkungen weniger wahrscheinlich).

Die wichtigsten Ginseng-Arten sind: asiatischer Ginseng (*Panax ginseng*), auch orientalischer, chinesischer oder Korea-Ginseng genannt, sowie amerikanischer Ginseng (*Panax quinquefolius*) und sibirischer Ginseng (*Eleutherococcus senticosus*), der zwar kein echter (Panax-)Ginseng, aber mit diesem nahe genug verwandt ist, um viele der gleichen Vorzüge zu liefern, insbesondere Energiezuwachs und Senkung der Cholesterinwerte.

Ginseng gibt es auch in Form von Kapseln zu 500 bis 650 mg, von denen ich aber nicht mehr als 6 Kapseln zu 500 mg täglich empfehle; außerdem gibt es ihn als Tee, Pulver und flüssiges Konzentrat zu kaufen. Er gilt heute als erstklassiges Adaptogen (eine nichttoxische Substanz, die die Widerstandskraft des Körpers gegen eine Reihe von körperlichen, chemischen oder biologischen Streßfaktoren erhöht). Wenn Sie asiatischen oder amerikanischen Ginseng verwenden, sollten Sie nach Produkten Ausschau halten, die 4 bis 7 Prozent Ginsenoside (biologisch aktive Inhaltstoffe) enthalten; bei sibirischem Ginseng nehmen Sie am besten Produkte, die Eleutheroside im Verhältnis von 1 Prozent zum Gesamtgewicht enthalten.

Vorsicht: In seltenen Fällen kann Ginseng bei Frauen in den Wechseljahren vaginale Blutungen verursachen, die zwar nicht gefährlich sind, aber irrtümlich für ein Symptom von Gebärmutterkrebs gehalten werden könnten. Sie sollten auf jeden Fall den Arzt aufsuchen, falls Blutungen auftreten, und ihm mitteilen, daß Sie Ginseng nehmen. Auch können bei manchen Menschen durch Panax-

Ginseng Kopfschmerzen und hoher Blutdruck die Folge sein, und es ist deshalb ratsam, den Arzt zu befragen, bevor man eine Ginseng-Kur beginnt. Ich empfehle auch, Produkte zu meiden, die Ginseng mit einem anderen pflanzlichen Stimulans namens Ma Huang (*Ephedra*) kombinieren, weil dies bei manchen Menschen Zittern und Herzflattern auslösen kann.

Alfalfa, Knoblauch, Chlorophyll und Yukka

Natürliche harntreibende Mittel

Alfalfa

Alfalfa (die Futterpflanze Luzerne) wurde von dem bekannten Biologen und Autor Frank Bouer zur »großen Heilerin« ernannt; er entdeckte, daß die grünen Blätter dieser bemerkenswerten Pflanze acht wichtige Enzyme enthalten. Außerdem enthält Alfalfa auf 100 g 8000 I. E. Vitamin A und 20000 bis 40000 Einheiten Vitamin K, das gegen Blutstürze und bei der Blutgerinnung hilft. Zusätzlich ist Alfalfa eine gute Quelle für die Vitamine B_6 und E und reich an Kalzium, Magnesium, Kalium und Beta-Carotin, und sie enthält genug Vitamin D, Kalk und Phosphor, um bei heranwachsenden Kindern für starke Knochen und Zähne zu sorgen.

Alfalfa ist auch ein gutes Abführmittel sowie ein natürliches harntreibendes Mittel und wird oft zur Behandlung von Harnweginfektionen eingesetzt. Es bringt auch Erleichterung bei rheumatischer Arthritis, erhöht den Appetit und wird in der Behandlung von Magenbeschwerden und schmerzhaften

Blähungen verwendet. Alfalfa ist in Form von Kapseln oder Tabletten als Zusatzpräparat erhältlich – ich empfehle 3 bis 6 täglich.

Vorsicht: Man sagt, daß Alfalfa Lupus verschlimmert, und sollte daher von Menschen gemieden werden, die diese Krankheit haben oder an anderen Autoimmunstörungen leiden.

Knoblauch

Er enthält Kalium, Phosphor und beachtliche Mengen an Vitamin B und C, Kalzium und Eiweiß sowie einige erstaunliche gesundheitsfördernde Verbindungen, deren großer medizinischer Wert jetzt endlich auch von der Schulmedizin anerkannt wird. Knoblauch wurde früher in der russischen Armee als natürliches Antibiotikum so intensiv eingesetzt, daß er den Spitznamen »russisches Penicillin« erhielt. In jüngerer Zeit hat man herausgefunden, daß Knoblauch die Cholesterinwerte (insbesondere LDL-Cholesterin) senkt und als natürliches Blutverdünnungsmittel wirkt, wodurch die Bildung von Blutgerinnseln verhindert und eine hohe Schutzwirkung gegen Herzinfarkt und Schlaganfall zu erzielen ist.
Neuere Forschungen haben gezeigt, daß Diallylsulfid (DAS), ein Bestandteil von Knoblauchöl, hochwirksame Karzinogene unwirksam machen und das Wachstum von krebsartigen Tumoren hemmen kann. Knoblauch hat sich auch als sehr wirksam zur Senkung von hohem Blutdruck und zur Reinigung des Blutes von überschüssiger Glukose erwiesen (hoher Blutzucker gilt neben Cholesterin als eine Ursache für Arteriosklerose und Herzerkrankungen). Außerdem sagt man, daß er Bronchitis (mit festsitzendem Schleim), Halsschmerzen und Grippesymptome lindern kann.

Am besten nimmt man Knoblauch in Form von Perlen zu sich. Die gealterten, rohen, geruchlosen Knoblauchkapseln enthalten wertvolles Knoblauchöl und hinterlassen keinen unangenehmen Mundgeruch. Um ganz sicherzugehen, daß Ihr Atem frisch ist, können Sie zusätzlich ein Präparat aus Petersiliensamenöl verwenden.

Chlorophyll

Einem Bericht von G. W. Rapp im *American Journal of Pharmacy* zufolge besitzt Chlorophyll antibakterielle Wirkung. Es scheint, daß es auch bei der Wundheilung eine Rolle spielt und, während es die Bildung von neuem Gewebe anregt, die Gefahr bakterieller Ansteckung verringert.
Als natürliches Deodorant wird Chlorophyll für kommerzielle Luftreinigungsmittel, Körperdeodorants und in Form von Tabletten für frischen Atem benutzt. Es gibt Chlorophyll als Tabletten und als Flüssigkeit.

Yucca

Yucca-Extrakt wird aus Bäumen und Sträuchern gewonnen, die zur Familie der Liliengewächse (*Liliaceae*) gehören. Die Indianer setzten Yucca für viele Zwecke ein und schätzten es als eine Pflanze, die für Gesundheit und Leben stand. Dr. John W. Yale, ein Botaniker und Biochemiker, extrahierte das Steroid Saponin aus dieser Pflanze und verwendete den Extrakt in einer Tablette zur Behandlung von Arthritis. Diese Behandlung erwies sich mit einer Tagesdosis von 4 Tabletten als sicher und wirkungsvoll, ohne daß eine Reizung des Magendarmtraktes eintrat. Yucca-Extrakt in Form von Tabletten oder als Flüssigkeit ist ungiftig und in einschlägigen Läden erhältlich. Zur Linderung von Entzündungen und Gelenkschmerzen bei Arthritis oder Rheuma empfehle ich 1 Tablette oder Kapsel oder 10 bis 30 Tropfen Flüssigkeit bis zu dreimal täglich.

Vorsicht: Eine langfristige Einnahme kann die Aufnahme der fettlöslichen Vitamine A, D, E und K verlangsamen. Wenn Sie Yucca über einen längeren Zeitraum verwenden, sollten Sie mit Ihrem Arzt sprechen, um festzustellen, ob Sie zusätzlich mehr fettlösliche Vitamine nehmen sollten.

Ballaststoffe und Kleie

Als vor Jahren in der Zeitschrift der amerikanischen Ärztevereinigung, *Journal of the American Association,* Forschungsergebnisse veröffentlicht wurden, die darauf hinwiesen, daß wir alle viel gesünder und länger leben könnten, wenn wir eine ballaststoffreichere Nahrung zu uns nehmen würden, die mehr unverdauliche Faserstoffe enthält, sprangen klugerweise viele Leute auf diesen Zug, obwohl die meisten nicht wußten (und es immer noch nicht wissen), daß nicht alle Ballaststoffe gleich sind und daß unterschiedliche Formen auch unterschiedlich wirken.

Ballaststoffe, die Sie kennen sollten

Cellulose: In Vollkornmehl, Kleie, Kohl, jungen Erbsen, grünen Bohnen, Wachsbohnen, Brokkoli, Rosenkohl, Gurkenschalen, Paprika, Äpfeln und Karotten enthalten. Besteht aus unlöslichen Fasern.

Hemicellulose: In Kleie, Getreideflocken, ganzen Körnern, Rosenkohl, Senfkörnern und Roten Beten enthalten. Besteht aus unlöslichen und löslichen Fasern.

Cellulose und Hemicellulose nehmen Wasser auf und haben eine positive Wirkung auf die Funktion des Darms. Im wesentlichen sammeln sie Schadstoffe ein und transportieren sie schneller durch den Dickdarm. Das kann nicht nur Verstopfung verhindern, sondern auch vor Divertikeln, Darmkrämpfen, Hämorrhoiden, Darmkrebs und Krampfadern schützen.

Vorsicht: Bei bestimmten Darmstörungen ist eine Erhöhung der Faserstoffmenge nicht angezeigt. Man sollte den Arzt konsultieren, bevor man sich zu einer ballaststoffreichen Ernährung entschließt.

Gummi: Im allgemeinen in Hafermehl und anderen gewalzten Haferprodukten (Haferflocken) sowie in getrockneten Bohnen enthalten. Liefern lösliche Fasern.

Pektin: In Äpfeln, Zitrusfrüchten, Karotten, Blumenkohl, Kohl, getrockneten Erbsen, grünen Bohnen, Kartoffeln, Kürbis und Erdbeeren enthalten. Liefert lösliche Fasern.

Gummi und Pektin beeinflussen im wesentlichen die Resorption im Magen und im Dünndarm. Indem sie sich mit Gallensäure verbinden, verringern sie die Fettaufnahme und senken den Cholesterinspiegel. Sie verzögern die Leerung des Magens, indem sie die Wände der Eingeweide umhüllen; dadurch verlangsamen sie die Zuckeraufnahme nach dem Essen – ein Plus für Diabetiker, weil der Bedarf an Insulin gesenkt wird.

Vorsicht: Gummi und Pektin können die Wirksamkeit bestimmter pilzhemmender Medikamente beeinträchtigen.

Lignin: Dieser Faserstoff kommt in vielen Frühstücksgetreideprodukten (wie Cornflakes) und Kleie vor, in älterem Gemüse (wenn Gemüse nicht jung geerntet ist, steigt der Ligninanteil, und es wird weniger gut verdaulich), Auberginen, grünen Bohnen, Erdbeeren, Birnen und Radieschen. Liefert unlösliche Fasern. Lignin verringert die Verdaulichkeit von anderen Ballaststoffen. Es verbindet sich auch mit Gallensäure und senkt dadurch den Cholesterinspiegel, und es beschleunigt den Nahrungstransport durch den Darm.

Vorsicht: Es stimmt zwar, daß die meisten von uns immer noch zuwenig Faser- und Ballaststoffe in der Nahrung haben, aber zuviel davon kann vorübergehend zu Blähungen, Übelkeit, Erbrechen und Durchfall führen und die Fähigkeit des Körpers beeinträchtigen, bestimmte Mineralstoffe wie Zink, Kalzium, Eisen, Magnesium und Vitamin B_{12} aufzunehmen. Dem kann man leicht durch eine abwechslungsreiche Mischkost vorbeugen.

Wieviel ist nötig?
Die empfohlene Tagesmenge an Ballaststoffen beträgt für Erwachsene etwa 30 g. Die nebenstehende Tabelle soll Ihnen helfen, die Quellen für die besten Ballaststofflieferanten zu finden.

Kelp

Diese erstaunliche Meeresalge enthält mehr Vitamine (vor allem des B-Komplexes) und Mineralstoffe als jedes andere Nahrungsmittel. Durch seinen natürlichen Jodgehalt wirkt Kelp ausgleichend auf die Schilddrüse. Mit anderen Worten bedeutet dies, daß magere Menschen mit Schilddrüsenproblemen mit Hilfe von Kelp zunehmen können, während korpulente Menschen damit abnehmen können. Eine seit einigen Jahren sehr verbreitete Modediät verwendet Kelp, Lecithin, Essig und Vitamin B_6 (siehe Seite 436).

Quellen für Faserstoffe

Portion	*Lebensmittel*	*Ballaststoffe (g)*
1 Tasse	Kleieprodukte	23
1 mittelgroße	Avocado	12
1 Tasse	Kürbis	9
$^1/_2$ Tasse	schwarze Bohnen	8
1 Tasse	Himbeeren	8
1 Tasse	Brombeeren	7
$^1/_2$ Tasse	Limabohnen	7
$^1/_2$ Tasse	Kidney-Bohnen	7
1 großer	Apfel	6
1 Tasse	kernlose Rosinen	6
$^3/_4$ Tasse	Pastinaken (gekocht)	6
1 Tasse (gekocht)	Vollkornspaghetti (gekocht)	5,4
5	Pfirsichhälften (getrocknet)	5,5
1 $^1/_2$ Tassen	Popcorn (mit wenig Fett)	5
3 mittelgroße	Feigen	5
1 große	Birne	5
1 mittelgroße	Kartoffel (ungeschält)	5
1 Tasse	Yamswurzel	5
$^2/_3$ Tasse	Maiskörner	4
$^1/_2$ Tasse	Erbsen	4
1 mittelgroßer	Vollkorn-Muffin	4
1 mittelgroße	Karotte (roh)	4

In der Homöopathie wird Kelp bei Dickleibigkeit, schlechter Verdauung, Blähungen, hartnäckiger Verstopfung und zum Schutz gegen Bestrahlung eingesetzt. Außerdem soll es eine sehr positive Wirkung auf das Gehirngewebe haben sowie auf die Hirnhaut, die sensorischen Nerven und den Rückenmarkskanal.

Kelp kann roh verzehrt werden, aber normalerweise wird es getrocknet und zu einem Pulver vermahlen, das als Würzmittel oder Salzersatz verwendet werden kann. Es ist auch in Tablettenform oder flüssig erhältlich.

Pilze

Pilze werden in China und Japan seit Jahrhunderten wegen ihres Geschmacks und ihrer einzigartigen medizinischen Eigenschaften geschätzt und treten nun endlich auch im Westen ins Licht der gesundheitsorientierten Öffentlichkeit. Man hat nachgewiesen, daß sie das Immunsystem stärken, das Tumorwachstum hemmen, die Cholesterinwerte senken, den Blutdruck vermindern, dem Herzinfarkt vorbeugen, wirksame Mittel zur Behandlung gegen Krebs in Verbindung mit Chemotherapie darstellen und vieles andere mehr.
Pilze sind reich an Wasser und haben einen niedrigen Fett-, Kohlenhydrat- und Kaloriengehalt (ein Pfund frischer Pilze hat nur 125 Kalorien). Doch wenn sie getrocknet sind, enthalten sie gewichtsmäßig fast ebensoviel Protein wie Kalbfleisch. Auch durch das Kochen wird Feuchtigkeit entfernt und das Eiweiß konzentriert. Man sollte Pilze niemals in größeren Mengen roh essen.

Maitake-Pilz *(Grifola frondosa)*

Dies ist ein Pilz von der Größe eines Basketballs; sein Name bedeutet wörtlich »tanzender Pilz«, weil der Sage nach jeder, der ihn findet, vor Freude zu tanzen anfängt. Er wirkt als sogenanntes Adaptogen, das heißt, er hilft dem Körper, sich Streßsituationen anzupassen, und er normalisiert die Körperfunktionen. Es wurde nachgewiesen, daß er Tumore zum Schrumpfen bringt, die Wirksamkeit der Chemotherapie erhöht, deren Nebenwirkungen wie Übelkeit und Erschöpfung reduziert, blutdruck- und cholesterinsenkend wirkt und die Zerstörung der T-Zellen durch das HI-Virus, das die Immunschwäche Aids hervorruft, verhindert – mit wenig oder gar keinen Nebenwirkungen; große Mengen Maitake-Pilz auf leeren Magen sollte man jedoch vermeiden. Vitamin C zusammen mit Pilzpräparaten steigert die Aufnahmefähigkeit und Wirksamkeit. Dosierungen richten sich nach den individuellen gesundheitlichen Bedürfnissen. Zur allgemeinen Vorbeugung empfehle ich 1 Tablette zu 100 mg täglich.

Reishi-Pilz *(Ganoderma lucidum)*

Auch als »Elixier der Unsterblichkeit« bekannt, ist der Reishi-Pilz eines der seit mehr als 2000 Jahren am meisten geschätzten Mittel der chinesischen Arzneikunde. Er wird von asiatischen Heilern seit vielen Jahrhunderten bei Angina und Schmerzen in der Brust verschrieben. Reishi gilt als Adaptogen, das die Widerstandskraft gegen Streß stärkt und das allgemeine Wohlbefinden hebt, und es wird mit Erfolg als Schmerzmittel, natürlicher Entzündungshemmer, Mittel gegen Schlaflosigkeit und in der Krebstherapie eingesetzt. In Reishi enthaltene Verbindungen aktivieren die Makrophagen und T-Zellen, jene krankheitsbekämpfenden Zellen, die dem Körper helfen, alle fremden Eindringlinge, einschließlich Krebszellen, loszuwerden. Reishi wird auch verwendet, um hohe Cholesterinwerte, Leberstörungen, das chronische Müdigkeitssyndrom und die Höhenkrankheit zu behandeln. Es ist erhältlich in Kapsel-, Pillen- und Extraktform sowie als frische oder getrocknete Pilze in der Nahrung (dabei sollten Sie die Trockenpilze in warmem Wasser oder Gemüsebrühe eine halbe Stunde vor der Verwendung einweichen). Die empfohlene Dosierung steigert sich je nach Bedarf des individuellen Gesundheitszustandes. Obwohl von Vergiftungen nichts bekannt ist, sollte man einen in Ernährungsfragen erfahrenen Arzt oder Heilpraktiker zu Rate ziehen, ehe man ernsthafte Erkrankungen damit behandelt. Zur Linderung von Gelenkschmerzen und Entzündungen oder allgemein zur Stärkung des Immunsystems empfehle ich 100 mg Reishi-Extrakt täglich.

Shiitake-Pilz *(Lentinus edodes)*

Dies ist ein weiterer Pilz, der wahre Wunder wirken kann; er enthält ein Polysaccharid namens Lentinan, das das Immunsystem stärkt, indem es die Funktion der T-Zellen intensiviert. Nach Forschungsberichten von Wissenschaftlern des staatlichen japanischen Krebszentrums hemmt Shiitake das Wachstum von Tumoren. Außerdem senkt er den Cholesterinspiegel, beugt Herzkrankheiten vor und hat virusbekämpfende Eigenschaften. Wie Reishi-Pilze bekommt man Shiitake-Pilze frisch oder getrocknet zu kaufen, und es sind Zusatzpräparate in Form von Kapseln, Pillen und Extrakt erhältlich.

Haifischknorpel

Es hat eine Weile gedauert, aber jetzt gewinnt Haifischknorpel allmählich auch die Anerkennung von Schulmedizinern bei der Behandlung von vielen verschiedenen Formen von Krebs. Gereinigter Haifischknorpel wird aus dem zähen, elastischen Material gewonnen, aus dem das Haifischskelett besteht, und er enthält eine Verbindung, die die Entstehung von neuen Blutgefäßen hemmt, welche für das Wachstum von Tumoren nötig sind – die Tumore werden praktisch »ausgehungert«. Auch hat es sich gezeigt, daß Haifischknorpel das Immunsystem ankurbelt, arthritische Schmerzen und Gelenkentzündungen vermindert und eine Hilfe darstellt bei der Behandlung von Schuppenflechte, Sklerodermie und einer Vielzahl anderer Hauterkrankungen. Er ist erhältlich als Kapseln oder Pulver; lesen Sie aber die Packungsbeilage sorgfältig, denn nicht alle Produkte enthalten 100 Prozent reinen Haifischknorpel.

Vorsicht: Haifischknorpel blockiert die Fähigkeit des Körpers, neue Blutgefäße zu bilden, und sollte deshalb *nicht* von Kindern, Bodybuildern, Schwangeren und Frauen, die sich ein Kind wünschen, sowie jedem, der kürzlich einen Herzinfarkt oder eine größere Operation hatte, eingenommen werden.

Propolis

Propolis ist reich an Bioflavonoiden, die offenbar erhöhten Schutz gegen Viren bieten, besonders bei älteren Menschen und solchen mit geschwächtem Immunsystem. Als Nebenprodukt von Bienenhonig wird Propolis seit Jahrtausenden wegen ihrer medizinischen, wundheilenden Eigenschaften geschätzt. Sie enthält natürliche antibiotische, virentötende und entzündungshemmende Verbindungen; außerdem haben neuere Untersuchungen gezeigt, daß Propolis das Wachstum von krebsartigen Zellen im Dickdarm hemmen kann.
Propolis kann sowohl äußerlich als auch innerlich angewandt werden. Sie hat sich als hervorragendes Mittel bei Halsentzündungen und Zahnfleischerkrankungen herausgestellt. Außerdem ist sie wirksam gegen Herpesviren; wenn Propolis auf Fieberblasen aufgetragen wird, hilft sie, den Schmerz zu lindern, und als Kapsel oral eingenommen kann sie die Immunreaktion stimulieren. Propolispräparate sind erhältlich für äußere Anwendungen, als Dragée (bei Halsentzündung) und Kapseln. Meine generelle Empfehlung lautet 1 Kapsel von 200 mg täglich. Als Teil einer »Verjüngungskur« kann man bis zu dreimal täglich eine 500-mg-Kapsel nehmen.

Hefe

Eine der reichhaltigsten Quellen für organisches Eisen

Man nennt sie das Wundernahrungsmittel der Natur, und sie leistet viel, um sich diesen Ruf auch zu verdienen. Hefe ist eine ausgezeichnete Quelle für Protein und ein großartiger Lieferant von natürlichen Vitaminen des B-Komplexes. Sie ist eine der reichhaltigsten Quellen für organisches Eisen und eine Goldgrube für Mineralstoffe, Spurenelemente und Aminosäuren. Sie hilft bei der Senkung des Cholesterinspiegels (wenn sie mit Lecithin kombiniert wird), lindert Gicht sowie die Beschwerden und Schmerzen bei Nervenentzündungen.
Es gibt verschiedene Quellen für Hefe:

Bierhefe (aus Hopfen, ein Nebenprodukt der Biererzeugung), mitunter auch Nährhefe genannt.
Torula-Hefe, die man auf Pulpe (Zellstoff), wie sie in der Papierherstellung verwendet wird, züchtet oder aus schwarzer Melasse gewinnt.
Molke, ein Nebenprodukt bei der Herstellung von Milch und Käse (am wirkungsvollsten und am schmackhaftesten).
Flüssige Hefe wird mit Kräutern, Honigmalz und Orangen oder Grapefruits gezüchtet.

Vermeiden Sie lebende Backhefe! Lebendige Hefezellen bauen die B-Vitamine im Verdauungstrakt ab und rauben Ihrem Körper alle Vitamine. Bei der Bierhefe werden die lebenden Zellen durch Hitze abgetötet, wodurch ein Vitamin-Abbau verhindert wird.
Hefe hat alle wichtigen Vitamine des B-Komplexes, bis auf B_{12}, das ihr aber gesondert beigegeben werden kann. Sie enthält

16 Aminosäuren, 14 oder mehr Mineralstoffe und 17 Vitamine (bis auf A, E und C). Sie kann als nahezu vollwertiges Nahrungsmittel betrachtet werden.
Weil Hefe wie alle anderen Eiweißnahrungsmittel einen hohen Phosphoranteil hat, ist es ratsam, der Nahrung zusätzlich Kalzium beizufügen, wenn Sie Hefe nehmen. Obwohl es mit Kalzium zusammenwirkt, kann Phosphor dem Körper Kalzium entziehen und so einen Mangel verursachen. Abhilfe ist einfach: Steigern Sie die Aufnahme von Kalzium (Kalziumlaktat beispielsweise wird gut vom Körper aufgenommen). Vitamine des B-Komplexes sollten zusammen mit der Hefe genommen werden, um eine größere Wirkung zu erreichen. Gemeinsam arbeiten sie wie ein Kraftwerk.
Hefe kann unter jede Flüssigkeit – etwa Saft oder Wasser – gerührt oder zwischen den Mahlzeiten genommen werden. Viele Menschen, die sich erschöpft fühlen, nehmen 1 Eßlöffel oder mehr in flüssiger Form und spüren, wie die Kräfte innerhalb von Minuten zurückkehren, und die guten Wirkungen halten für Stunden an. Hefe kann auch als Appetitzügler benutzt werden: Rühren Sie sie unter eine Flüssigkeit und trinken Sie sie direkt vor dem Essen. Das bremst den großen Appetit und läßt Sie eine Menge Kalorien sparen.

Das Soja-Phänomen

Das erstaunlichste an diesem wunderbaren Nahrungsmittel ist, daß so viele Menschen *keinen* Gebrauch davon machen. Die Chinesen und Japaner ernähren sich seit Jahrhunderten von einer Kost, die reich an Sojaprodukten ist, und ziehen daraus beeindruckende Vorteile: eine höhere Lebenserwartung und weniger Todesfälle durch Krebs und Herzerkrankungen

als im Westen. In der Tat sind manche Ernährungswissenschaftler heute der Auffassung, daß eine Beigabe von nur 60 g Sojanahrung täglich zu einer ausgewogenen Ernährung eine hochwirksame Waffe gegen Krankheit darstellt.
Soja ist reich an Ballaststoffen und Phytoöstrogenen, insbesondere den beiden wichtigen Isoflavonen Genistein und Daidzein. Darüber hinaus ist Soja eines der wenigen pflanzlichen Nahrungsmittel, die vollwertiges Eiweiß liefern; es enthält die acht essentiellen Aminosäuren im ausgewogenen Verhältnis (siehe Seite 164). Die amerikanische Regierung hat Soja inzwischen als gleichwertige alternative Eiweißquelle zum Fleisch anerkannt, und laut des *American Journal of Clinical Nutrition* kann Sojaeiweiß – außer bei zu früh geborenen Babys – als ausschließliche Eiweißquelle für den menschlichen Körper dienen. Wie auch bei anderen pflanzlichen Eiweißstoffen erhöht sich der Nährwert von Soja, wenn es zusammen mit Getreideprodukten wie Reis oder Nudeln gegessen wird.

Vorteile von Soja gegenüber tierischem Eiweiß

- Weniger fetthaltig
- cholesterinfrei
- reich an phytochemischen Substanzen
- gute Ballaststoffquelle
- gute Quelle für Mineralstoffe wie Kalzium, Eisen, Magnesium, Phosphor sowie die B-Vitamine Thiamin, Riboflavin und Niacin

Hinweis: Sojabohnen sind (mit Ausnahme von Tempeh, einem fermentierten Produkt aus ganzen Sojabohnen) eine unzureichende Quelle für Vitamin B_{12}. Vegetarier sollten daher zusätzlich Vitamin B_{12} zu sich nehmen.

Mögliche Vorteile durch Soja

- Sojaprodukte enthalten Antioxidantien, die gegen viele Arten von Krebs und vorzeitige Alterung schützen können.
- Soja kann Nierenschäden bei Menschen mit eingeschränkter Nierenfunktion hinauszögern oder verhindern.
- Es kann helfen, den Cholesterinspiegel zu senken.
- Soja hilft, die Knochendichte aufrechtzuerhalten und Osteoporose zu verhindern.
- Es wirkt unterstützend für das Immunsystem.
- Es kann Hitzewallungen bei Frauen in den Wechseljahren lindern.

Die Palette der sojahaltigen Lebensmittel

Sojanüsse sind fritierte oder geröstete Sojabohnen, die gesalzen oder mit Würzmitteln versehen sein können. Eine ausgezeichnete Lieferquelle für Eiweiß, Ballaststoffe und Isoflavone. Sie sollten aber bedenken, daß Sojanüsse – wie echte Nüsse – viel Fett und Kalorien enthalten.

Sojasprossen sind Keimlinge aus ganzen Sojabohnen, die bis zu sechs Tage lang gekeimt haben. Eine gute Quelle für Eiweiß und Ballaststoffe. Können leicht zu vegetarischen Gerichten hinzugefügt werden.

Frische grüne Sojabohnen – junge Bohnen noch in der grünen Schote, im Unterschied zu getrockneten Sojabohnen; am besten ißt man sie gedämpft wie frisches Gemüse. Eine gute Quelle für Eiweiß, Ballaststoffe und Isoflavone.

Sojamilch ist laktosefrei (frei von Milchzucker) und wird durch Einweichen und Mahlen von ganzen Sojabohnen mit Wasser oder durch Zugabe von Wasser zu Sojamehl mit vollem Fettgehalt hergestellt. Sie ist eine ausgezeichnete Quelle für Isoflavone, Eiweiß, B-Vitamine und Mineralstoffe. Allerdings enthält Sojamilch nur dann so viel Kalzium, Vitamin D oder B_{12} wie normale Milch, wenn sie angereichert wird.

Tofu ist eine weiße, käseähnliche Masse, die aus Sojamilch (unter Zusatz von Kalzium) durch Gerinnung gewonnen wird. Tofu gibt es in zahlreichen Varianten; es kann buchstäblich jeden geschmacklichen Zusatz aufnehmen. Es ist sogar so vielseitig, daß es sowohl Käse als auch Fleisch ersetzen kann. Fester Tofu ist reicher an Eiweiß, Fett und Kalzium als andere Sorten; er eignet sich am besten für gekochte Gerichte, da er seine Form und Konsistenz bewahrt. Weicher Tofu ist cremiger und eignet sich sehr gut zum Pürieren und Mixen.

Miso ist eine vielseitige, fermentierte Sojabohnenpaste, die als Würzmittel und als Basis für Suppen, Soßen und Salatdressings Verwendung findet. Es enthält wenig Fett, aber viel Natrium und kann sich im Kühlschrank bis zu einem Jahr halten.

Vorsicht: Meiden Sie Miso, wenn Sie zu Bluthochdruck neigen oder auf Ihren Natriumspiegel achten müssen.

Sojasoße ist eines der populärsten Würzmittel der Welt. Die salzige Soße wird aus einer fermentierten Mischung von Sojabohnen, Weizen und Aspergillussporen hergestellt; sie enthält keine Isoflavone, doch gibt es Untersuchungen, die darauf hinweisen, daß sie andere krebshemmende Verbindungen enthält. Obwohl es zwar Sojasoße auch mit niedrigerem Natriumgehalt gibt, kann man bei einem Natriumgehalt von 605 mg pro Eßlöffel nicht von einer »natriumfreien« Soße sprechen. Ich schlage vor, daß Sie sie weglassen, wenn Sie unter hohem Blutdruck leiden oder salzarm essen wollen.

Isoliertes Sojaeiweiß wird als reines oder geschmacksverfeinertes Pulver angeboten, das mindestens 90 Prozent Eiweiß enthält. Es findet sich häufig in Snackriegeln als Ersatzmahlzeit, in Babykost und muskelbildenden Proteinpulvern. Es besitzt eine hohe cholesterinreduzierende Wirkung und kann zur Fettreduzierung als teilweiser Fleischersatz (z.B. mit Hackfleisch) verwendet werden, sowie zum Backen, als Beigabe in Müsli oder zusammen mit Obst oder Fruchtsaft in milchfreien Mixgetränken. Wenn Sie kein isoliertes Sojaeiweiß finden können, nehmen Sie ein Eiweißpulver, das isoliertes Sojaeiweiß als einen der Hauptbestandteile enthält. Ein Hinweis: Produkte unter der Bezeichnung »Sojaeiweiß« können auch nur Sojamehl enthalten, das weniger Eiweiß, aber mehr Fett enthält als isoliertes Sojaeiweiß. Lesen Sie daher sorgfältig die Packungsbeilage.

Sojamehl ist ein hervorragender Lieferant für Isoflavone und hat einen Eiweißanteil von mindestens 50 Prozent. Wenn es aus dem »Fleisch« gerösteter Sojabohnen hergestellt wird, kann Sojamehl viel Fett enthalten: Sie sollten deshalb entfettetes oder fettarmes Mehl nehmen, weil es Eiweiß in konzentrierterer Form liefert. Es eignet sich zwar gut zum Backen im Mikrowellenherd, weil es die Feuchtigkeit hält, aber Sie sollten bedenken, daß Sojamehl glutenfrei ist – das bedeutet, daß man es nicht anstelle von Weizen- oder Roggenmehl in Hefebroten verwenden kann. In Backwaren ohne Hefe kann man allerdings 20 Prozent der Gesamtmehlmenge durch das schwerere Sojamehl ersetzen.

Sojafleisch wird aus Sojamehl hergestellt und ist fett- und kalorienarm, aber reich an Eiweiß, Isoflavonen, Kalzium, Eisen und Zink. Es kann z. B. Rinderhackfleisch ganz oder teilweise in Gerichten wie Frikadellen, Hackbraten und Hamburgern ersetzen, muß aber vor dem Gebrauch gewässert werden.

Sojaöl enthält zwar keine Isoflavone, ist aber im Unterschied zu den meisten anderen Pflanzenölen reich an Omega-3 (Linolensäure)- und Omega-6 (Linolsäure)-Fettsäuren, ähnlich wie das Öl von Meeresfischen (siehe Seite 207).

Noch Fragen zu Kapitel IX?

»Worin besteht der Unterschied zwischen rotem und weißem Ginseng?«
Roter Ginseng gilt als hochwertiger. Die Ginsengwurzel ist von Natur aus weiß, und wenn sie einfach nur gereinigt und getrocknet wird, behält sie ihre natürliche Farbe. Roter Ginseng hingegen entsteht durch Dampfbehandlung mit einer Kräuterlösung. Ginsengprodukte werden nicht selten verdünnt oder mit Beimischungen versehen; darum sollten Sie sie nur bei zuverlässigen Lieferanten kaufen und Standardprodukte mit garantierter Wirksamkeit wählen.

»Ich bin eine 38jährige Frau, nehme Vitamine und mache Körperübungen, aber ich möchte meinen Muskeltonus verbessern. Ich habe von Kreatin gehört, weiß aber nicht genau, was das eigentlich ist und wie es wirkt. Wäre es für mich geeignet?«
Das könnte gut sein. Es ist bei Bodybuildern und Sportlern schon sehr angesehen. Creatinmonohydrat ist eine synthetische Version einer Aminosäure, die von Natur aus im Körper, vor allem in den Skelettmuskeln, vorkommt. Sie ist wesentlich für die Bildung von Adenosintriphosphat (ATP), dem Brennstoff für Muskelkontraktionsbewegungen. Wenn das ATP abgebaut wird, tritt Erschöpfung ein. Wenn Sie Ihre Kreatinwerte erhöhen, erzeugen Sie mehr ATP-Brennstoff für längeres Intensivtraining, was zu einer vergrößerten Muskelmasse führt, die Fett verbrennt. Sie werden dann möglicherweise nicht an Gewicht, aber an Fett verlieren – denn Muskeln wiegen mehr als Fett –, und durch die reduzierten Blutlipidwerte sind Sie dann besser vor Herzerkrankungen geschützt.
Kreatin kommt natürlicherweise in Fleisch und Fisch vor, aber Hochleistungssportler verbrauchen es schneller, als es durch

die Nahrung ergänzt werden kann. Wenn Sie aber an Dauerleistungssport wie Langstreckenlaufen oder -schwimmen teilnehmen, kann Kreatin unter Umständen kontraproduktiv sein, weil Sie durch die zusätzliche Muskelmasse langsamer werden. Kreatin ist in Form von Pulver oder eßbaren Waffeln erhältlich. Ein Eßlöffel Pulver (5 000 mg), in Saft oder Wasser aufgelöst, verleiht Ihren Muskeln eine Energiesteigerung. Nehmen Sie Präparate, die garantiert 99 Prozent Kreatin enthalten. Billigere Sorten haben etwa 60 Prozent. Ein Hinweis: Untersuchungen haben gezeigt, daß manche Menschen, die Kreatin ausprobiert haben, nicht imstande sind, die zusätzliche Menge in die Muskeln einzubauen, und infolgedessen zeigt sich keine Verbesserung der Muskelmasse bzw. der sportlichen Leistung. Wenn Sie innerhalb von zwei bis drei Wochen keinerlei Leistungssteigerung bemerken, ist Kreatin vermutlich nicht das richtige Präparat für Sie.

»Ich versuche, meinen Cholesterinspiegel zu senken, indem ich mehr Sojaprodukte zu mir nehme. Wieviel an Isoflavonen sollte ich täglich zu mir nehmen, und liefert mir Tofu genug davon – oder zuviel?«
Die meisten Wissenschaftler sind der Ansicht, daß zwischen 30 und 50 mg an Isoflavonen ausreicht, um einen gesundheitlichen Vorteil zu erzielen. Zum Vergleich: 1 Tasse Tofu oder Tempeh enthält etwa 70 mg, 1 Tasse Sojamilch 30 mg und eine halbe Tasse geröstete Sojanüsse etwa 120 mg Isoflavone. Asiaten und viele Vegetarier (in den USA), in deren Ernährung Sojaprodukte ein wesentliches Element darstellen, verbrauchen täglich rund 100 mg Isoflavone, wie Dr. Stephen Barnes, ein führender Sojaforscher und Professor für Pharmakologie und Toxikologie an der Universität von Alabama, berichtet. Es ist ratsam, innerhalb dieser Grenzen zu bleiben, da eine längerfristige Einnahme mit viel höheren Dosierungen – und

ihren möglichen Nebenwirkungen – noch nicht ausreichend untersucht worden ist.

»Ist Haifischleberöl als Zusatzpräparat besser als Haifischknorpel?«
Beides ist ziemlich beeindruckend, aber die Forschung hat neuerdings herausgefunden, daß das Haifischleberöl für die Krebsbekämpfung wirksamer ist. Es ist reich an den Vitaminen A und D und enthält auch die beiden Verbindungen Squalen und Alkyglycerol (AKG), die eine immense Stärkung des Immunsystems zu bewirken scheinen. Haifischlebertran ist ein hochwirksames Antioxidans und kann hilfreich sein, um Krebspatienten vor, während und nach der Strahlenbehandlung zu schützen. Die tägliche Einnahme von 1 Kapsel oder 1 Teelöffel Öl scheint zu helfen, Erkältungs- und Infektionskrankheiten auf ein Minimum zu reduzieren. Sie sollten darauf achten, Öl zu verwenden, das nur wenig bearbeitet wurde und bei dem der Gehalt an Squalen und Alkyglycerol angegeben ist.

»Ich leide an Arthritis und habe gehört, daß Chondroitin und Glucosamin gute Präparate seien, aber ich zögere, sie zu nehmen, ohne mehr darüber zu wissen. Können Sie mir erklären, was das für Zusätze sind und wie sie wirken?«
Das kann ich. Chondroitin kommt in hohen Konzentrationen in den Knorpeln rund um die Gelenke von Tieren vor. Es zieht Flüssigkeit in die Zellen des Gelenks und liefert dadurch ein Gelenkschmiermittel, das die Knochen bei Bewegung reibungslos aneinander vorbeigleiten läßt. Glucosamin, ein natürlicher Bestandteil des Knorpelgewebes, regt die Produktion von Bindegewebe im Körper an. Mit zunehmendem Alter nimmt die Glucosaminproduktion im Körper ab, und die Knorpel sind nicht mehr in der Lage, Wasser zu halten und

stoßdämpfend zu wirken. Im Zusammenwirken mit dem natürlichen Hormonpräparat Pregnenolon (siehe Seite 474) können diese beiden Substanzen nicht nur arthritische Schmerzen vermindern, sondern unterstützen auch die Rückbildung von verlorengegangenem Knorpelgewebe, ohne unangenehme Nebenwirkungen zu erzeugen.

»Man hört jetzt immer häufiger von Algen, z. B. Spirulina. Ist das eine neue Wunderdroge?«
Nein, es ist überhaupt keine Droge. Spirulina ist natürliches, leicht aufzunehmendes, vollständiges Eiweiß, das als Spirulina-Plankton oder die blaugrüne Mikroalge bekannt ist. Es ist die reichste natürliche Quelle von Chlorophyll und hat einen hohen Gehalt an chelatkomplexgebundenen Mineralstoffen wie Eisen, Kalzium, Zink, Kalium und Magnesium; es ist eine gute Quelle für Vitamin A und die Vitamine des B-Komplexes und enthält außerdem Phenylalanin – eine Substanz, die auf das Appetitzentrum im Gehirn wirkt und Hungergefühle vermindert, während es gleichzeitig die Blutzuckerwerte im Gleichgewicht hält. Wenn Sie eine Schlankheitskur machen, ist es daher eine großartige Unterstützung zum Abnehmen.
Nehmen Sie 3 500-mg-Tabletten eine halbe Stunde vor dem Essen. Sobald diese Dosierung Wirkung zeigt, reduzieren Sie sie auf 2 oder 1 Tablette vor dem Essen.

»Ich habe von einer Alge (nicht Spirulina) gehört, die erstaunliche gesundheitliche und heilende Wirkungen haben soll. Kennen Sie sie und können Sie mir davon erzählen?«
Ja, es handelt sich um Chlorella. Chlorella (die smaragdgrüne Alge) wird als das perfekte »Komplettnahrungsmittel« angepriesen. Abgesehen von der Tatsache, daß Chlorella vollständiges Eiweiß und sämtliche B-Vitamine, C, E sowie die wichtigsten Mineralstoffe enthält (wobei Zink und Eisen darin so

hochdosiert vorkommen, daß sie wie ein Zusatzpräparat wirken), haben sich außerdem folgende Wirkungen gezeigt: Chlorella stärkt das Immunsystem, fördert die Verdauung, entgiftet den Körper, beschleunigt den Heilungsvorgang, schützt vor Strahlung, unterstützt die Verhinderung degenerativer Erkrankungen, hilft bei der Behandlung von *Candida albicans*, lindert arthritische Schmerzen und hilft aufgrund ihres hohen Nährstoffgehalts erfolgreich beim Abnehmen.

Chlorella ist erhältlich in Form von Tabletten, Pulver und wasserlöslichen Extrakten (die die höchsten Konzentrationen des Chlorella-Wachstumsfaktors enthalten). Sie sollten aber wissen, daß es große Unterschiede bei den Chlorella-Produkten gibt, je nachdem, welche Chlorella-Stämme verwendet werden.

Die Durchschnittsdosierung beträgt 5 bis 8 Tabletten dreimal täglich. Ich würde vorschlagen, daß sie mit 1 Tablette dreimal täglich beginnen und dann allmählich steigern, um sicherzugehen, daß keine allergischen Reaktionen auftreten. Zu den möglichen unangenehmen Reaktionen zählen: Gasbildung, Blähungen, unregelmäßiger Stuhlgang, Übelkeit, grüner Stuhl und leichte Hautausschläge oder Ekzeme. Diese Reaktionen sind nicht ungewöhnlich, sollten aber, wenn es nicht etwas Ernsteres ist, innerhalb weniger Tage wieder verschwinden. Wenn nicht, dann setzen Sie die Einnahme des Präparates ab und befragen Sie einen ernährungswissenschaftlich orientierten Arzt oder Heilpraktiker bzw. einen Ernährungswissenschaftler.

Dr. David Steenblock, der Autor eines Buches über Chlorella, hat herausgefunden, daß man Chlorella zur Entgiftung am besten auf leeren Magen einnimmt. Da es aber ein Nahrungsmittel ist, kann man es ebensogut zusammen mit anderen Nahrungsmitteln oder auch mit Medikamenten nehmen.

»Ich weiß, daß mir Kleie guttut. Ich weiß nur nicht, welche Kleie am besten geeignet ist.«
Das hängt davon ab, welchen ernährungsphysiologischen Nutzen Sie anstreben. Vielleicht ist die folgende Liste von Kleiearten eine Hilfe für Sie:

Gerstenkleie ist reich an löslichen Ballaststoffen und hilft, den Cholesterinspiegel zu senken.
Maiskleie ist reich an unlöslichen Ballaststoffen und kann hilfreich sein, das Risiko von Darmkrebs zu senken.
Haferkleie ist reich an löslichen Ballaststoffen und hilft, den Cholesterinspiegel zu senken. Tatsächlich haben Studien gezeigt, daß schon 50 g täglich die Cholesterinwerte um 7 bis 10 Prozent herabsetzen können.
Reiskleie ist reich an löslichen Ballaststoffen und kann helfen, den Cholesterinspiegel zu senken. Sie hat ähnliche ernährungsphysiologische Vorteile wie Haferkleie, doch man braucht weniger davon, um die gleiche Wirkung zu erzielen. 2 Eßlöffel Reiskleie ergeben genauso viele lösliche Ballaststoffe wie $^1/_2$ Tasse Haferkleie.
Weizenkleie ist reich an unlöslichen Ballaststoffen und kann helfen, das Darmkrebsrisiko zu senken (siehe Seite 250, »Beste natürliche Quellen« für diese Ballaststoffe sowie »Warnende Hinweise«).

»Können Sie mir etwas über Gelée royale sagen?«
Wie ich schon erwähnt habe, ist Propolis ein Nebenprodukt von Honig. Gelée royale ist sozusagen die »Muttermilch« der Bienen, ein hochkonzentriertes, nährstoffreiches, weißes Sekret, das die Arbeiterbienen herstellen. Alle Bienenlarven erhalten es in den ersten drei Lebenstagen, aber danach bekommt nur noch die designierte Königin diese konzentrierte Supernahrung. Es ist ihr einziges Futter – und trotzdem wächst

sie damit auf 50 Prozent mehr Körpergröße als ihre Bienenschwestern, lebt bis zu 40mal länger und ist außerordentlich fruchtbar. Gelée royale enthält alle essentiellen Aminosäuren sowie die Vitamine A, C, D, E und neun Vitamine der B-Komplexgruppe (einschließlich B_{12} = Cyanocobalamin) und die Mineralstoffe Eisen, Kalium, Kalzium, Kupfer, Phosphor, Schwefel und Silizium. Gelée royale ist ein vollständiges Protein und außerdem ein mildes, natürliches Antibiotikum, das eine stimulierende Wirkung auf die Nebennieren ausübt sowie Stoffwechsel, Stimmung, Appetit und Libido beeinflußt. Gelée royale kann helfen, die Energie zu steigern, und naturheilkundlich orientierte Ärzte empfehlen es oft zur Behandlung von Symptomen während der Menopause und zur Verbesserung der sexuellen Leistungsfähigkeit des Mannes. Viele Frauen sind auch der Meinung, daß Gelée royale ganz deutlich die Sichtbarkeit der feinen Linien und Fältchen im Gesicht reduziert. Für den täglichen Energieschub empfehle ich 1 bis 2 Kapseln mit 500 mg.

X
Kräuter, Volksheilmittel, homöopathische Mittel und ätherische Öle

Was Sie über natürliche Heilmittel wissen sollten

Nur weil Kräuter etwas Natürliches sind, bedeutet das nicht auch automatisch, daß man sie wahllos verwenden kann. Bevor Sie irgendein Kräutermittel ausprobieren, informieren Sie sich, wie es wirkt, wie man es zubereitet und anwendet – und welche Vorsichtsmaßnahmen und Nebenwirkungen Sie einkalkulieren müssen.

Probieren Sie *nie* ein Natur- oder Kräuterheilmittel, ohne zu wissen, was es bewirkt, wie es zubereitet und genommen werden sollte, auf welche Vorsichtsmaßnahmen man achten muß und welche Nebenwirkungen es haben könnte!

In der Regel gilt, daß aus der Einnahme von Kräutermitteln selten medizinische Probleme entstehen, aber es gibt immer die Möglichkeit einer allergischen oder toxischen Reaktion.

Wichtig: Wenn Sie jetzt Medikamente nehmen oder medizinische Probleme haben, dann ist es besser, Sie fragen einen Arzt um Rat, der sich mit den Wechselwirkungen von Kräutern und Medikamenten auskennt und von den möglicherweise gefährlichen Nebenwirkungen weiß.

Aloe vera

Die Aloepflanze (*Aloe vera*) enthält eine wundheilende Substanz, ein Gel, eine Mischung aus antibiotischen, zusammenziehenden und gerinnungsfördernden Wirkstoffen.
Nimmt man es ein, so wirkt es als mildes Abführmittel. Ein Eßlöffel in regelmäßigen Abständen konsumiert (vorzugsweise auf leeren Magen), insgesamt bis zu $^1/_2$ l am Tag, kann bei der Behandlung von Magengeschwüren helfen. Schwangere Frauen sollten Aloe nicht ohne Anweisung eines Arztes nehmen.
Es gibt für Aloe vera viele äußerliche Anwendungsmöglichkeiten:

- Sie wirkt als schnelles und wirkungsvolles Wundheilmittel, ist hilfreich bei der Behandlung von Verbrennungen, Insektenstichen und Hautreizungen durch Brennesseln. Zur Anwendung spaltet man ein Blatt der Aloepflanze und streicht das Gel direkt auf die verletzte Stelle, oder man wickelt ein mit Aloegel getränktes sauberes Tuch darum.
- Salben, Cremes und Lotionen mit Aloe können Blasen und das Abschuppen der Haut nach Sonnenbränden verhindern.
- Aloe kann Hühneraugen, Schwielen und Hornhaut an den Füßen weicher machen.
- Auf Gesicht und Hals aufgetragen, kann Aloe die Haut weicher machen und die Faltenbildung mildern.
- Aloe kann den Schmerz und das Jucken bei Hämorrhoiden lindern.

- Sie kann wirkungsvoll für die Haarpflege verwendet werden.

Vorsicht: Bei empfindlichen Menschen können bei äußerlicher Anwendung allergische Reaktionen – Bläschen, Ausschlag, Juckreiz – auftreten. Wenn Sie unangenehme Wirkungen bemerken, benutzen Sie kein Aloepräparat mehr und ziehen Sie den Arzt zu Rate. Bei Schwangeren können allergische Reaktionen durch innerliche Anwendung sehr gefährlich sein.

Anis (Samen)

Dies ist ein natürliches Anregungsmittel für die Abgabe von Harn und Magensaft; es wird oft eingesetzt, um Erleichterung bei Blähungen zu schaffen. Es gilt auch als Hausmittel zur Behandlung von trockenem Husten.

Baldrian

Ein natürliches »Valium«, das eine entspannende Wirkung auf den Körper hat und häufig eingesetzt wird, um Nervosität, Muskelverspannungen und Schlaflosigkeit zu behandeln. Im Unterschied zu rezeptpflichtigen Medikamenten macht Baldrian nicht süchtig und hat weniger unangenehme Nebenwirkungen. Außerdem kann er Blähungsschmerzen und Menstruationskrämpfe lindern.

Vorsicht: Extrem hohe Dosierungen können eine Schwächung des Herzschlags und Lähmungen hervorrufen.

Basilikum

Basilikum ist eine Pflanze, die auch für Umschläge verwendet werden kann, um Gift aus der Haut zu ziehen. Sie wird oft zur Linderung von Bienenstichen und zur »Reifung« von Eiterpusteln angewandt.

Bitterdistel

Oft als Appetitanreger und bei der Behandlung von Verdauungsbeschwerden eingesetzt; kann Fieber senken und Blutandrang beseitigen.

Vorsicht: Bei hohen Dosierungen kann es zu Verbrennungen in Mund und Speiseröhre sowie zu Durchfall kommen.

Echinacea

Schützt gesunde Zellen vor dem Angriff von Viren und Bakterien, indem sie die Funktion des Immunsystems im allgemeinen und im speziellen der T-Zellen (die Krankheitserreger und Toxine bekämpfen) stimuliert. Hilfreich, um die Heftigkeit von Schnupfen und Grippeerkrankungen zu vermindern und die Genesung zu beschleunigen.

Eisenhut

Kleine Mengen eines Flüssigkeitsextrakts aus der Wurzel dieser Pflanze, mit einer Tasse warmem Wasser vermischt, können erfolgreich bei Schmerzen, Fieber, Magenentzündungen und Herzbeschwerden wirken, heißt es.

Vorsicht: Eisenhut ist einer der wenigen pflanzlichen Stoffe, bei denen falsche Anwendung zu gefährlichen Nebenwirkungen führen kann: Herzversagen.

Ephedra

Wird in China unter dem Namen Mahuang verwendet, um Asthma, Erkältungen und andere Erkrankungen der Luftwege zu behandeln. Ephedra enthält Ephedrin und Pseudoephedrin, zwei Alkaloide, die in vielen freiverkäuflichen Erkältungs- und Allergiemitteln enthalten sind. Ephedra aktiviert den Stoffwechsel und kommt auch in einigen pflanzlichen Rezepturen zur Gewichtsreduktion vor.

Vorsicht: Im Übermaß eingenommen, kann Ephedra eine amphetaminähnliche Wirkung haben, es beschleunigt also die Herzfrequenz und kann einen gefährlichen Blutdruckanstieg bewirken. Man sollte es auf *keinen* Fall verwenden, wenn man Probleme mit dem Herzen hat.

Johanniskraut

Wird seit vielen Jahrhunderten zur Wundheilung verwendet. Es enthält Hypericin, ein natürliches stimmungsaufhellendes Mittel, das auch bakterienabtötende und entzündungshemmende Eigenschaften besitzt. Dieser Pflanzenwirkstoff wird als muskelentspannendes Mittel zur Linderung von Men-

struationskrämpfen, aber auch zur Schleimlösung eingesetzt. Äußerlich angewandt, wirkt es antiseptisch und schmerzstillend. Wenn es zur Behandlung von depressiven Verstimmungen eingesetzt wird, kann es bis zu drei Wochen dauern, bis eine Verbesserung des Lebensgefühls spürbar wird.
Johanniskraut ist in Form von getrockneten Blättern und Blüten, Tinkturen, als Extrakt, Öl, Salbe, Kapseln und Teezubereitung allgemein im Handel erhältlich, aber es ist nicht empfehlenswert, es längerfristig zu verwenden, ohne einen kräuterheilkundigen oder sonstigen medizinischen Experten zu Rate zu ziehen.

Vorsicht: Johanniskraut hat erhöhte Lichtempfindlichkeit zur Folge und kann die Neigung zu Sonnenbrand enorm verstärken. Es sollte auch nicht mit den vom Arzt verschriebenen Antidepressiva kombiniert werden. Entgegen früheren Untersuchungen beruht die antidepressive Wirkung dieser Pflanze nicht auf der Hemmung der Monoaminoxidase (MAO), und das bedeutet für den Gebrauch, daß es sich mit tyraminreichen Nahrungsmitteln wie Wein, Käse und Schokolade verträgt – in Maßen natürlich.

Kamille

Diese Pflanze hat krampflösende Eigenschaften und regt die Magensaftproduktion an; wird oft bei Migräne, Magenkrämpfen und Unruhezuständen eingenommen. Äußerlich wird Kamille bei der Behandlung von Wunden, Hautgeschwüren und Bindehautentzündung angewendet.

Vorsicht: Kann bei einzelnen Menschen, die unter Heuschnupfen leiden oder auf Jakobskraut (Ambrosiapflanze), Astern und verwandte Pflanzen empfindlich reagieren, schwere allergische Reaktionen – bis zu tödlich verlaufenden Schockzuständen – auslösen.

Kava-Kava (Wurzel)

Diese Pflanze, die in Polynesien und auf den Südseeinseln angebaut wird, hat leicht hypnotische Eigenschaften. Sie wirkt entspannend, leicht anregend im Genitalbereich, und kleine Mengen können eine sanftes Hochgefühl erzeugen. Sie wird von amerikanischen Kräuterheilkundigen traditionell als Mittel gegen Nervosität und Schlaflosigkeit angewandt.

Vorsicht: Eine langfristige Einnahme kann die Leber schädigen.

Kermes (Phytolacca)

Eine Wurzel, die vor allem zur Behandlung von arthritischen Schmerzen eingesetzt wird. Ihr Wirkstoff wird auch in Salben zur Bekämpfung von Pilzinfektionen verwendet.

Minze (Flohkraut)

Diese Pflanze wird bei der Behandlung von Erkältungen zum Inhalieren genommen; es gibt sie auch als Tee gegen

Kopfschmerzen, Krämpfe während der Regelblutung und Schmerzen.

Vorsicht: Kann eine Fehlgeburt verursachen und sollte deshalb nie während der Schwangerschaft eingenommen werden.

Nachtkerzenöl

Als zusätzliches Präparat in der Nahrung kann Nachtkerzenöl dazu beitragen, den Cholesteringehalt im Blut und den Blutdruck zu senken. Es kann bei der Gewichtsabnahme helfen, Schmerzen vor der Regelblutung lindern, Ekzeme heilen, bei der Behandlung von leichten Fällen von Arthritis und nur langsam voranschreitender multipler Sklerose hilfreich sein, hyperaktive Kinder beruhigen, Akne bessern (zusammen mit Zink) und zum Aufbau kräftigerer Fingernägel beitragen.
Der aktive Wirkstoff im Nachtkerzenöl ist die Gammalinolensäure, die der Körper braucht, um hormonähnliche Stoffe, Prostaglandine genannt, zu produzieren; sie sind sehr wichtig für die Gesundheit. Wenn also ein Mangel an Gammalinolensäure vorliegt, ist möglicherweise die Produktion von Prostaglandinen unzureichend, und das kann Ihr körperliches Wohlbefinden beeinträchtigen.

Petersilie (Samen und Blätter)

Ein harntreibendes Mittel, regt die Produktion von Magensaft an, wird bei Husten, Asthma, Ausbleiben der Monatsblutung und Bindehautentzündungen angewendet.

Pfefferminze (Blätter)

Wirkt krampflösend und anregend, wird bei der Behandlung von Nervosität, Schlaflosigkeit, Krämpfen, Benommenheit und Husten eingesetzt. Bei Kopfschmerzen versuchen Sie folgendes: 1 Tasse starken Pfefferminztee trinken, dann 15 bis 20 Minuten ruhen. Wirkt im allgemeinen genauso gut wie eine Schmerztablette und hat keinerlei Nebenwirkungen.

Rosmarin

Nicht nur ein schmackhaftes Küchengewürz: Neuere Forschungsergebnisse deuten darauf hin, daß das Rosmarinkraut ein kommendes Mittel in der Krebsbekämpfung sein wird. Es hat sich als oxidations- und entzündungshemmend herausgestellt und verhindert, daß krebserzeugende Substanzen sich an die DNS binden; es fördert die Entgiftung der Leber von krebserregenden Stoffen.

Äußerlich als Salbe verwendet, kann Rosmarin Rheumaschmerzen, Verstauchungen, Wunden, blaue Flecken und Ekzeme lindern. Innerlich richtig angewendet, kann Rosmarin bei Blähungen und Koliken für Erleichterung sorgen und die Freisetzung von Gallensaft anregen.

Vorsicht: In großen Mengen kann Rosmarin giftig sein.

Sägepalme (Frucht)

Die Frucht der Sägepalme (*Serenoa repens*) hilft bei der Behandlung von chronischer Blasenentzündung und zur Verhinderung von Infektionen im Urogenitalbereich.

Schwarzwurz

Als Tee aufgebrüht, kann Schwarzwurz Magenbeschwerden, Husten, Durchfall, Schmerzen bei Arthritis, Leber- und Gallenerkrankungen lindern.

Vorsicht: Eine mögliche Nebenwirkung bei dieser Pflanze liegt darin, daß Sie weniger Eisen und Vitamin B_{12} aufnehmen.

Süßholzwurzel (Lakritze)

Stellt die Funktionen der Bindegewebshaut und des Gewebes wirkungsvoll wieder her; hält außerdem die Hormone im Gleichgewicht und regt die innere Sekretion und die Atmung an; wirkt als Abführmittel.

Vorsicht: Hoher Blutdruck und Herzrhythmusstörungen können möglicherweise als Nebenwirkungen auftreten. Außerdem kann es zu Speicherung von Wasser im Gewebe kommen; Frauen, die am prämenstruellen Syndrom leiden, sollten Süßholz vermeiden.

Hinweis: Die industriell hergestellte Lakritze als Süßwarenprodukt basiert auf einem synthetischen Geschmackstoff und hat daher weder die oben erwähnten heilsamen Wirkungen noch die Nebenwirkungen.

Thymian

Ein natürliches antiseptisches, deodorierendes Mittel. Als Kompresse kann Thymian ein guter Wundverband sein; eingenommen kann er gegen Durchfall wirken, Magenkrämpfe lindern und Bronchitis und Kehlkopfentzündung abschwächen.

Tragant (Astragalus)

Diese Kräuterpflanze hilft bei Erschöpfungszuständen und senkt die Häufigkeit von Erkältungskrankheiten. Sie aktiviert das Immunsystem, verbessert die Widerstandskraft gegen Viren und bakterielle Infekte und beschleunigt den Heilungsvorgang. Sie kann auch die Ausbreitung bösartiger Krebszellen auf gesundes Gewebe verhindern. Am wirksamsten ist die Anwendung in Verbindung mit Zink und den Vitaminen A und C.

Vorsicht: Wenn Sie sich einer Chemotherapiebehandlung unterziehen, sollten Sie Astragalus oder andere Arzneimittel nur auf ausdrückliche Empfehlung Ihres Arztes nehmen.

Wacholder (Beeren)

Die Beeren des Wacholders werden oft als Magentonikum verwendet, können Appetit und Verdauung anregen, harntreibend und keimtötend im Harntrakt wirken.

Vorsicht: Die übermäßige Einnahme von Wacholderbeeren oder von Getränken und Tonika, die Wacholder enthalten, kann zu Halluzinationen führen.

Wanzenkraut

Diese Pflanze (*Cimicifuga racemosa*) wird zum Herbeiführen der Monatsblutung, zur Linderung von menstruellen Krämpfen, Förderung der Wehen und Erleichterung der Entbindung verwendet, aber auch, um hartnäckigen Husten zu behandeln sowie Schwellungen und rheumatische Schmerzen zu lindern. In Verbindung mit Helmkraut, Heilziest (Betonie), Passionsblume und Baldrian wirkt Wanzenkraut als natürliches Beruhigungsmittel.

Vorsicht: Nicht während der Schwangerschaft anwenden, außer wenn die Wehen eingesetzt haben, und auch dann nur im Beisein eines Arztes. Hohe Dosierungen können Vergiftungserscheinungen bewirken.

Wilde Yamswurzel

Eine pflanzliche Quelle für das weibliche Hormon Progesteron; wird gegen Menstruationsbeschwerden, bei Gefahr von Fehlgeburten, aber auch zur Linderung von Hitzewallungen, Scheidentrockenheit und anderen klimakterischen Symptomen eingesetzt. Sie enthält außerdem Saponine, die eine entzündungshemmende Wirkung haben und helfen können, die Schmerzen und Steifheit bei rheumatischer Arthritis zu behandeln.

Yohimbe (»Potenzrinde«)

Die Yohimbe-Pflanze (*Pausinystalia yohimbe*) ist eines der wenigen »Aphrodisiaka«, die bei der Behandlung der männlichen Impotenz Erfolg versprechen. Unglücklicherweise ist sie aber auch ziemlich gefährlich, weil sie Yohimbin enthält, eine rezeptpflichtige Substanz, die nur unter ärztlicher Aufsicht angewendet werden sollte. In abgeschwächter Form ist die Yohimbinrinde auch ohne Rezept erhältlich, aber weniger wirksam. Die übliche Dosierung beträgt 1 bis 3 Kapseln täglich.

Vorsicht: Yohimbe kann blutdrucksenkend wirken und sollte deshalb nicht von Menschen mit niedrigem Blutdruck angewendet werden. Wegen ihrer möglichen schwerwiegenden Nebenwirkungen sollte Yohimbe nur unter Aufsicht eines Arztes verwendet werden, wenn ein ernstes Gesundheitsproblem vorliegt.

Giftpflanzen

Die folgenden Pflanzen können gefährlich für Ihre Gesundheit sein und sollten nie als Tee aufgegossen oder in einer anderen Form genommen werden, weil sie möglicherweise giftige Wirkung haben.
Da manche Pflanzen regional unterschiedliche Bezeichnungen haben, steht der lateinische Name in Klammern dabei.

Alraune *(Mandragora officinarum)*

Wurzel der Mandragora, ein giftiges Narkotikum, ähnlich wie die Tollkirsche.

Arnika *(Arnica montana)*

Arnika ist hilfreich bei der Behandlung von blauen Flecken, Verletzungen und Schmerz. Sie ist ungefährlich, wenn sie vorschriftsmäßig als homöopathische Globuli (Kügelchen, die nur winzige Wirkstoffmengen enthalten) unter der Zunge oder zur äußerlichen Anwendung in handelsüblicher Form konsumiert wird. Ansonsten ist Arnika ein Reizmittel, das einen heftigen toxischen Magen-Darm-Katarrh, schwere Muskelschwäche, nervöse Störungen und den Tod hervorrufen kann.

Bilsenkraut *(Hyoscyamus niger)*

Giftig. Enthält gefährliche giftige Alkaloide.

Bittersüßer Nachtschatten *(Solanum dulcamara)*

Giftig.

Blutwurz *(Sanguinaria canadensis)*

Enthält das giftige Alkaloid Sanguinarin.

Eibe *(Taxus baccata)*

Giftig.

Fingerhut *(Digitalis purpurea)*

Hochgiftig.

Ginster *(Cytisus scoparius)*

Enthält gefährliche Alkaloide.

Goldregen *(Cytisus laburnum)*

Giftig.

Heliotrop *(Heliotropum europaeum)*

Diese Pflanze ist giftig und enthält Alkaloide, die Leberschäden verursachen. Sollte nicht mit dem Gartenheliotrop verwechselt werden, dessen botanischer Name *Valeriana officinalis* lautet; er ist ungefährlich.

Immergrün *(Vinca major und Vinca minor)*

Enthält giftige Alkaloide, die die Nerven angreifen sowie Leber und Nieren schädigen können.

Jalapawurzel, Purgierwinde *(Exagonium purga, Ipomoea jalapa, Ipomoea purga)*

Eine mexikanische Kletterpflanze, die viele Namen hat und äußerst gefährlich sein kann. Als Arzneimittel hat sie eine stark kathartische (reinigende) Wirkung, und ihre extreme Darmreinigungswirkung kann zu lebensbedrohlichen Darmentleerungen führen.

Lobelie *(Lobelia inflata)*

Eine giftige Pflanze, die unvorsichtigerweise manchmal als Brechmittel benutzt wird. Überdosierungen von Extrakten aus den Blättern oder Früchten dieser Pflanze führen zu schwerem Erbrechen, Schweißausbrüchen, Lähmungserscheinungen, schnellem, aber schwachem Puls und gelegentlich sogar zu Kollaps, Koma und Tod.

Maiglöckchen *(Convallaria majalis)*

Eine toxische Pflanze, die Herzgifte enthält.

Mistel *(amerikanische Mistel, Phoradendron flavescens und Viscum flavescens)*

Enthält toxische Amine. Sollte als giftig eingestuft werden.

Mistel *(europäische weiße Mistel, Vogelmistel, Viscum album)*

Diese Mistelart enthält giftige Amine.

Podophyllum *(Podophyllum pelatum)*

Eine giftige Pflanze mit komplexen toxischen Bestandteilen.

Roßkastanie *(Aesculus hippocastanum)*

Giftige Pflanze, die Cumarin enthält. Diese Substanz fördert Krebs und hemmt die Blutgerinnung.

Sassafras

Ein »Blutreinigungsmittel«, das krebserregend wirkt und Leberschäden hervorrufen kann.

Schierling *(gefleckter, Conium maculatum)*

Enthält giftige Alkaloide. Nicht zu verwechseln mit Wasserschierling (*Cicuta maculata*) oder Schierlingstanne (*Tsuga canadensis*).

Schilfgras *(Acorus calamus)*

Das Öl aus Schilfgras ist krebserregend.

Seidelbast *(Daphne mezereum)*

Giftig.

Spindelstrauch, Pfaffenhütchen *(Euonymus europaeus)*

Ein äußerst heftiges Abführmittel.

Stechapfel *(Datura stramonium)*

Das ist eine giftige Pflanze, die Hyoscyamin, Atropin und Skopolamin enthält – Stoffe, die aus gutem Grund nur als rezeptpflichtige Arzneimittel zugelassen sind.

Tollkirsche *(Atropa belladonna)*

Giftig. Enthält toxische Alkaloide.

Tonkabohne *(Dipteryx odorata, Cumaruna odorata, D. und C. oppositifolia)*

Der aktive Wirkstoff dieser Samen ist Cumarin, das als Nahrungsmittel bzw. Nahrungsmittelzusatz nicht vertrieben werden darf, nachdem festgestellt wurde, daß es bei Versuchstieren zu schweren Leberschäden führen, das Wachstum hemmen und die Hoden schrumpfen lassen kann. Lesen Sie den Beipackzettel auf Ihren Präparaten.

Schlangenwurzel (weiße, Eupatorium rugosum, E. ogeratoides, E. urticaefolium)

Diese Giftpflanze enthält einen toxischen ungesättigten Alkohol; sie erzeugt bei Kühen Krämpfe und kann über die Milch und die Butter und möglicherweise auch über das Fleisch der Tiere, die davon gefressen haben, Erkrankungen auslösen.

Wacholdermistel *(amerikanische, Phoradendron juniperinum)*

Diese Mistelart könnte giftig sein; es ist noch zuwenig über sie bekannt, und man sollte nicht mehr damit anfangen, als sie zu Weihnachten über die Tür zu hängen und jeden darunter zu küssen (wie es die Angelsachsen tun).

Wahoorinde, nordamerikanischer Spindelbaum *(Euonymus atropurpureus)*

Wird oft als Abführmittel verwendet; obwohl die giftigen Eigenschaften noch nicht eindeutig festgestellt worden sind, hält man sich am besten davon fern.

Wermut *(Artemisia absinthium)*

Wermutöl ist ein aktives narkotisches Gift. Es wird benutzt, um Alkohol (Absinth) Geschmack zu geben, und kann das Nervensystem schädigen.

Winde *(Ipomoea purpurea)*

Die Samen dieser Windenart enthalten Amide der Lysergsäure, sind aber weniger wirksam als LSD (Lysergsäurediäthylamid). Jeder, der damit auf einen »Trip« gehen will, wird vermutlich eine unerfreuliche, möglicherweise sogar gefährliche Überraschung erleben, denn die Samen enthalten auch ein sehr ungesundes, abführendes Harz.

Yohimbe *(Corynanthe yohimbe, Pausinystalia yohimbe)*

Mit dieser Pflanze ist nicht zu spaßen: Sie enthält das giftige Alkaloid Yohimbin.

Grundlagen der Homöopathie

Das »Gesetz der Ähnlichkeit« ist der Schlüssel zur Homöopathie und bedeutet, daß man »Gleiches mit Gleichem« heilen will – ein Grundsatz, der in der Schulmedizin häufig bei der Behandlung von Allergien angewandt wird. Symptome sind Anzeichen dafür, daß der Körper versucht, sein eigenes natürliches Gleichgewicht wiederherzustellen. Zur homöopathischen Behandlung verwendet man die gleichen natürlichen Substanzen, die bei Gesunden, in hohen Dosierungen verabreicht, bestimmte Symptome verursachen; durch winzige Mengen dieser Mittel soll der Körper des Kranken dazu angeregt werden, wieder zu gesunden.

Ein Beispiel: Wenn Sie eine Zwiebel schälen, fangen Ihre Augen an zu jucken und zu tränen, und die Nase beginnt zu laufen, ganz so, als hätten Sie Schnupfen. Demzufolge wird, wenn Sie erkältet sind, als homöopathisches Mittel eine sehr stark verdünnte, äußerst geringe Wirkstoffmenge der roten Zwiebel (*Allium cepa*) verabreicht, um den Körper bei der Selbstheilung zu unterstützen.

Homöopathische Arzneimittel werden aus natürlichen pflanzlichen, mineralischen und tierischen Substanzen hergestellt. Dadurch, daß bei diesen Mitteln die medizinisch wirksame Substanz bis zu einer verschwindend kleinen Menge verdünnt wird, sind sie ungiftig und ohne schädliche Nebenwirkungen. Sie sind unbedenklich für Erwachsene ebenso wie für Kinder, wenn sie vorschriftsmäßig eingenommen werden, z. B. bei akuten Beschwerden wie Grippe, kleineren Prellungen und Verletzungen, Allergien, prämenstruellem

Syndrom, Hitzewallungen, Reisekrankheit und ähnlichen Beschwerden.
Homöopathische Mittel unterliegen den gesetzlichen Richtlinien für Arzneimittel in bezug auf Verpackung und Vertrieb. Sie sind in Form von Tabletten, Tropfen, Zäpfchen und Salben erhältlich; die gängigste Form sind kleine perlenförmige Kügelchen (Globuli). Die meisten homöopathischen Mittel werden sublingual (unter der Zunge) eingenommen, weil sie durch die große Anzahl von Kapillargefäßen im Mund rasch in den Blutstrom gelangen.

Der richtige Umgang mit homöopathischen Mitteln

- Bewahren Sie homöopathische Mittel immer fest verschlossen, lichtgeschützt und trocken auf.
- Sie sollten jeden Kontakt mit ätherischen Stoffen wie Parfümölen, Kampfer oder Menthol vermeiden, da diese die Wirkung der homöopathischen Mittel aufheben können.
- Vor der Einnahme vergewissern Sie sich, daß Ihr Mund geschmacksfrei ist – vor allem frei von Kaffee oder Minze, da diese die Wirkung homöopathischer Mittel beeinträchtigen können. Am besten ist es, während einer homöopathischen Kur keine Zahnpasta mit Pfefferminzgeschmack zu benutzen.
- Berühren Sie die Kügelchen nicht mit der Hand, sondern schütten Sie sie in den Deckel des Behälters und lassen Sie sie von dort auf die Zunge fallen.
- Sie sollten nach der Einnahme mindestens eine halbe Stunde lang nichts essen, trinken und sich auch nicht die Zähne putzen, um die Wirkung des Mittels nicht zu behindern.

Homöopathische Mittel für häufig vorkommende Beschwerden

Symptom	*Heilmittel*
Bindehautentzündung	Augentrost *(Euphrasia officinalis)*
Blaue Flecken	Bergarnika *(Arnica montana)*
Durchfall (mit Krämpfen)	Weißer Germer *(Veratrum album)*
Fieber (Erkältung und Grippe)	Tollkirsche *(Belladonna)*
Gelenkschmerzen	Kalziumfluorid *(Calcarea fluorica)*
Grippe (mit Schmerzen und Steifheit)	Amerikan. Wasserdost *(Eupatorium perfoliatum)*
Hämorrhoiden	Zaubernuß *(Hamamelis virginiana)*
Harnwegschmerzen, -jucken	Spanische Fliege *(Cantharis)*
Hautausschläge (Jucken)	Schwefel
Hitzewallungen	Buschmeister-Schlangengift *(Lachesis mutus)*
Husten (Bronchitis)	Antimonium tartaricum
Husten (trocken)	Phosphor
Insektenstiche	Wilder Rosmarin *(Ledum palustre)*
Kater	Brechnuß *(Nux vomica)*
Krampfadern	Kalziumfluorid *(Calcarea fluorica)*
Menstruationskrämpfe	Blauer Hahnenfuß *(Caulophyllum thalictroides)*
Mundentzündungen	Natriumborat *(Borax)*
Nasenverstopfung	Kuhschelle *(Pulsatilla)*
Nebenhöhlenentzündung	Kaliumbichromat
Nervosität	Silbernitrat *(Argentum nitricum)*
Prämenstruelles Syndrom	Tintenfischsekret *(Sepia)*
Reisekrankheit	Scheinmyrte *(Cocculus indicus)*
Schlaflosigkeit (streßbedingt)	ungerösteter Kaffee *(Coffea cruda)*
Schnupfen (Niesen, tränende Augen)	rote Zwiebel *(Allium cepa)*
Übelkeit	Brechwurz *(Ipecacuanha)*
Verbrennungen	Kalziumsulfat *(Calcarea sulphurica)*
Vergiftung mit Giftsumach	Giftsumach *(Rhus toxicodendron)*
Verstopfung	Graphit
Warzen	Lebensbaum *(Thuja occidentalis)*

Aromatherapie und ätherische Öle

Unter Aromatherapie versteht man die Verwendung von ätherischen Pflanzenölen – und einigen tierischen Extrakten – zur

Erzielung und Erhaltung des psychologischen und körperlichen Wohlbefindens. Es ist eine ganzheitliche Methode, die Körper und Geist, Genuß und Heilung miteinander verbindet und seit Jahrhunderten auf der ganzen Welt angewandt wird, um Beschwerden zu behandeln, die von kleineren körperlichen Leiden bis zu beinahe tödlichen Krankheiten reichen können.
Die Aromatherapie nutzt viele verschiedene Teile der Pflanzen (Blätter, Blütenblätter, Rinde, Wurzel) und gewinnt aus diesen Bestandteilen ätherische Öle, die hochkonzentrierten Essenzen, die zur Behandlung verwendet werden. Diese Öle enthalten überaus wirksame Vitamine und Enzyme, und weil sie so hochkonzentriert sind, werden sie nur in winzigen Dosierungen eingesetzt und wirken am besten in Verdünnungen. Sie können in einer Aromalampe verwendet, aber auch einem Luftbefeuchter oder dem Badewasser zugesetzt, inhaliert oder mit anderen Ölen kombiniert und direkt auf die Haut angewandt werden.

Potentielle gesundheitliche Vorteile der Aromaöle

- Sie unterstützen die Heilung von Akne,
- verzögern den Alterungsprozeß,
- erhöhen die Konzentrationsfähigkeit,
- entspannen bei Streß und Nervosität,
- bieten Schutz vor Insekten,
- erhöhen die Vitalität,
- fördern die Gesundheit von Haut, Nägeln und Haar,
- vermindern Arthritisschmerzen,
- lindern Migränekopfschmerzen,
- ziehen Stoffwechselprodukte direkt aus der Haut,
- stimulieren das Immunsystem,
- vermindern die Speicherung von Wasser im Gewebe,

- erleichtern klimakterische Beschwerden,
- unterstützen die Heilung von Virus- und Bakterieninfekten,
- regen die Lymphdrüsendrainage an und helfen so bei der Auflösung von Zellulitis.

Gebräuchliche ätherische Öle und ihre Anwendung

Basilikum	geistige Klarheit fördernd
Geranium	das hormonelle Gleichgewicht bei Frauen fördernd
Kamille	beruhigend und entspannend bei Streß
Lavendel	gegen Hauterkrankungen, Muskelschmerzen, Streßabbau
Neroli	beruhigend bei Nervosität, die Hautqualität verbessernd
Patchouli	entzündungshemmend für die Haut
Rosenholz	antidepressive Wirkung
Sandelholz	das Immunsystem aktivierend, als Aphrodisiakum wirkend
Teebaum	pilztötend, virentötend, bei Akne helfend
Wacholder	harntreibend, durchblutungsfördernd
Ylang Ylang	entspannend, blutdrucksenkend, Stimmungsschwankungen ausgleichend
Zimt	energiespendend, sexuelles Stimulans

Vorsicht: Ätherische Öle dürfen nicht innerlich angewendet werden. Einige ätherische Öle sollte man während der Schwangerschaft meiden sowie bei Asthma, Epilepsie oder anderen ernsteren Gesundheitsproblemen. Befragen Sie deshalb einen naturheilkundlich bzw. holistisch (ganzheitlich) oder ernährungswissenschaftlich geschulten Arzt oder Heilpraktiker hinsichtlich der Unbedenklichkeit der einzelnen Wirkstoffe, bevor Sie ein ätherisches Öl anwenden. Bewahren Sie ätherische Öle außerhalb der Reichweite von Kindern auf; viele Öle können schon in geringen Mengen giftig sein.
Als allgemeine Regel gilt, daß man ätherische Öle nicht unverdünnt auf der Haut anwenden sollte.

Noch Fragen zu Kapitel X?

»Hat Dill nahrhafte oder gesundheitsfördernde Eigenschaften?«
Ja, die hat er. Er kann den Appetit und die Verdauung fördern, und er hat eine harntreibende Wirkung. Außerdem beseitigt er schlechten Atem, wenn man die Samen kaut.

»Stimmt es, daß Leinsamen ein Abführmittel ist?«
Ja, er kann so wirken, denn die Samen bilden Klumpen. Leinsamen kann man roh oder gegart essen (schmeckt gut in Suppen), und ein Eßlöffel täglich beugt bei Erwachsenen Verstopfung vor. Leinsamenöl ist auch eine der reichsten Quellen für Omega-3-Fettsäuren, die sehr hilfreich sind, um das Cholesterin zu senken und arthritische Schmerzen zu linden.

»Gibt es Pflanzen, die normalerweise unbedenklich sind, aber während der Schwangerschaft und der Stillzeit vermieden werden sollten?«
Ja, viele! Z. B. sollten Sie auf Sauerdorn verzichten, wenn Sie schwanger sind oder stillen: Das darin enthaltene Alkaloid Berberin ist dem Morphium sehr ähnlich. Auch sollten Sie koffeinhaltige Pflanzen wie Guarana und Kolanuß meiden. Abführmittel – natürliche oder künstlich hergestellte – sollten während der ersten Monate der Schwangerschaft ebenfalls nicht genommen werden, denn sie könnten zu einer Fehlgeburt führen (Kreuzdorn, Rhabarber- und Sennesblätter sind solche natürlichen Abführmittel). Stark beruhigende Kräuter wie Baldrian oder kräftige Gewürze wie Meerrettich und Paprika sind auch nicht empfehlenswert. Brechreiz auslösende Mittel wie Lobelie können am Anfang der Schwangerschaft und im letzten Drittel gefährlich werden.
Obwohl Knoblauch und Zwiebeln für viele Dinge gut sind,

wäre es sinnvoll, auf sie zu verzichten, wenn Sie schwanger sind oder stillen – vor allem in der Stillzeit! Denn man weiß, daß sie über die Muttermilch zum Kind gelangen und Koliken verursachen können.

»Mein Mann hat Probleme mit seiner Leber, und er haßt es, zum Arzt zu gehen. Ich habe von Mariendistelextrakt gehört. Können Sie mir etwas darüber sagen?«
Dazu kann ich Ihnen sagen, daß die Früchte der Mariendistel Silymarin enthalten, eine der wirksamsten die Leber schützenden Substanzen. Es hat sich gezeigt, daß Silymarin bei der Behandlung von chronischer Hepatitis, Leberzirrhose und verschiedenen anderen Lebererkrankungen hilfreich ist.
Außerdem möchte ich Sie darauf hinweisen, daß für die Behandlung von Leberproblemen nur Trockenextrakt zur Anwendung kommen sollte, aber kein Extrakt auf Alkoholbasis. Die übliche Dosierung beträgt 70 bis 150 mg dreimal täglich. Auf jeden Fall sollte Ihr Mann einen ernährungswissenschaftlich orientierten Arzt aufsuchen, bevor er eine Behandlung mit Silymarin beginnt.

»Was sind ›Adaptogene‹? Und gibt es sie als Zusatzpräparate?«
Als Adaptogene bezeichnet man eine Gruppe von pflanzlichen Wirkstoffen, die ihre besonderen Eigenschaften im Körper speziell dort entfalten, wo sie tatsächlich gebraucht werden und Schutz bieten vor körperlichen, seelischen und umweltbedingten Streßeinwirkungen (einschließlich Strahlung und chemischen Giften).
Zu ihren vorteilhaften Wirkungen zählen erhöhte Immunabwehr, Energiezunahme, beschleunigte Heilung von Infekten der Atemwege, verbesserte Nervenfunktion, ausgleichende Wirkung auf Blutdruck und Blutzucker.

Eine der Pflanzen, die ihrer gesundheitlichen Vorzüge wegen besonders gerühmt wird, ist Suma (*Pfaffia paniculata martius kuntze*), auch ›brasilianischer Ginseng‹ genannt. Als Mitglied der Amaranth-Familie ist die Suma-Pflanze zwar nicht mit Ginseng verwandt, aber sie enthält zahlreiche Vitamine, Mineralstoffe, Aminosäuren und andere heilsame Wirkstoffe, wie z. B. Germanium (aktiviert die Immunzellen), Allantoin (heilt Wunden) sowie Sitosterin und Stigmasterin – zwei Pflanzenhormone, die nachweislich den Blutcholesterinspiegel senken und den natürlichen Östrogenspiegel des Körpers bei Bedarf anheben. Zusatzpräparate sind in Form von Pillen und als Tee erhältlich.

»Was ist Germanium? Ist das eine Pflanze oder ein Mineralstoff, und welche natürlichen Quellen gibt es?«
Germanium ist ein sogenanntes Spurenelement (Ge-132). Laut Dr. Parris M. Kidd, dem Leiter des Nordamerikanischen Germanium-Instituts, hat es die Fähigkeit, die Immunfunktion wiederherzustellen bzw. anzuregen, den Sauerstoffanteil im Gewebe zu erhöhen (was bei einer an ungesättigten Fetten reichen Ernährung wichtig ist, da diese Fette zwar die Cholesterinwerte senken, den Sauerstoff jedoch abbauen); ferner hilft es, die Tumorentwicklung zu hemmen und schwere Krankheiten zu bessern. Es kommt in Spuren vor in Knoblauch, Ginseng, Sushi, Chlorella, Gerste und Schwarzwurz.

»Meine Nichte hält sehr viel von alternativen Heilverfahren, und sie empfiehlt mir, für meine Hitzewallungen anstelle von Medikamenten ein Kräutermittel namens »Dang Gui« zu nehmen. Ich habe noch nie davon gehört. Was halten Sie davon?«
Ich halte Dang Gui (*Angelica sinensis*) für eine wunderbare Pflanze, die sich hervorragend als Mittel für die Wechseljahre, zur Linderung von Hitzewallungen, Trockenheit in der Scheide und Depressionen bewährt hat. Sie potenziert die

Wirksamkeit der weiblichen (ebenso wie der männlichen) Geschlechtshormone und hilft dem Körper, das Beste aus den vorhandenen Hormonen herauszuholen. Während der Wechseljahre unterstützt sie den Übergang der Östrogenproduktion von den Eierstöcken in die Nebennieren.
Zu der Frage, ob Sie *Angelica sinensis* anstelle von Medikamenten verwenden sollten, empfehle ich Ihnen, einen Arzt oder Heilpraktiker zu fragen, der sich auch mit Heilkräutern der chinesischen Medizin auskennt. Für den Fall, daß Dang Gui für Sie in Frage kommt, sollten Sie wissen, daß es am besten in Kombination mit Vitamin E, B_6 und Zink wirkt.

»Können Sie mir etwas über eine Pflanze namens ›Lapacho‹ sagen?«
Alles, was ich Ihnen im Moment sagen kann, ist, daß es sich in der alternativen Heilkunde erst allmählich herumzusprechen beginnt. Lapacho (*Tabebuia impetiginosa*) hat sich als äußerst wirksam für die Behandlung von *Candida albicans* erwiesen, deren Wachstum es hemmt. Außerdem ist es wirksam bei der Behandlung von Allergien, bei denen Symptome wie Bronchialasthma, Ekzeme und verschleimte Nebenhöhlen auftreten. Und nicht zuletzt wirkt es systemunterstützend nach langfristiger Einnahme von Antibiotika, Immunsuppressiva und entzündungshemmender Behandlung mit Steroiden.
Die besten Ergebnisse werden erzielt, wenn Lapacho zusammen mit Vitamin A, C, Kalium, Magnesium und Verdauungsenzymen genommen wird.

»Wie sind Kräuterheilmittel besser einzunehmen – als Tropfen oder als Tinktur?«
Tropfen werden im allgemeinen so hergestellt, daß die Rezeptur auf einer leicht sauren Lösung beruht, so daß der Wirkstoff in einem gut löslichen sauren Zustand in den Magen gelangt und

dadurch leichter resorbiert wird. Eine Tinktur enthält die Kräutersubstanz in einer Alkohol- oder Essigsuspension mit Wasser und ist daher weniger stark konzentriert, aber immer noch wirksam. Beides wird vom Verdauungssystem schnell aufgenommen. Viele Leute glauben, daß qualitativ hochwertige Tinkturen ein wirksameres Kräuterkonzentrat enthalten, aber das hängt sehr vom Hersteller ab. Ich empfehle Ihnen, die für Ihre individuellen Bedürfnisse am besten geeignete Rezeptur zu wählen.

»Ich habe über EV.EXT-33 reden hören. Was ist das für eine Substanz und wofür ist sie gut?«
Unter der Bezeichnung EV.EXT-33 läuft in den USA der patentierte Extrakt einer Ingwerpflanze, der recht wirksam zu sein scheint, um Entzündungen zu hemmen und Probleme mit den Gelenken zu behandeln. EV.EXT-33 wird unter dem Handelsnamen Zinaxin vertrieben und hemmt die Produktion von Prostaglandinen (die kurzfristig Gelenkprobleme verursachen) und Leukotrinen (die langfristig zu Gelenkproblemen führen). Die empfohlene Dosierung ist 1 Kapsel zweimal täglich zum Essen. (In Deutschland ist diese Substanz derzeit nicht erhältlich. Anm. d. Ü.)

»Was ist eigentlich dieses neue natürliche Präparat ›HupA‹?«
Das ist eine sehr aufregende Sache. Huperzin A oder HupA wird aus Bärlapp gewonnen, einer Pflanze, die schon jahrhundertelang zur Behandlung verschiedener neurologischer Beschwerden verwendet wird. Es hat sich gezeigt, daß dieses Mittel das Gedächtnis verbessert und die Symptome, die bei der Alzheimer-Krankheit auftreten, lindern kann. Es ist erhältlich in Form von Softgelkapseln und Tabletten, sollte aber nicht von Schwangeren oder Menschen mit hohem Blutdruck genommen werden. (Dieses Mittel ist in Deutschland noch nicht erhältlich. Anm. d. Ü.)

XI
Wie Sie herausfinden, welche Vitamine Sie wirklich brauchen

Ist Ihre Ernährung ausgewogen?

Eine ausgewogene Kost findet man oft in Büchern, aber selten auf dem Tisch. Obwohl Nährstoffe in allen unseren Nahrungsmitteln in hohem Maße vorkommen, werden viele davon durch schlechten Boden, Lagerung, Konservierung und Kochen zerstört. Es sind aber trotzdem noch genügend vorhanden, so daß wir auf möglichst ausgewogene Mahlzeiten achten können. Zusätzliche Vitamin- und Mineralstoffpräparate können ihre Wirkung nicht ohne die Nahrung entfalten, die Sie zu sich nehmen, und je besser Ihre Kost ist, desto besser wirken auch diese Präparate. Leider erfüllt aber wahrscheinlich keine noch so »ausgewogene« Kost alle Bedürfnisse, die wir heutzutage an die Ernährung stellen.

Damit Sie aber wissen, ob Ihre Mahlzeiten ausgewogen sind oder nicht, sollten Sie sich mit den grundlegenden Nahrungsmittelgruppen und den empfohlenen Tagesmengen vertraut machen. Die Menge dieser Portionen ist wahrscheinlich kleiner, als Sie dachten, aber sie sollte ohnehin individuell festgelegt werden: kleinere Mengen für weniger aktive Menschen, größere für Heranwachsende und Menschen, die schwere körperliche Arbeit leisten. Bedenken Sie auch, daß sich Ihr Stoffwechsel mit zunehmendem Alter verlangsamt und Sie deshalb weniger Energie zuführen müssen.

Auf der Grundlage der neuesten Erkenntnisse hat der empfohlene Anteil an Getreide, Brot, Frühstücksflocken, Gemüse und Obst erheblich zugenommen, während sich der Anteil an Milch- und Fleischprodukten vermindert hat. Die empfohlene Tagesmenge in Portionen beträgt demnach:

Getreidegruppe

Vollkornprodukte, Brot jeder Art, Getreideprodukte wie Cornflakes, Müsliflocken, Nudeln (Spaghetti, Makkaroni und andere Teigwaren), Reis
6 bis 11 Portionen täglich
(1 Portion = 1 Scheibe Brot oder $^1/_2$ Tasse Reis)

Gemüsegruppe

Dunkelgrünes Blattgemüse oder gelbes und orangefarbenes Gemüse, Tomaten
3 bis 5 Portionen täglich
(1 Portion = 1 Tasse rohes Blattgemüse = etwa 4 große Blätter oder 0,2 l Gemüsesaft)

Obstgruppe

Zitrusfrüchte oder anderes Obst, das reich an Vitamin C ist
2 bis 4 Portionen täglich
(1 Portion = 1 mittelgroße Frucht oder 0,2 l Fruchtsaft)

Milchgruppe

Milch, Käse, Joghurt, Milchprodukte
2 bis 3 Portionen täglich
(1 Portion = 1 Tasse Joghurt oder Milch oder 30 g Käse)

Fleischgruppe

Rindfleisch, Kalbfleisch, Schweinefleisch, Lamm, Fisch, Geflügel, Leber, Eier
Ersatz für eine Fleischmahlzeit: Sojaprodukte, getrocknete Erbsen und Bohnen sowie Nüsse in Verbindung mit tierischem Eiweiß (Eier, Milch, Käse) oder mit Getreideeiweiß
2 bis 3 Portionen wöchentlich
(1 Portion = 90 bis 120 g tierisches Eiweiß, d. i. eine Fleischportion etwa von der Größe eines Kartenspiels oder $^1/_2$ Tasse Nüsse)

Fette, Öle, Süßigkeiten

Sparsam verwenden.
Die empfohlenen Mengen sind so angelegt, daß sie 1200 Kalorien liefern. Die Größe der Portionen sollten Sie Ihrer eigenen Größe, Ihrem Gewicht und Energiebedarf anpassen.

Wie Sie testen, ob Sie Mangelerscheinungen haben

Wenn Sie sich fragen, ob Sie zusätzlich zur Nahrung noch Vitamine oder Mineralstoffe brauchen, beraten Sie sich am besten mit einem Arzt, der sich mit Ernährungswissenschaft gut auskennt. Außerdem gibt es eine ganze Reihe von Hinweisen und Testindikatoren, die Ihnen Auskunft darüber geben, ob Sie unter Mangelerscheinungen leiden.
Der Arzt Dr. John M. Ellis hat einen schnellen Frühwarntest für einen Mangel an Vitamin B_6 (Pyridoxin) entwickelt: Strecken Sie Ihre Hand mit der Handfläche nach oben aus, dann versuchen Sie, die beiden Gelenke der vier Finger zu

beugen (nicht die Knöchel zwischen Handfläche und Fingern), bis die Fingerspitzen die Handfläche erreichen (das ergibt keine Faust, da nur die beiden Fingergelenke abgewinkelt sind). Machen Sie das mit beiden Händen. Wenn es schwerfällt und die Fingerspitzen die Handfläche nicht erreichen, ist ein Mangel an Pyridoxin wahrscheinlich.

Betty Lee Morales, eine bekannte amerikanische Ernährungswissenschaftlerin, stellte wiederum fest, daß der Urin einen deutlichen Hinweis auf die Konzentration von Vitamin B im Körper gibt. Da die Vitamine der B-Gruppe wasserlöslich sind und jeden Tag durch Ausscheidung verlorengehen, hat der Urin eine helle Farbe, wenn der Körper mehr braucht. Wenn der Urin dunkel ist, ist der Bedarf an Vitamin B wahrscheinlich geringer. Hinweis: Viele Medikamente, Krankheiten und Nahrungsmittel verändern auch die Farbe des Urins. Das sollte selbstverständlich beachtet und mit einem Arzt geklärt werden.

Haaranalysen, bei denen ungefähr die Menge eines Eßlöffels voll Haar (im Nacken abgeschnitten) ins Labor geschickt wird, um einen Mangel oder einen ungewöhnlich hohen Anteil an Mineralstoffen festzustellen, sind seit kurzem Gegenstand kontroverser Auseinandersetzungen bezüglich ihrer Verläßlichkeit. Chemiker, die Haaranalysen vornehmen, sagen, daß das Haar als Indikator für die Nährstoffaufnahme und toxische Einwirkungen dienen kann, da die Substanzen, die in das Haar gelangen, dort bleiben, bis es ausfällt. Die Gegner meinen jedoch, daß es außer dem, was wir essen und trinken, noch zu viele andere Faktoren gibt, die die Beschaffenheit des Haars beeinflussen können (Färben, Shampoo, Tönung, Dauerwelle, Chemikalien aus dem Schwimmbad usw.), so daß keine verläßliche Analyse möglich sei.

Zur Zeit ist in dieser Auseinandersetzung noch keine Entscheidung gefallen. Also lautet mein Rat, daß Sie sich von

einem ernährungswissenschaftlich bewanderten Arzt beraten lassen, ob eine solche Analyse für Sie sinnvoll ist.
Der vermutlich beste Anzeiger für einen Mangel an Vitaminen oder Mineralstoffen ist Ihr Körper selbst und die Art und Weise, wie Sie sich fühlen.

Mögliche Warnzeichen

Wenn Ihr Körper Vitamine braucht, läßt er Sie das im allgemeinen über kurz oder lang wissen. Es ist unwahrscheinlich, daß jemand erst merkt, daß er Vitamin C braucht, wenn er Skorbut bekommt – doch häufig gibt der Körper auch Signale, die wir einfach nicht richtig deuten. Bei den steigenden Krankenversicherungskosten heutzutage ist unser an die Ernährung gekoppeltes körperliches Frühwarnsystem die beste und billigste Versicherungsart, auf die wir zurückgreifen können.
In der folgenden Tabelle sind ein paar der üblichen Symptome, die Sie vielleicht übersehen, aber besser beachten sollten, aufgeführt. Die Frage »Essen Sie genug?« soll nicht heißen, daß Sie von den angegebenen Nahrungsmitteln riesige Mengen zu sich nehmen sollen, sondern sie soll nur auf einen möglichen Mangel hinweisen, den Sie durch Einnahme der angegebenen Nährstoffe ausgleichen können. Die Empfehlung zusätzlicher Präparate ist jedoch nicht als medizinische Beratung zu betrachten, sondern nur als eine Anleitung und Vorbereitung für das Gespräch mit Ihrem Arzt.

Anmerkung: In der Tabelle steht MVP für »Mindells Vitaminprogramm«. Es besteht aus:

- einem hochwirksamen natürlichen Multivitaminpräparat mit chelatkomplexgebundenen Mineralstoffen (mit Verdauungsenzymen zur besseren Aufnahme).
- einer Breitband-Antioxidans-Rezeptur, die Alpha- und Beta-Carotin, Lutein, Lycopen, Vitamin C, Vitamin E, Selen, Ginkgo biloba, Coenzym Q_{10}, Heidelbeere, L-Glutathion, Cystein, die Soja-Isoflavone Genistein und Daidzein, Grapefruitkernextrakt und Grüntee-Extrakt enthält.

Beides ist zweimal täglich zum Essen zu nehmen.

SYMPTOM: Appetitlosigkeit

Möglicher Mangel	*Essen Sie genug?*
Protein	Fleisch, Fisch, Eier, Milchprodukte, Sojabohnen, Erdnüsse
Vitamin A	Fisch, Leber, Eigelb, Butter, grünes Blattgemüse oder gelbes Gemüse
Vitamin B_1	Bierhefe, Vollkornprodukte, Fleisch (Schwein oder Leber), Nüsse, Hülsenfrüchte, Kartoffeln
Vitamin C	Zitrusfrüchte, Tomaten, Kartoffeln, Kohl, grüner Paprika
Biotin	Bierhefe, Nüsse, Rinderleber, Nieren, unpolierter Reis
Phosphor	Milch, Käse, Fleisch, Geflügel, Fisch, Getreideflocken, Nüsse, Hülsenfrüchte
Natrium	Rind- und Schweinefleisch, Sardinen, Käse, grüne Oliven, Maisbrot, Sauerkraut
Zink	Gemüse, Vollkornprodukte, Weizenkleie, Weizenkeime, Kürbiskerne, Sonnenblumenkerne

Empfohlener Zusatz
50 mg Vitamin-B-Komplex, zu jeder Mahlzeit
1 000 µg Vitamin B_{12} (Langzeitwirkung), zum Frühstück
organisches Eisen in Tablettenform (mit Vitamin C, Kupfer, Leber, Mangan und Zink, damit das Eisen gut resorbiert wird)

SYMPTOM: Augenprobleme

(Nachtblindheit, Anpassungsschwierigkeiten an die Dunkelheit, blutunterlaufene Augen, Entzündungen, Brennen, Gerstenkörner)

Möglicher Mangel	*Essen Sie genug?*
Vitamin A	Fisch, Leber, Eigelb, Butter, Sahne, grünes Blattgemüse, gelbes Gemüse
Vitamin B_2 (Riboflavin)	Milch, Leber, Nieren, Hefe, Käse, Fisch, Eier

Empfohlener Zusatz
10 000 I. E. Beta-Carotin, ein- bis zweimal täglich
50 mg Vitamin B-Komplex, morgens und abends zum Essen
500 mg Vitamin C, mit Bioflavonoiden, Rutin, Hesperidin, morgens und abends
400 I. E. Vitamin E (trockene Form), morgens und abends
Breitband-Antioxidans, zweimal täglich zum Essen

SYMPTOM: Ausschlag am Mund und spröde Lippen

Möglicher Mangel	*Essen Sie genug?*
Vitamin B_2 (Riboflavin)	Milch, Leber, Nieren, Hefe, Käse, Fisch, Eier
Vitamin B_6 (Pyridoxin)	Trockenhefe, Leber, Innereien, Hülsenfrüchte, Vollkornflocken, Fisch

Empfohlener Zusatz
50 mg Vitamin B-Komplex, dreimal täglich zu den Mahlzeiten
1mal MVP morgens und abends zum Essen

SYMPTOM: Blaue Flecken

(wenn sich die Haut bei stumpfen Verletzungen blau oder purpurrot verfärbt)

Möglicher Mangel	*Essen Sie genug?*
Vitamin C	Zitrusfrüchte, Tomaten, Kartoffeln, Kohl, grüne Paprikaschoten
Bioflavonoide	Orangen, Zitronen, Limonen, Mandarinen, Erbsen

Empfohlener Zusatz
1 000 mg Vitamin-C-Komplex (Langzeitwirkung) mit Bioflavonoiden, Rutin und Hesperidin, morgens und abends

SYMPTOM: Bluthockdruck

Möglicher Mangel	*Essen Sie genug?*
Cholin	Eigelb, Hirn, Herz, grünes Blattgemüse, Hefe, Leber, Weizenkeime

Empfohlener Zusatz
3 Eßlöffel Lecithingranulat, täglich, oder 3 Kapseln Lecithingranulat dreimal täglich
1mal MVP morgens und abends zum Essen
200 I. E. Vitamin E mit langsamer Dosissteigerung
30 mg Coenzym Q_{10}, täglich
500 mg Kalzium und 250 mg Magnesium, dreimal täglich (die letzte Tablette eine halbe Stunde vor dem Schlafengehen)
1 Kelp-Tablette, ein- bis dreimal täglich
1 Knoblauchperle, dreimal täglich

SYMPTOM: (Hoher) Cholesterinspiegel

Möglicher Mangel	*Essen Sie genug?*
B-Komplex, Inosit	Hefe, Bierhefe, getrocknete Bohnen, Rosinen, Melonen

Empfohlener Zusatz

1 Eßlöffel Lecithingranulat, dreimal täglich (in Salaten oder Sojamixgetränken)
1 000 mg Omega-3-Fettsäure-Kapsel, zwei- bis dreimal täglich
als Mahlzeitersatz: Mixgetränk aus 1 Schöpflöffel Sojaeiweiß (mit Geschmackszusatz) und 1 Tasse fettarmer Sojamilch

SYMPTOM: Durchfall

Möglicher Mangel	*Essen Sie genug?*
Vitamin K	Joghurt, Alfalfasprossen, Sojaöl, Fischleberöl, Kelp
Niacin	Leber, mageres Fleisch, Bierhefe, Weizenkeime, Erdnüsse, Trockenhefe, weißes Geflügelfleisch, Avocado, Fisch, Hülsenfrüchte, Vollkornprodukte
Vitamin F	Pflanzenöl, Erdnüsse, Sonnenblumenkerne, Walnüsse

Empfohlener Zusatz

1 g Kalium, auf drei Mahlzeiten verteilt
vorbeugend 1–2 Eßlöffel Acidophilus-Milch, dreimal täglich

SYMPTOM: Erschöpfungszustände

(Müdigkeit, Schwäche, körperliche Trägheit)

Möglicher Mangel	*Essen Sie genug?*
Zink	Gemüse, Vollkornprodukte, Bierhefe, Weizenkleie, Weizenkeime, Kürbis- und Sonnenblumenkerne, Ballaststoffe (Zellulose)

Kohlenhydrate	Fleisch, Fisch, Eier, Milchprodukte, Soja, Erdnüsse
Eiweiß	Fisch, Leber, Eigelb, Butter, Sahne, grünes Blattgemüse, gelbes Gemüse
Vitamin A	Hefe, Bierhefe
Vitamin-B-Komplex	getrocknete Bohnen, Rosinen, Melonen
PABS	Weizenkeime, Sojamehl, Rindfleisch,
Eisen	Nieren, Leber, Bohnen, Muscheln, Pfirsiche, Melasse
Jod	Meeresfrüchte, Milchprodukte, Kelp
Vitamin C	Zitrusfrüchte, Tomaten, Kartoffeln, Kohl, grüne Paprikaschoten
Vitamin D	Fischleberöl, Butter, Eigelb, Leber; zuwenig Sonnenlicht

Empfohlener Zusatz

100 mg Vitamin-B-Komplex, zweimal täglich
2000 µg Vitamin B_{12}, morgens und abends
50–100 mg Dimethylglycin (DMG), zum Essen
30–100 mg Coenzym Q_{10}, täglich
1mal MVP morgens und abends zum Essen

SYMPTOM: Gedächtnisschwund

Möglicher Mangel	*Essen Sie genug?*
Vitamin B_1 (Thiamin)	Bierhefe, Vollkornprodukte, Fleisch (Schwein oder Leber), Nüsse, Hülsenfrüchte, Kartoffeln

Empfohlener Zusatz

500 mg natürliches Glutamin, dreimal täglich auf leeren Magen
50 mg Vitamin-B-Komplex, morgens und abends
2 mg Cholin, täglich, in mehreren Gaben

250 mg Docosahexaensäure (DHA), zwei- bis dreimal täglich
60 mg Ginkgo-Kapseln, ein- bis dreimal täglich

SYMPTOM: Haarprobleme

1. Schuppen (trocken oder gelb und fettig; fallen aus dem Haar)

Möglicher Mangel	*Essen Sie genug?*
Vitamin B_{12} (Cyanocobalamin)	Leber, Rindfleisch, Schweinefleisch, Innereien, Eier, Milch, Milchprodukte
Vitamin F	Pflanzenöl, Erdnüsse, Sonnenblumenkerne, Walnüsse
Vitamin B_6	Trockenhefe, Leber, Innereien, Hülsenfrüchte, Vollkornflocken, Fisch
Selen	Kleie, Getreidekeime, Brokkoli, Zwiebeln, Tomaten, Thunfisch

Empfohlener Zusatz
100 μg Selen, zweimal täglich
1mal MVP morgens und abends zum Essen
1 000 mg Omega-3-Kapseln, jeweils 1 Kapsel zu jeder Mahlzeit

2. Stumpfes, trockenes, brüchiges oder ergrauendes Haar

Möglicher Mangel	*Essen Sie genug?*
Vitamin-B-Komplex PABS	Hefe, Bierhefe getrocknete Bohnen, Rosinen, Melonen
Vitamin F	Pflanzenöl, Erdnüsse, Sonnenblumenkerne, Walnüsse
Jod	Meeresfrüchte, jodiertes Salz, Milchprodukte

Empfohlener Zusatz
1 000 mg Omega-3-Kapseln, jeweils 1 Kapsel zu jeder Mahlzeit
3 Lecithinkapseln, zu jeder Mahlzeit
1mal MVP morgens und abends zum Essen

3. Haarausfall

Möglicher Mangel	*Essen Sie genug?*
Biotin	Bierhefe, Nüsse, Rinderleber, Nieren, unpolierter Reis
Inosit	nicht raffinierter Sirup, Leber, Lecithin, unbearbeitetes Vollkorn, Zitrusfrüchte, Bierhefe
Chlor	Natriumchlorid (Speisesalz)
Vitamin-B-Komplex mit Vitamin C und Folsäure	Hefe, Bierhefe, getrocknete Bohnen, Rosinen, Melonen, Zitrusfrüchte, grüne Paprikaschoten, Tomaten, Kohl, Kartoffeln, frisches grünes Blattgemüse, Obst, Innereien, Leber, Trockenhefe

Empfohlener Zusatz
1 000 mg Cholin und Inosit, täglich
1 g Cystein, täglich
1 000 µg Biotin, täglich
50 mg Vitamin-B-Komplex, morgens und abends zu den Mahlzeiten

SYMPTOM: Hautprobleme

1. Akne (Schäden im Gesicht, dicke Haut, Mitesser, Pusteln, rote Flecken)

Möglicher Mangel	*Essen Sie genug?*
Vitamin A	Fisch, Leber, Eigelb, Butter, Sahne, grünes Blattgemüse, gelbes Gemüse
Vitamin-B-Komplex	Hefe, Bierhefe, getrocknete Bohnen, Rosinen, Melonen

Empfohlener Zusatz
1 Multivitamin-Mineralstoff-Präparat (mit wenig Jod), täglich
400 mg Vitamin E (trockene Form), ein- bis zweimal täglich
10000 I. E. Vitamin A (trockene Form), 1–2 Tabletten an 6 Tagen pro Woche
50 mg Zink (Aminosäure-chelatkomplexgebunden), dreimal täglich zu den Mahlzeiten
1–2 Eßlöffel oder 3–6 Kapseln Acidophilus-Milch, dreimal täglich
(Jod verschlimmert Akne, also vermeiden Sie alle Lebensmittel, die einen hohen Anteil an jodiertem Salz haben)
1 000 mg Methylsulfonylmethan (MSM), zwei- bis dreimal täglich zum Essen

2. Dermatitis (Hautentzündung)

Möglicher Mangel	*Essen Sie genug?*
Vitamin B_2 (Riboflavin)	Milch, Leber, Nieren, Hefe, Käse, Fisch, Eier
Vitamin B_6 (Pyridoxin)	Trockenhefe, Leber, Innereien, Hülsenfrüchte, Vollkornflocken, Fisch
Biotin	Bierhefe, Nüsse, Rinderleber, Nieren, unpolierter Reis
Niacin (Nicotinsäure, Niacinamid)	Leber, Fleisch, Fisch, Vollkornprodukte, Hülsenfrüchte

Empfohlener Zusatz
1 Multivitamin-Mineralstoff-Präparat (mit wenig Jod), täglich
400 I. E. Vitamin E (trocken), ein- bis zweimal täglich
1–2 Tabletten I. E. Beta-Carotin, 10000 I. E., täglich, an sechs Tagen in der Woche
50 mg Zink (Aminosäure-chelatkomplexgebunden), einmal täglich zum Essen

1–2 Eßlöffel oder 3–6 Kapseln Acidophilus-Milch, dreimal täglich

3. Ekzeme (rauhe, trockene, rissige Haut, Rötung und Schwellung, kleine Bläschen)

Möglicher Mangel	*Essen Sie genug?*
Fett	Fleisch, Butter
Vitamin A (Carotin)	Fisch, Leber, Eigelb, Butter, Sahne, grünes Blattgemüse, gelbes Gemüse
Vitamin-B-Komplex, Inosit	Hefe, Bierhefe, getrocknete Bohnen, Rosinen, Melonen
Kupfer	Innereien, Austern, Nüsse, getrocknete Hülsenfrüchte, Vollkornflocken
Jod	Meeresfrüchte, jodiertes Salz, Milchprodukte

Empfohlener Zusatz

1 Multivitamin-Mineralstoff-Präparat (mit wenig Jod), täglich

1 Methylsulfonylmethan-Tablette, 1 000 mg, zwei- bis dreimal täglich zum Essen

400 I. E. Vitamin E (trocken), ein- bis zweimal täglich

1–2 Tabletten Beta-Carotin, 10 000 I. E., täglich, an sechs Tagen in der Woche

50 mg Zink (Aminosäure-chelatkomplexgebunden), einmal täglich zum Essen

1–2 Eßlöffel oder 3–6 Kapseln Acidophilus-Milch, dreimal täglich

Methylsulfonylmethan-Lotion, äußerlich angewandt, ein- bis dreimal täglich

SYMPTOM: Herzklopfen

Möglicher Mangel	*Essen Sie genug?*
Vitamin B_{12} (Cobalamin, Cyanocobalamin)	Hefe, Leber, Rindfleisch, Eier, Nieren

Empfohlener Zusatz

1mal MVP, morgens und abends zu den Mahlzeiten
50 mg Vitamin-B-Komplex (Langzeitwirkung), morgens und abends zu den Mahlzeiten
500 mg Kalzium-Tablette und 250 mg Magnesium-Tablette, einmal täglich

SYMPTOM: Infektionen
(große Anfälligkeit)

Möglicher Mangel	*Essen Sie genug?*
Vitamin A (Carotin)	Fisch, Leber, Eigelb, Butter, Sahne, grünes Blattgemüse, gelbes Gemüse
Pantothensäure	Hefe, Bierhefe, getrocknete Bohnen, Rosinen, Melonen

Empfohlener Zusatz

1–2 Eßlöffel Acidophilus-Milch, dreimal täglich
bis zu 10 000 I. E. Vitamin A, jeden zweiten Tag für die Dauer der Infektion
1mal MVP morgens und abends zum Essen
2–5 g Vitamin C für die Dauer der Infektion

SYMPTOM: Knochen- und Zahnerweichung

Möglicher Mangel	*Essen Sie genug?*
Vitamin D (Calciferol)	Lebertran, Butter, Eigelb, Leber; zuwenig Sonnenlicht
Kalzium	Milch und Milchprodukte, Fleisch, Fisch, Getreideflocken, Bohnen, Obst, Gemüse

Empfohlener Zusatz

1000–1500 mg Kalzium und 500 mg Magnesium, täglich auf zwei Mahlzeiten verteilt

SYMPTOM: Körpergeruch

Möglicher Mangel	*Essen Sie genug?*
Vitamin B_{12}	Hefe, Leber, Rindfleisch, Eier, Nieren
Zink	Gemüse, Vollkornprodukte, Weizenkleie, Weizenkeime, Kürbiskerne, Sonnenblumenkerne

Empfohlener Zusatz

1–2 Eßlöffel Acidophilus-Milch (mit Geschmackszusatz), ein- bis dreimal täglich
1 Chlorophylltablette oder -kapsel, dreimal täglich
15–50 mg Zinktablette, einmal täglich
1–2 Enzymtabletten, ein- bis dreimal täglich

SYMPTOM: Magen- und Darmprobleme

(Gastritis, Magengeschwüre, Gallenbeschwerden, Verdauungsstörungen)

Möglicher Mangel	*Essen Sie genug?*
Vitamin B_1 (Thiamin)	Bierhefe, Vollkornprodukte, Fleisch (Schwein oder Leber), Nüsse, Hülsenfrüchte, Kartoffeln

Vitamin B_2 (Riboflavin)	Milch, Leber, Nieren, Hefe, Käse, Fisch, Eier
Folsäure	Frisches grünes Blattgemüse, Obst, Innereien, Leber, Trockenhefe
PABS	Hefe, Bierhefe, getrocknete Bohnen, Rosinen, Melonen
Vitamin C	Zitrusfrüchte, Tomaten, Kartoffeln, Kohl, grüne Paprikaschoten
Chlor	Kelp, Roggenmehl, reife Oliven, Meeresalgen
Pantothensäure	Hefe, Bierhefe, getrocknete Bohnen, Rosinen, Melonen

Empfohlener Zusatz

10000 I. E. Beta-Carotin, ein- bis zweimal täglich
100 mg Vitamin-B-Komplex, morgens und abends
Multimineralstoffpräparat, morgens und abends
500 mg Betain-Chlorwasserstoff, eine halbe Stunde vor dem Essen mit 1 Glas Wasser
Verdauungsenzyme, eine halbe Stunde nach dem Essen mit 1 Glas Wasser
frischer Kohlsaft, 1 Glas nach dem Essen

SYMPTOM: Menstruationsbeschwerden

Möglicher Mangel	*Essen Sie genug?*
Vitamin B_{12}	Hefe, Leber, Rindfleisch, Eier, Nieren

Empfohlener Zusatz

7–10 Tage vor der Periode:
1mal MVP morgens und abends zum Essen
100 mg Vitamin B_6, dreimal täglich
100 mg Vitamin-B-Komplex (Langzeitwirkung), morgens und abends
500 mg Nachtkerzenöl, dreimal täglich
500 mg Magnesium und 250 mg Kalzium, einmal täglich

SYMPTOM: Mundgeruch

Möglicher Mangel	*Essen Sie genug?*
Niacin	Leber, Fleisch, Fisch, Vollkornprodukte, Hülsenfrüchte

Empfohlener Zusatz

1–2 Eßlöffel Acidophilus-Milch (mit Geschmackszusatz), ein- bis dreimal täglich
1 Chlorophylltablette oder -kapsel, dreimal täglich
1 Zinktablette (Aminosäure-chelatkomplexgebunden), 50 mg, täglich
1–2 Mehrfachenzymtabletten, ein- bis dreimal täglich

SYMPTOM: Muskelkrämpfe

(allgemeine Muskelschwäche, Empfindlichkeit der Waden, nächtliche Krämpfe, Muskelkater)

Möglicher Mangel	*Essen Sie genug?*
Vitamin B_1 (Thiamin)	Bierhefe, Vollkornprodukte, Fleisch (Schwein oder Leber), Nüsse, Hülsenfrüchte, Kartoffeln
Vitamin B_6 (Pyridoxin)	Trockenhefe, Leber, Innereien, Hülsenfrüchte, Vollkornflocken, Fisch
Biotin	Bierhefe, Nüsse, Rinderleber, Nieren, unpolierter Reis
Chlor	Natriumchlorid (Speisesalz)
Natrium	Rindfleisch, Schweinefleisch, Sardinen, Käse, grüne Oliven, Mais, Sauerkraut
Vitamin D (Calciferol)	Fischleberöl, Butter, Eigelb, Leber; zuwenig Sonnenlicht

Empfohlener Zusatz

400 I. E. Vitamin E (trocken), dreimal täglich

3 Tabletten Kalzium und Magnesium (Aminosäure-chelatkomplexgebunden), dreimal täglich

SYMPTOM: Nasenbluten

Möglicher Mangel	*Essen Sie genug?*
Vitamin C	Zitrusfrüchte, Tomaten, Kartoffeln, Kohl, grüne Paprikaschoten
Vitamin K	Joghurt, Alfalfa (Luzerne), Sojaöl, Fischleberöl, Kelp
Bioflavonoide	Schalen von Orangen, Zitronen, Limonen und Mandarinen

Empfohlener Zusatz

1 000 mg Vitamin C mit 50 mg Rutin, Hesperidin und 500 mg Bioflavonoiden (Langzeitwirkung), morgens und abends

SYMPTOM: Nervosität

Möglicher Mangel	*Essen Sie genug?*
Vitamin B_6 (Pyridoxin)	Trockenhefe, Leber, Innereien, Hülsenfrüchte, Vollkornflocken, Fisch
Vitamin B_{12} (Cyanocobalamin)	Hefe, Leber, Rindfleisch, Eier, Nieren
Niacin (Nicotinsäure, Niacinamid)	Leber, Fleisch, Fisch, Vollkornprodukte, Hülsenfrüchte
PABS	Hefe, Bierhefe, getrocknete Bohnen, Rosinen, Melonen
Magnesium	grünes Blattgemüse, Nüsse, Getreideflocken, Meeresfrüchte

Empfohlener Zusatz

Vitamin-B-Komplex, ein- bis dreimal täglich (50 mg aller B-Vitamine)

250 mg Kava-Kava, ein- bis dreimal täglich
Johanniskrautkapsel mit Polyphenolkomplex, einmal täglich
3 Tabletten Kalzium und Magnesium (Aminosäure-chelatkomplexgebunden), dreimal täglich
1mal MVP morgens und abends zum Essen

SYMPTOM: Ödeme

(Flüssigkeitseinlagerung)

Möglicher Mangel	*Essen Sie genug?*
Vitamin B_6	Trockenhefe, Leber, Innereien, Hülsenfrüchte, Vollkornflocken, Fisch

Empfohlener Zusatz
100 mg Vitamin B_6, dreimal täglich
95 mg Kalium, 3–6 Tabletten, täglich

SYMPTOM: Ohrgeräusche

(Tinnitus, Menière-Krankheit)

Möglicher Mangel	*Essen Sie genug?*
Mangan	Nüsse, grünes Blattgemüse, Erbsen, Rote Bete, Eigelb
Kalium	Bananen, Brunnenkresse, grünes Blattgemüse, Zitrusfrüchte, Sonnenblumenkerne

Empfohlener Zusatz
50–100 mg Niacin (No-Flush-Inosithexanicotinat, IHN), dreimal täglich
400 I. E. Vitamin E (trocken), ein- bis dreimal täglich
50 mg Zink, täglich

SYMPTOM: Schlaflosigkeit

Möglicher Mangel	*Essen Sie genug?*
Kalium	Bananen, Brunnenkresse, grünes Blattgemüse, Zitrusfrüchte, Sonnenblumenkerne
Vitamin-B-Komplex	Hefe, Bierhefe, getrocknete Bohnen, Rosinen, Melonen
Biotin	Bierhefe, Nüsse, Rinderleber, Nieren, unpolierter Reis
Kalzium	Milch, Milchprodukte, Fleisch, Fisch, Eier, Getreideflocken, Bohnen, Obst, Gemüse

Empfohlener Zusatz
1–5 mg Melatonin (sublingual),
100 mg Vitamin B_6,
100 mg Niacinamid,
Kalzium und Magnesium (chelatkomplexgebunden),
– jeweils eine halbe Stunde vor dem Schlafengehen
1mal MVP morgens und abends zum Essen

SYMPTOM: Schlechter Atem

Möglicher Mangel	*Essen Sie genug?*
Niacin	Leber, Fleisch, Fisch, Vollkornprodukte, Hülsenfrüchte

Empfohlener Zusatz
Acidophilus-Milch, 1 bis 2 Eßlöffel, 1- bis 3mal täglich
Chlorophylltablette oder -kapsel, 3mal täglich
1 Zink (Aminosäure-chelatkomplexgebunden), 50 mg, 1 Tablette täglich
Mehrfachenzyme, 1 bis 2 Tabletten 1- bis 3mal täglich

SYMPTOM: Schlecht heilende Wunden und Brüche

Möglicher Mangel	*Essen Sie genug?*
Vitamin C	Zitrusfrüchte, Tomaten, Kartoffeln, Kohl, grüne Paprikaschoten

Empfohlener Zusatz
50 mg Zink, einmal täglich
400 I. E. Vitamin E (trocken), dreimal täglich
1mal MVP morgens und abends zum Essen

SYMPTOM: Schwindelgefühle

Möglicher Mangel	*Essen Sie genug?*
Mangan	Nüsse, grünes Blattgemüse, Erbsen, Rote Bete, Eigelb
Vitamin B_2 (Riboflavin)	Milch, Leber, Nieren, Hefe, Käse, Fisch, Eier

Empfohlener Zusatz
50–100 mg Niacin, dreimal täglich
200 I. E. Vitamin E, ein- bis dreimal täglich
60 mg Ginkgo-biloba-Kapseln oder -Tabletten, ein- bis dreimal täglich

SYMPTOM: Vaginajucken

Möglicher Mangel	*Essen Sie genug?*
Vitamin B_2	Milch, Leber, Nieren, Hefe, Käse, Fisch, Eier

Empfohlener Zusatz
Acidophilus-Milch, 2 Eßlöffel dreimal täglich, oder 3–6 Kapseln, drei- bis viermal täglich
Eine Acidophilus- oder milde Essigspülung kann ebenfalls hilfreich sein

SYMPTOM: Verlangsamtes Wachstum

Möglicher Mangel	*Essen Sie genug?*
Fett	Fleisch, Butter
Eiweiß	Fleisch, Fisch, Eier, Milchprodukte, Sojabohnen, Erdnüsse
Vitamin B_2 (Riboflavin)	Milch, Leber, Nieren, Hefe, Käse, Fisch, Eier
Folsäure	frisches grünes Blattgemüse, Obst, Innereien, Leber, Trockenhefe
Zink	Gemüse, Vollkornprodukte, Weizenkleie, Weizenkeime, Kürbis- und Sonnenblumenkerne
Kobalt	Leber, Nieren, Innereien (Bauchspeicheldrüse und Milz)

Empfohlener Zusatz
1mal MVP morgens und abends zum Essen

SYMPTOM: Verlust des Geruchssinns

Möglicher Mangel	*Essen Sie genug?*
Vitamin A	Fisch, Leber, Eigelb, Butter, Sahne, grünes Blattgemüse, gelbes Gemüse
Zink	Gemüse, Vollkornprodukte, Weizenkleie, Weizenkeime, Kürbis- und Sonnenblumenkerne

Empfohlener Zusatz
50 mg Zink (Aminosäure-chelatkomplexgebunden), dreimal täglich (reduziert auf ein- bis zweimal täglich, wenn der Zustand sich bessert)

SYMPTOM: Verstopfung

Möglicher Mangel	*Essen Sie genug?*
Vitamin-B-Komplex	Vollkornprodukte, Hülsenfrüchte, Kleie, grünes Blattgemüse

Empfohlener Zusatz
8 bis 10 Gläser Wasser, täglich
1 Eßlöffel Acidophilus-Milch, dreimal täglich
3 Eßlöffel Kleie, täglich
3 000 mg Vitamin C, täglich
100 mg Vitamin-B-Komplex (Langzeitwirkung), morgens und abends

SYMPTOM: Weiße Flecken auf den Nägeln

Möglicher Mangel	*Essen Sie genug?*
Zink	Gemüse, Vollkornprodukte, Weizenkleie, Weizenkeime, Kürbis- und Sonnenblumenkerne

Empfohlener Zusatz
15 mg Zink (Aminosäure-chelatkomplexgebunden), dreimal täglich
1 000 mg Methylsulfonylmethan-Tablette, zweimal täglich
1mal MVP morgens und abends zu den Mahlzeiten

SYMPTOM: Zittern (Tremor)

Möglicher Mangel	*Essen Sie genug?*
Magnesium	grünes Blattgemüse, Nüsse, Getreideflocken, Getreide, Meeresfrüchte

Empfohlener Zusatz
50 mg Vitamin-B-Komplex und Vitamin B_6 dreimal täglich
1 000 mg Kalzium und 500 mg Magnesium, auf drei Mahlzeiten täglich verteilt

Die Bedeutung des Heißhungers

Heißhunger, der manchmal auf Allergien hindeutet, ist meistens die Methode der Natur, Sie wissen zu lassen, daß Sie nicht genügend von bestimmten Vitaminen oder Mineralstoffen bekommen. Oft entwickelt sich dieser Heißhunger, weil die Kost insgesamt unzureichend ist.
Einige der häufigeren Formen von Heißhunger äußern sich in einem Verlangen nach folgenden Speisen:

Erdnußbutter: Sie zählt zweifellos zu den zehn wichtigsten auf dieser Liste, und das überrascht gar nicht. Erdnußbutter ist ein guter Lieferant von Vitamin B. Wenn Sie merken, daß Sie davon ein paarmal zu oft naschen, dann geschieht das vielleicht, weil Sie unter Streß stehen und Ihre übliche Aufnahme an Vitamin B nicht ausreicht. Da 50 g Erdnußbutter – ein Drittel einer Tasse – auch 315 Kalorien enthalten, wäre es vielleicht besser für Ihre Figur, wenn Sie ein Vitamin-B-Präparat nähmen.

Bananen: Wenn Sie immer wieder nach dieser Frucht greifen, könnte es sein, daß Ihr Körper Kalium braucht. Eine mittelgroße Banane hat 555 mg davon. Personen, die harntreibende Mittel oder Cortison (das dem Körper das notwendige Kalium entzieht) nehmen, haben oft Heißhunger auf Bananen.

Käse: Wenn Sie regelrecht gierig auf Käse sind, dann ist es ziemlich wahrscheinlich, daß Sie in Wirklichkeit Hunger auf Kalzium und Phosphor haben. Wenn der Käse, von dem Sie genascht haben, auch noch konserviert wurde, dann haben Sie zusätzlich noch Aluminium und Salz bekommen, ohne es zu wissen. Sie sollten mehr Brokkoli essen. Dieses Gemüse hat einen hohen Anteil an Kalzium und Phosphor und ist viel kalorienärmer als Käse.

Äpfel: Täglich ein Apfel ist im allgemeinen keine Garantie für gute Gesundheit, aber er gibt Ihnen viele Dinge, die Sie vielleicht in anderen Nahrungsmitteln nicht finden – Kalzium, Magnesium, Phosphor, Kalium; und er ist eine ausgezeichnete Quelle für das Pektin, das den Cholesterinspiegel senkt. Wenn Sie viel gesättigte Fette essen, liegt der Heißhunger auf Äpfel vielleicht daran.

Butter: Die meisten Vegetarier haben Heißhunger auf Butter, weil sie wenig gesättigte Fette zu sich nehmen. Bei gesalzener Butter kann sich der Heißhunger allerdings allein auf das Salz richten.

Cola: Die übermäßige Lust auf Cola-Getränke ist meistens ein Hunger auf Zucker und eine Abhängigkeit von Koffein (siehe Seite 411). Das Getränk selbst hat – außer Zucker – keinerlei Nährwert.

Nüsse: Wenn Sie verrückt nach Nüssen sind, dann könnten Sie vielleicht etwas mehr Eiweiß, Vitamin B oder Fett in Ihrer Kost vertragen. Wenn Sie vor allem gesalzene Nüsse mögen, dann richtet sich der Hunger vermutlich auf das Natrium, nicht auf die Nüsse selbst. Unter Streß neigt man mehr dazu, Nüsse zu essen, als wenn man entspannt ist.

Eiscreme: Sie enthält zwar viel Kalzium, aber die meisten Menschen sind hinter ihrem Zuckergehalt her. Menschen mit wenig Blutzucker und Diabetiker haben Heißhunger darauf; auch die Menschen, die sich nach der Geborgenheit der Kindheit zurücksehnen.

Eingelegte Gurken: Wenn Sie schwanger sind und eingelegte Gurken wollen, dann haben Sie vermutlich Appetit auf das Salz. Auch wenn Sie nicht schwanger sind und Heißhunger auf eingelegte Gurken verspüren, ist der Grund vermutlich derselbe. Die eingelegten Gurken haben auch einen beachtlichen Gehalt an Kalium.

Frühstücksspeck: Hier richtet sich der Heißhunger meistens auf das Fett. Menschen, die eine strenge Diät einhalten müssen, sind am anfälligsten für diese Gier nach Fett. Leider weist Frühstücksspeck nicht nur gesättigten Fettsäuren auf, sondern auch Nitrit. Wenn Sie ihn also essen, achten Sie darauf, daß Sie auch genügend Vitamin A, C, D und vor allem E bekommen.

Eier: Abgesehen vom Eiweiß (2 Eier liefern Ihnen 13 g), dem Schwefel, den Aminosäuren und dem Selen-Protein sind Eier-Fans vielleicht auch hinter dem Fettgehalt des Eigelbs her oder – paradoxerweise – hinter dem Cholin, das Cholesterin und Fett spaltet.

Zuckermelonen: Der Geschmack ist vielleicht nicht der einzige Grund dafür, daß Sie einen Heißhunger auf diese Frucht haben. Melonen haben einen hohen Anteil an Kalium und Vitamin A: Ein Viertel einer Melone enthält 3400 I. E. Vitamin A. Da die Melone auch Vitamin C, Kalzium, Magnesium, Phosphor, Biotin und Inosit liefert, ist es nicht das schlechteste, wenn Sie diesem Heißhunger nachgeben. Eine halbe Melone hat nur etwa 60 Kalorien.

Oliven: Ob Sie nun hinter den grünen oder den schwarzen her sind – wahrscheinlich wollen Sie das Salz haben. Leute mit einer Unterfunktion der Schilddrüse greifen meistens als erste nach Oliven.

Salz: Hier braucht man nicht lange zu raten, es geht um das Natrium. Meistens liegt ein Mangel an Jod in der Schilddrüse vor oder die Addison-Krankheit, eine Erkrankung der Nebennieren, bei der zuwenig Natrium vorhanden ist. Menschen mit hohem Blutdruck haben oft Heißhunger darauf, aber Salz tut ihnen nicht gut.

Zwiebeln: Heißhunger auf Scharfes kann in manchen Fällen auf Probleme mit der Lunge oder den Nebenhöhlen hindeuten.

Schokolade: Sicher eine der häufigsten Formen des Heißhungers, wenn nicht gar die häufigste überhaupt. Schokoladensüchtige sind hinter dem Koffein und dem Zucker her (5 bis 10 mg Koffein sind in 1 Tasse Kakao enthalten). Wenn Sie von der Schokolade loskommen wollen, versuchen Sie es einmal mit Johannisbrot. Das wird aus den süß schmeckenden Hülsenfrüchten – dem »wilden Honig« Johannes‘ des Täufers – des in den Mittelmeerländern wachsenden Johannisbrot- oder Karobbaums (*Ceratonia siliqua*) hergestellt.

Milch: Wenn Sie als Erwachsener immer noch großen Appetit auf Milch haben, brauchen Sie vielleicht zusätzlich Kalzium. Außerdem könnten es die Aminosäuren – beispielsweise Tryptophan, Leucin und Lysin – sein, die Ihr Körper braucht. Nervöse Menschen haben aus diesem Grunde auch oft auf das Typtophan in der Milch Appetit, weil es eine beruhigende Wirkung hat.

Chinesisches Essen: Natürlich schmeckt es köstlich, aber oft ist es der Geschmacksverstärker Mononatriumglutamat im Essen, der den Heißhunger fördert. Menschen mit Salzmangel haben oft große Lust auf chinesisches Essen. Mononatriumglutamat kann manchmal eine Histaminreaktion hervorrufen und Kopfschmerzen und Hitzewallungen erzeugen. Die meisten chinesischen Restaurants sind heute bereit, Ihr Essen ohne den Geschmacksverstärker zuzubereiten, wenn Sie darum bitten.

Mayonnaise: Da sie fettreich ist, haben Vegetarier oft Heißhunger darauf – oder Menschen, die andere Fette von ihrem Speiseplan gestrichen haben.

Saures Obst: Ein ständiger Heißhunger auf saures Obst kann oft auf Probleme mit der Gallenblase oder der Leber hinweisen.

Lackfarben und Schmutz: Kinder neigen dazu, sich Lackfarben und Schmutz in den Mund zu stopfen. Oft ist das ein Hinweis auf einen Mangel an Kalzium oder Vitamin D. Sie sollten die Ernährung Ihres Kindes überprüfen, und ein Besuch beim Kinderarzt wäre auch zu empfehlen. Eine solches abnormes

Verlangen nach ungenießbaren Stoffen wird Picasyndrom genannt. Es kommt auch bei Schwangeren vor, die jedoch wissen sollten, daß die Einnahme solcher Substanzen die Entwicklung des Fetus beeinträchtigen kann.

So bekommen Sie ein Maximum an Vitaminen aus Ihrer Kost

Wenn Sie die richtige Kost essen, ist das nicht unbedingt auch gleichbedeutend damit, daß Sie die Vitamine bekommen, die sie enthält. Industrielle Herstellung, Lagerung und Kochen von Lebensmitteln – das alles kann schnell die besten Absichten in der Ernährungswahl hintertreiben. Damit Sie ein Maximum aus dem herausholen, was Sie essen (gar nicht zu reden von dem, was Sie bezahlen), sollten Sie folgende Tips beherzigen:

- Waschen Sie frisches Gemüse, aber weichen Sie es nicht ein, wenn Sie ein wenig von dem Vitamin B und C haben wollen, das es enthält.
- Richten Sie Ihre Salate erst dann an, wenn Sie sie auch essen wollen. Läßt man zerkleinertes Obst und Gemüse stehen, so verliert es Vitamine durch Oxidation mit Sauerstoff.
- Benutzen Sie ein scharfes Messer beim Zerkleinern von frischem Gemüse. Denn Vitamin A und C gehen verloren, wenn die Gemüsefasern beschädigt werden.
- Falls Sie nicht vorhaben, in den nächsten Tagen frisches Obst und Gemüse zu essen, dann ist es besser, wenn Sie kurzfristig tiefgefrorene Produkte kaufen. Der Vitamingehalt von beispielsweise guten tiefgefrorenen Bohnen ist höher als bei den frischen, die Sie eine Woche lang im Kühlschrank aufbewahrt haben.

- Frieren Sie Fleisch sofort nach dem Einkauf bei einer Temperatur von minus 17 °C oder darunter ein, um Qualitätsverlust und Bakterienwachstum auszuschalten.
- Obwohl sie härter sind als die inneren, enthalten die äußeren Blätter von Salat mehr Kalzium, Eisen und Vitamin A.
- Tauen Sie Tiefkühlgemüse vor dem Kochen nicht auf.
- Brokkoli-Blätter haben mehr Vitamin A als die Blüten oder Stengel.
- In Parboiled-Reis sind mehr Vitamine als in poliertem, und brauner Reis ist wertvoller als weißer.
- Tiefkühlkost, die Sie im Kochbeutel garen können, liefert mehr Vitamine als die ohne Beutel; Tiefkühlprodukte sind der Kost aus der Konserve vorzuziehen.
- Das Kochen in Kupfertöpfen kann Vitamin C, Folsäure und Vitamin E zerstören.
- Rostfreier Stahl, Glas und Emaille sind die besten Materialien für Kochtöpfe. Eisentöpfe können Ihnen zwar mehr Eisen liefern, verringern aber das Vitamin C in der Nahrung.
- Die kürzeste Kochzeit und die kleinste Wassermenge konservieren die Nährstoffe am besten.
- Schneiden Sie Gemüse, das eine lange Garzeit hat, in große Stücke, damit möglichst wenig Oberfläche dem Wasser und der Hitze ausgesetzt ist.
- Dosengemüse sollten Sie immer waschen, um überschüssiges Salz zu entfernen.
- Milch in Glasbehältern kann an Riboflavin und den Vitaminen A und D verlieren, wenn Sie sie nicht an einem dunklen Ort aufbewahren. Auch Brot, das dem Licht ausgesetzt ist, kann seinen Nährwert verlieren.
- Gut gebräunte, knusprige oder getoastete Lebensmittel enthalten weniger Thiamin als andere.
- Backen oder kochen Sie Kartoffeln mit der Schale, denn so bleiben die meisten Vitamine erhalten.

- Verwenden Sie das Kochwasser von Gemüse für Suppen, den Bratensaft vom Fleisch für Saucen und die Flüssigkeit aus Obstkonserven für die Zubereitung von Nachtisch.
- Verwenden Sie zum Kochen von Gemüse kein Natriumbicarbonat (Backpulver), wenn Sie das Thiamin und Vitamin C im Gemüse mitessen wollen.
- Legen Sie Obst und Gemüse in den Kühlschrank, sobald Sie nach dem Einkaufen wieder zu Hause sind.

Noch Fragen zu Kapitel XI?

»Ich sorge bei meinen Kindern für eine ziemlich ausgewogene Kost, aber sie sind im Teenageralter, und wenn sie unterwegs sind, dann kaufen sie sich oft Hamburger, Hot dogs, Mixgetränke und all das Zeug. Wie schlecht ist das denn wirklich für sie?«

Also, wenn Sie Gramm für Gramm, Happen für Happen, Schluck für Schluck rechnen, dann überwiegt das Schlechte gegenüber dem Guten. Beispielsweise kann ein Hamburger zwar 44 Prozent des Eiweißbedarfs eines heranwachsenden Jungen liefern. Aber wenn Sie bedenken, daß so ein dicker Hamburger auch 591 Kalorien, 33 g Fett, 6 g Zucker und 963 mg Natrium enthält – und ein »Whopper« von Burger King etwa enthält sogar 1083 mg Natrium! –, dann müssen Sie zugeben, daß das ein hoher Preis ist, der für das Eiweiß gezahlt wird. Kein Mensch braucht soviel Salz (siehe Seite 454).

Auch über die Hot dogs gibt es nicht allzu viel Gutes zu berichten. Sie enthalten viel Fett, wenig Eiweiß und meistens Natrium- oder Kaliumnitrite. Die Nitrite verbinden sich mit den in Lebensmitteln häufig vorkommenden sogenannten Aminen zu Nitrosaminen, denen eine krebserzeugende Wirkung nachgesagt wird.

Mixgetränke mit Milch oder Milchprodukten enthalten meistens auch viel Zucker (8 bis 14 Teelöffel) und Salz (276 bis 685 mg). Ihre Kinder sollten sich zu Hause ein Mixgetränk zum halben Preis, mit weniger Kalorien, weniger Zucker und Salz, dafür aber mit dem doppelten Nährwert herstellen. Wenn Sie diese Information an Ihre Kinder weitergeben, dann gehen sie vielleicht nicht mehr so häufig in Fast-Food-Restaurants.

»Ich habe sehr oft ein scharfes, brennendes Gefühl auf Zunge und Lippen. Das scheint nicht mit irgendeinem bestimmten Nahrungsmittel in Verbindung zu stehen. Könnte es ein Hinweis auf einen Vitaminmangel sein?«
Das ist sehr wahrscheinlich. Das Gefühl der brennenden Zunge oder brennenden Lippen steht häufig im Zusammenhang mit einem Mangel an Vitamin B_1 (Thiamin). Ich schlage vor, daß Sie mehr Vollkornprodukte, Haferflocken, Kleie, Gemüse und Bierhefe essen, dazu nehmen Sie ein ausgewogenes Präparat des Vitamin-B-Komplexes, 50 mg zweimal täglich zum Essen – und MVP (Mindells Vitaminprogramm, siehe Seite 338 f.).

»Meine Mutter hat einen Heißhunger auf Eis, nicht nur an heißen Tagen, sondern einfach immer. Sie lutscht die Eiswürfel wie Bonbons. Könnte das etwas mit einem Ernährungsmangel zu tun haben?«
Wenn Ihre Mutter oft erschöpft ist, könnte dieser Heißhunger auf Eis vielleicht auf einen Eisenmangel hinweisen (der zu einer leichten Anämie führen kann). Ermuntern Sie sie, mehr eisenhaltige Nahrung zu sich zu nehmen (Leber, getrocknete Pfirsiche, rotes Fleisch, Austern, Spargel, Haferflocken) und dazu ein organisches Eisenpräparat, 50 bis 100 mg täglich.

»Ich bin 42 Jahre alt, und um meine Augen herum entwickelt sich ein gelblicher Bereich. Fehlt ein Vitamin oder Nährstoff in meiner Kost, der hierfür die Ursache sein könnte?«
Es ist wahrscheinlich, daß es sich um Cholesterinablagerungen handelt. Dazu kann es kommen, wenn der Körper versucht, überschüssiges Cholesterin loszuwerden. So etwas liegt häufig in der Familie und könnte vielleicht ein Hinweis darauf sein, daß Sie anfällig für Herzerkrankungen sind. Lesen Sie auf Seite 199 nach, wie Sie den Cholesterinspiegel senken können. Nehmen Sie auch mehr Vitamin B, Chrom und Zink zu sich, sowohl in der Nahrung als auch durch zusätzliche Präparate.

»Wie lange behält Orangensaft seinen Gehalt an Vitamin C?«
Bei fertig abgefülltem Orangensaft beträgt die Lebensdauer von Vitamin C etwa eine Woche ab dem Zeitpunkt, da Sie die Packung öffnen. Frisch gepreßter Saft behält im Kühlschrank in einem verschlossenen Behälter bis zu drei Wochen lang das Vitamin C.

»Gehen durch die Mikrowelle mehr oder weniger Nährstoffe verloren?«
In der Regel weniger. Das Kochen im Mikrowellenherd erfordert ein Minimum an Kochzeit und Wasser.

XII
Lesen Sie, was auf der Packung steht

Es ist wichtig, die Angaben auf der Verpackung zu verstehen

Nur allzu oft kaufen die Leute irgendwelche Präparate und sehen sich den Aufdruck auf der Packung überhaupt nicht an. Sie verlangen ein Multivitaminpräparat und nehmen, was sie über den Tisch geschoben bekommen – und dabei merken sie nicht, daß sie vielleicht in bezug auf den Vitamingehalt übers Ohr gehauen werden. Multivitaminpräparate unterscheiden sich durch ihre Zusammensetzung, und die teuerste Tablette ist nicht unbedingt immer die beste. Damit Sie auch wirklich die Menge an B_6, Folsäure oder Vitamin C bekommen, die Sie brauchen, lesen Sie die (meist kleingedruckten) Angaben. Und wenn Sie zu Allergien neigen, sollten Sie überprüfen, was außer Vitaminen in einem bestimmten Präparat noch enthalten ist (siehe Seite 58).
Wenn Wörter auf der Packung stehen, die Sie nicht kennen, bitten Sie um Erklärung. Ist der Verkäufer bzw. Apotheker dazu nicht in der Lage, so kaufen Sie Ihre Präparate lieber dort, wo man Ihre Fragen beantworten kann. Überprüfen Sie vor allem die Dosierung. Wenn man Ihnen gesagt hat, Sie sollen viermal täglich Vitamin E nehmen, dann brauchen Sie wahrscheinlich kein Präparat mit 400 I. E. Vitamine und Mineralstoffe gibt es in unterschiedlichen Stärken. Achten Sie darauf, daß Sie genau das bekommen, wo-

nach Sie gefragt haben – und was Sie brauchen. Wenn Sie die Angaben auf Verpackung und Beipackzettel nicht verstehen, kann oft die gute Wirkung eines Präparats beeinträchtigt werden.

Sie kommen also nicht darum herum, zu lesen, was auf der Packung steht. Z. B. kann der Begriff »hochdosiert« bei Einzelpräparaten verwendet werden, die mindestens 100 Prozent der empfohlenen Tagesmenge enthalten, was in den meisten Fällen leider sehr wenig ist. Bei Kombipräparaten kann der Begriff »hochdosiert« verwendet werden, wenn mindestens zwei Drittel der Bestandteile in Mengen von mindestens 100 Prozent ihres Tagesbedarfs vorhanden sind. Mit anderen Worten, wenn Sie wirklich das Beste aus Ihren Vitaminpräparaten herausholen wollen, dann sollten Sie nicht nur das Großgedruckte lesen.

Anmerkung zur deutschsprachigen Originalausgabe: Nahrungsergänzungsmittel zählen zu den Lebensmitteln und fallen damit unter das Lebensmittel- und Bedarfsgegenständegesetz (LMBG). Die Lebensmittelkennzeichnungs-Verordnung schreibt vor, wie Lebensmittel zu kennzeichnen sind. Alle verpackten Lebensmittel müssen demnach – bis auf wenige Ausnahmen –, ein Zutatenverzeichnis aufweisen, aus dem hervorgeht, welche Zutaten verwendet worden sind. Dieses ist so aufgebaut, daß an der ersten Stelle die Zutat steht, die mengenmäßig am meisten enthalten ist und die weiteren Zutaten in absteigender Reihenfolge genannt werden. In Kürze muß der Hersteller die Menge der einzelnen Zutaten in Prozent angeben mit dem Hinweis, inwieweit die Zufuhr den Bedarf an dem jeweiligen Nährstoff deckt.

Maßeinheiten

Die Maßeinheiten für die Vitaminaktivität sind nicht so verwirrend, wie es scheint. Fettlösliche Vitamine (A, E, D und K) werden im allgemeinen nach Internationalen Einheiten (I. E.) gemessen. Vor ein paar Jahren hat allerdings eine Expertenkommission der Weltgesundheitsorganisation (WHO) und der Organisation für Ernährung und Landwirtschaft der Vereinten Nationen (FAO) beschlossen, bei Vitamin A eine Änderung einzuführen. Sie schlug vor, statt in Internationalen Einheiten in Retinol-Äquivalenten (R.Ä.) zu messen; das ist das entsprechende Gewicht von Retinol (Vitamin A), das wirklich aufgenommen und assimiliert wird.

Retinol-Äquivalente sind fünfmal kleiner als Internationale Einheiten. 3000 I. E., die für einen Mann zwischen 23 und 50 empfohlen werden, entsprechen 1 mg R.Ä.; 2400 I. E. für Frauen der gleichen Altersgruppe entsprechen 0,8 mg R.Ä.

Die meisten anderen Vitamine und Mineralstoffe werden in Milligramm (mg) und Mikrogramm (μg) gemessen.

Kleine Übersicht über einige Maße

1 kg	= 1 000 g
1 g	= 1 000 mg
1 mg	= 1/1 000 g = 0,001 g
1 μg	= 1/1 000 mg = 0,001 mg
1 Tropfen	= ca. 0,06 ml
1 Teelöffel	= ca. 3,7 ml
1 Eßlöffel	= ca. 13,8 ml

Deutsche Gesellschaft für Ernährung

Die Deutsche Gesellschaft für Ernährung (DGE) in Frankfurt ist ein Zusammenschluß von Medizinern und Naturwissenschaftlern. Sie sammelt wissenschaftlich gesichertes Wissen über die Ernährung, die Zusammenhänge zwischen Ernährung und Krankheit und wertet diese Ergebnisse aus. Das Anliegen der DGE ist die Erhaltung der Gesundheit und Leistungsfähigkeit des Menschen, und sie gibt Anleitungen und Empfehlungen für die richtige Ernährung heraus.

Ihr täglicher Nahrungsbedarf

Es ist zu beachten, daß Streß und Krankheit seit jeher eine individuell sehr unterschiedliche Auswirkung auf den Nahrungsbedarf des einzelnen Menschen haben. Wenn also ein Produkt behauptet, 100 Prozent der empfohlenen Tagesmenge eines bestimmten Nährstoffs zu enthalten, dann muß das noch lange nicht heißen, daß man diese Menge auch bekommt bzw. daß diese Menge für die individuellen Bedürfnisse ausreicht. Ich selbst und einige andere führende Ernährungswissenschaftler sind der Meinung, daß die bisher empfohlenen Tagesmengen völlig unzureichend sind. Dennoch habe ich diese Werte bei der Beschreibung der Vitamine und Mineralstoffe in den Kapiteln III und IV als empfohlene Tagesmengen angegeben.

Worauf Sie achten müssen

Wenn Sie Mineralstoffpräparate kaufen, achten Sie darauf, daß sie mit Aminosäuren zu Chelatkomplexen verbunden

sind. Der Körper kann nur 10 Prozent der üblichen Mineralstoffe aufnehmen, aber in einer Chelatverbindung mit Aminosäuren ist ihre Aufnahme drei- bis fünfmal höher.
»Hydrolysiert« bedeutet in Wasser aufspaltbar. »Hydrolysiertes Proteinchelat« bedeutet, daß das Nahrungsergänzungspräparat in einer Form vorliegt, die besonders leicht assimiliert werden kann.
Vorverdautes Eiweiß ist Eiweiß, das schon aufgespalten wurde und direkt ins Blut übergehen kann.
»Kaltgepreßt« ist ein Begriff, auf den Sie achten sollten, wenn Sie Öle oder Ölkapseln kaufen. Es bedeutet, daß die Vitamine nicht durch Hitze zerstört worden sind; kaltgepreßte Öle behalten ihren wichtigen Gehalt an mehrfach ungesättigten Fettsäuren.

Noch Fragen zu Kapitel XII?

»Was sind Emulgatoren?«
Emulgatoren werden benutzt, um Bestandteile miteinander zu verbinden, die sich normalerweise nicht gut mischen. Lecithin und Pektin, zwei natürliche und unbedenkliche Substanzen, werden häufig dafür verwendet, aber nicht ausschließlich. Die gute Qualität von Speiseeis, Brot, Margarine und Schokolade beispielsweise ist nur möglich durch die Verwendung von Emulgatoren. Ausgangsstoffe für diese Emulgatoren sind meistens aus Fetten (pflanzlichen und tierischen) gewonnene Fettsäuren und deren Salze. Auch Glycerin und Kohlenhydrate sind solche Ausgangsstoffe. Es gibt eine Vielzahl von Lebensmittelemulgatoren, deren Verwendung durch das Lebensmittelgesetz genau vorgeschrieben ist.
Doch leider werden immer noch Stoffe benutzt, deren Unbedenklichkeit im Grunde noch nicht hundertprozentig nachgewiesen ist, wie z. B. Polysorbat 60 oder Carrageen. Obwohl

diese Zusatzstoffe derzeit allgemein als unbedenklich gelten, ziehe ich es vor, Produkte zu verwenden und zu empfehlen, die diese Zusätze nicht enthalten.

»Wie kann ich wissen, ob die Farbstoffe, mit denen die Überzüge von Vitamintabletten hergestellt werden, natürlich oder künstlich sind?«
Farbstoffe werden zugesetzt, um ein Produkt appetitlicher aussehen zu lassen. Die Anzahl der Farbstoffe und deren Verwendung sind durch den Gesetzgeber genau geregelt. Leider haben einige synthetische Vitamine eine Glasur, die Teerfarbstoffe enthält, was aber verschwiegen wird. Diese Farbstoffe müssen nicht schädlich sein, aber sie können allergische Reaktionen auslösen. Mein Rat ist, lieber auf Nummer sicher zu gehen und nur natürliche Vitamine zu kaufen, die keine verfälschenden Substanzen enthalten – und beim Kauf darauf zu bestehen.

»Was ist der Unterschied zwischen Kalorien und Joule?«
Joule ist das international gültige Maß für Energie. Die Bezeichnung Kalorie ist zwar weiterhin erlaubt und üblich, aber seit 1978 muß daneben auch die Bezeichnung Joule für den Brennwert bei Nahrungsmitteln stehen. In der Umgangssprache wird in der Regel nicht unterschieden zwischen Kilokalorie (= 1000 Kalorien) und Kalorie.

1 Joule = 0,2388 Kalorien
1 Kalorie = 4,1868 Joule

»Wie wandelt man bei Vitamin A Internationale Einheiten in Milligramm oder Mikrogramm um?«
Es gibt keine festen Umwandlungsschlüssel, aber 1 Internationale Einheit (I. E.) Vitamin A entspricht 0,3 µg Retinol, und 1 I. E. Beta-Carotin entspricht 0,1 µg Retinol.

XIII
Ihr persönlicher Vitaminbedarf

Bestimmen Sie Ihr Vitaminprogramm

Wir wissen, daß der Stoffwechsel nicht bei allen Menschen gleich ist, aber wir vergessen oft, daß dies auch bedeutet, daß nicht alle Menschen dieselben Vitamine benötigen. In den folgenden Abschnitten habe ich eine Reihe von Programmen aufgestellt, in denen bestimmten Bedüfnissen Rechnung getragen wird. Sehen Sie sich alle durch und überprüfen Sie, welches am besten zu Ihrer eigenen Situation paßt. Wenn Sie unter mehr als eine Kategorie fallen, stimmen Sie die Programme aufeinander ab, damit Sie nicht doppelte Mengen nehmen, sondern nur die zusätzlichen Vitamine hinzufügen.
Sie werden feststellen, daß ich in den meisten Fällen MVP, Mindells Vitaminprogramm, empfehle – eine einfache, sehr wirkungsvolle Methode, mit der ich persönlich durch eine Kombination von Nahrungsergänzungsmitteln, die ich zu den Mahlzeiten einnehme, meine Gesundheit und mein allgemeines Wohlbefinden steigere. (Eine Bezugsadresse finden Sie am Ende des Buches.)

MVP: Mindells Vitaminprogramm

- Ein natürliches, hochwirksames Multivitaminpräparat mit aminosäure-chelatkomplexgebundenen Mineralstoffen (ohne Konservierungsmittel oder künstliche Farbstoffe, aber mit Verdauungsenzymen zur besseren Verwertung)
- eine Breitband-Antioxidans-Formel (mit Alpha- und Beta-

Carotin, Lutein, Lycopen, Vitamin C, Vitamin E, Selen, Ginkgo biloba, Coenzym Q_{10}, Blaubeere, L-Glutathion, Cystein, Soja-Isoflavonen [Genistein und Daidzein], Grapefruitkernextrakt und Grüntee-Extrakt).
Nehmen Sie beides zweimal täglich, morgens und abends, zu den Mahlzeiten. Diese Dosierung ist für Personen über 12 Jahre geeignet.

Worauf Sie bei Kombipräparaten achten sollten

- Coenzym-Q_{10}-Komplex: Wichtig sind Vitamin E, Knoblauch, Cayennepfeffer und Weißdornextrakt
- Kalzium und Magnesium: Wichtig ist, daß sie an Aminosäure – oder noch besser: glycinierte Aminosäure – in einem Chelatkomplex gebunden sind und daß ein ausgewogenes Kalzium-Magnesium-Verhältnis von 2:1 besteht; achten Sie bei Kombipräparaten auf Vitamin D, Bor und Soja-Isoflavonoide
- Ginkgo-biloba-Komplex: Achten Sie auf Dimethylaminoethanol (DMAE), Bärlapp, Phosphatidylcholin (PC), Phosphatidylserin (PS) und Phosphatidylisoleucin (PI)
- Johanniskraut: Achten Sie auf Polyphenol-Kombinationen
- Methylsulfonylmethan-Tabletten: Achten Sie auf Apothekenqualität mit Vitamin C und Bioflavonoiden

Ich empfehle, alle pulverförmigen Ergänzungsmittel mit Filterwasser oder Fruchtsaft (frisch gepreßt oder gefroren, nicht als Konzentrat) zu mischen. Sämtliche Zusatzpräparate sollten, sofern nicht anders angegeben, zum Essen genommen werden.

Hinweis: Bevor Sie mit einem Programm beginnen, sollten Sie den Abschnitt »Vorsicht« auf Seite 495 lesen und sich mit einem ernährungswissenschaftlich erfahrenen Arzt beraten. Die empfohlenen Programme in diesem Buch sind weder Verordnungen noch sind sie als medizinischer Rat gedacht.

Frauen

12–18 Jahre	MVP (siehe Seite 338 f.) 250 mg Aminosäure-chelatkomplexgebundenes Kalzium und 125 mg Magnesium, zweimal täglich
19–50 Jahre	MVP (siehe Seite 338 f.) 250 mg Aminosäure-chelatkomplexgebundenes Kalzium und 125 mg Magnesium, zweimal täglich 400 I. E. Vitamin E (trockene Form) bei Bedarf 15–50 mg organisches Eisen, täglich bei Streßbelastung 50 mg Vitamin-B-Komplex, morgens und abends
über 50	MVP (siehe Seite 338 f.) 400 I. E. Vitamin E (trockene Form) 100 mg Coenzym-Q_{10}-Komplex, 1 Kapsel ein- bis zweimal täglich

Männer

12–18 Jahre	MVP (siehe Seite 338 f.)
19–50 Jahre	MVP (siehe Seite 338 f.) 15–50 mg Zink, täglich

	2 Eßlöffel oder 9 Kapseln Lecitihingranulat, täglich (Mixen Sie 2 Eßlöffel Lecithingranulat mit 1 Schöpfer Sojaeiweiß und 1 bis 1 $^1/_4$ Tassen Sojamilch, nach Wunsch mit Eiswürfeln und Obst, als Mahlzeitersatz.)
	500 mg chelatkomplexgebundenes Kalzium und 250 mg Magnesium, täglich
	bei Bedarf 50 mg Vitamin-B-Komplex, morgens und abends
über 50	MVP (siehe Seite 338 f.)
	100 mg Coenzym-Q_{10}-Komplex, 1 Kapsel, täglich
	60 mg Ginkgo-biloba-Komplex, zweimal täglich

Kleinkinder

1–4 Jahre	ein gut schmeckendes, kaubares Multivitaminpräparat täglich

Sehen Sie auf der Packung nach, ob alle wichtigen Vitamine enthalten sind; möglichst ohne Farb-, Zucker- und Geschmackszusätze. Für Kleinkinder gibt es auch Vitamine in flüssiger Form – fragen Sie Ihren Kinderarzt, bevor Sie Nahrungsergänzungsmittel einsetzen.

Kinder

4–12 Jahre	ein Multivitaminpräparat mit Mineralstoffen, Vitamin-B-Komplex und Vitamin C, täglich

Heranwachsende Kinder brauchen verstärkt Multivitamine mit Mineralstoffen, besonders Kalzium und Eisen, damit sie normal wachsen. Die Tablette sollte auch einen entsprechenden Anteil des Vitamin-B-Komplexes haben, ebenso Vitamin C. 1 Tablette täglich ist ausreichend. Achten Sie darauf, daß keine Farb-, Geschmacksstoffe oder Zucker (Saccharose) zugesetzt wurden.

Schwangere

Die richtigen Vitamine sind in der Schwangerschaft besonders wichtig:
MVP (siehe Seite 338 f.)
800 µg Folsäure, täglich
500 mg chelatkomplexgebundenes Kalzium und 250 mg Magnesium, 1 Tablette, dreimal täglich
bei Bedarf 1 Kapsel Ingwer-Extrakt, ein- bis dreimal täglich gegen Morgenübelkeit

Stillende Mütter

Dieselben Zusätze wie für schwangere Frauen sind empfehlenswert, zusätzlich die Vitamine B_6, B_{12} und C. Ihr Körper und Ihr Baby brauchen die beste Nahrung, die Sie zur Verfügung stellen können.

Senioren

Die Bedürfnisse in der Ernährung können bei älteren Menschen sehr unterschiedlich sein: Das hängt ganz vom einzelnen ab. Als allgemeine Regel gilt jedoch, wenn Sie älter als 65 Jahre sind, brauchen Sie zusätzlich Mineralstoffe, besonders Kalzium, Magnesium, Eisen und Vitamine wie C und den B-Komplex. Vitamin E kann dazu beitragen, einen niedrigen Blutdruck zu erhöhen, der oft für Krämpfe in den Beinen verantwortlich ist. Und vergessen Sie nicht die Ballaststoffe – wenn Ihnen das Kauen schwerfällt, können Sie ballaststoffreiche Nahrungsmittel in geeignete Portionen zerkleinern, ohne daß sie an Nährwert verlieren. Auch sollten Sie nicht zu viel Süßigkeiten essen, denn ältere Menschen neigen zu Diabetes.

Eine gute Ergänzung könnte so aussehen:
MVP (siehe Seite 338 f.)
200 bis 400 I. E. Vitamin E
500 mg Kalzium und 250 mg Magnesium, zweimal täglich
60 mg Standard-Ginkgo-biloba-Komplex, mit Dimethylaminoethanol (DMAE), zwei- bis dreimal täglich
100 mg Coenzym-Q_{10}-Komplex, 1 Kapsel zwei- bis dreimal täglich
Siehe auch Seite 424 zu Wechselwirkungen zwischen Medikamenten, Nahrung und Nährstoffen, die zu Resorptionsschwierigkeiten und anderen Problemen führen könnten.

Behinderte

Wenn Sie behindert sind, ist Ihr Bedarf an Vitaminen im allgemeinen größer. Sobald nämlich ein Körperteil nicht richtig funktioniert, arbeitet meistens ein anderer doppelt so schwer und braucht zusätzliche Nährstoffe. Folgende Nahrungsergänzungspräparate sind empfehlenswert:
MVP (siehe Seite 338 f.)
50 mg Vitamin-B-Komplex morgens und abends

500 mg Kalzium und 250 mg Magnesium (Kombipräparat), morgens und abends
Johanniskraut-Polyphenol-Komplex, einmal täglich

Studenten

Mal eben im Vorbeigehen essen, das Frühstück ausfallen lassen und nicht genug Ruhe bekommen – so sieht das Leben bei vielen Studenten aus. Und als ob das nicht schon schlimm genug für die Gesundheit wäre, besteht die Kost der Studenten häufig vorwiegend aus Stärke und Kohlenhydraten. Wenn Sie in diese Gruppe gehören, denken Sie daran, daß diese Faktoren und der ständige Druck beim Lernen ihren Preis fordern.
Ein gutes Ergänzungsprogramm würde so aussehen:
MVP (siehe Seite 338 f.)
60 mg Standard-Ginkgo-biloba-Komplex, zwei- bis dreimal täglich

Lehrer

Schultage sind für die Lehrer ebenso anstrengend wie für die Schüler, wenn nicht gar noch anstrengender. Damit Sie bei Kräften und Laune bleiben, ist ein gutes Vitaminprogramm wichtig.
MVP (siehe Seite 338 f.)
50 mg Vitamin-B-Komplex, morgens und abends
500 mg Kalzium und 250 mg Magnesium, morgens und abends
Coenzym-Q_{10}-Komplex mit Vitamin E, einmal täglich
Johanniskraut-Polyphenol-Komplex, einmal täglich

Computerbenutzer

Wenn Sie die meisten Tage – und Nächte – vor einem Computerschirm verbringen, dann braucht die Linse des Auges ausreichende Mengen Antioxidantien, um Schäden durch Freie Radikale zu entgehen. Meine Empfehlung an Sie ist, sich in Nahrungsergänzungsmittel einzuloggen, die den Augenstreß lindern und Schutz vor Oxidationsschäden bieten. Und wenn Sie vom Surfen total gestreßt sind, brauchen Sie auch etwas für Ihre angespannten Nerven:
MVP (siehe Seite 338 f.)
50 mg Vitamin-B-Komplex, morgens und abends
500 mg chelatisiertes Kalzium und 250 mg Magnesium, 1 Tablette zweimal täglich (und bei Bedarf 1 vor dem Schlafengehen)
60 mg Standard-Ginkgo-biloba, zweimal täglich
1 Kapsel Coenzym-Q_{10}- und Vitamin-E-Komplex, täglich
Johanniskraut-Polyphenol-Kombipräparat, einmal täglich

Manager

Da Anspannung und Streß nun einmal zu unserem Alltag gehören und Energie eine Notwendigkeit ist, brauchen Sie ein Vitaminprogramm, das Sie nicht im Stich läßt. Viele Manager, die ich kenne, halten sich an das folgende Programm:
MVP (siehe Seite 338 f.)
50 mg Vitamin-B-Komplex, morgens und abends
60 mg Standard-Ginkgo-biloba-Komplex, mit Dimethylaminoethanol (DMAE) und Bärlapp, 1 Tablette zweimal täglich
500 mg chelatisiertes Kalzium und 250 mg Magnesium, 1 Tablette ein- bis zweimal täglich

Wenn Sie es morgens eilig haben, probieren Sie doch einmal meinen Frühstücks-Krafttrunk:

Rezept

2 Eßlöffel Sojaeiweiß-Pulver
1 Eßlöffel Molke
2 Eßlöffel Lecithingranulat
3–4 Eiswürfel nach Bedarf
2 Eßlöffel frisches (oder gefrorenes) Obst oder 1 Banane
1 ½ Tassen Sojamilch
Alles in den Mixer geben und bei hoher Geschwindigkeit 1 Minute lang rühren.

Fernfahrer

Anspannung, Streß und eine häufig viel zu fettreiche Kost sind wichtige Gründe dafür, die folgende Ergänzung in Betracht zu ziehen:
MVP (siehe Seite 338 f.)
50 mg Vitamin-B-Komplex, morgens und abends
Johanniskraut-Polyphenol-Komplex, einmal täglich

Bauarbeiter

Viele Arbeiter haben es mit Substanzen zu tun, die als riskant eingestuft werden; Bauarbeiter sind besonders gefährdet. Je nachdem, an welcher Art von Bau Sie arbeiten, sind Sie den verschiedensten gefährlichen Bedingungen ausgesetzt, angefangen von der allgemeinen Luftverschmutzung bis hin zu den Dämpfen, die beispielsweise beim Löten entstehen können.

Auf alle Fälle ist eine Kost, die reich an Antioxidantien wie Vitamin A, C und E ist, hilfreich, um Ihren Körper zu entgiften. Folgende Zusätze sind empfehlenswert:
MVP (siehe Seite 338 f.)
50 mg Vitamin-B-Komplex, zweimal täglich
30 bis 100 mg Coenzym Q_{10}, täglich
1 000 µg Octacosanol, täglich

Verkaufspersonal

Die täglichen Beanspruchungen, denen man als Verkäufer im Publikumsverkehr ausgesetzt ist, sollte man nicht unterschätzen. Ob Sie Autos, Bücher, Sportartikel oder Lebensmittel verkaufen und ob Sie das als Reisevertreter oder hinter dem Ladentisch tun: der seelische und körperliche Streß ist groß. Und da bei Ihrer Arbeit das persönliche Auftreten oft genauso wichtig ist wie das Produkt, das Sie verkaufen, tun Sie gut daran, wenn Sie in Ihren Musterkoffer auch die richtigen Zusatzpräparate einpacken. Sie werden von den Ergebnissen überrascht sein!
MVP (siehe Seite 338 f.)
50 mg Vitamin-B-Komplex, morgens und abends
500 mg Kalzium und 250 mg Magnesium, morgens und abends
30 bis 100 mg Coenzym-Q_{10}-Komplex, täglich
60 mg Ginkgo biloba, morgens und abends
Johanniskraut-Polyphenol-Kombination, einmal täglich

Ärzte und Krankenpflegepersonal

Wenn Sie mit Krankheiten zu tun haben, brauchen Sie selbst jeden Schutz, den Sie bekommen können. Lange Arbeitszei-

ten, Streß und Keime tragen dazu bei, daß Sie zusätzliche Vitamine und Mineralstoffe benötigen:
MVP (siehe Seite 338 f.)
zusätzlich Vitamin C als Schutz vor Infektionen
500 mg Kalzium und 250 mg Magnesium, Kombipräparat morgens und abends

Friseure und Nagelpfleger

Wenn Sie im Schönheitsbusineß tätig sind, sind Sie tagtäglich chemischen Dämpfen ausgesetzt, die schädliche Freie Radikale erzeugen, und das ist für Ihre Gesundheit alles andere als schön. Wenn die Gefahr vermehrter Radikalbildung besteht, braucht Ihr Körper zusätzliche Antioxidantien, um damit fertigzuwerden.
MVP (siehe Seite 338 f.)
50 mg Vitamin-B-Komplex, morgens und abends
500 mg Vitamin C, ein- bis zweimal täglich
60 mg Ginkgo-biloba-Komplex, morgens und abends
Coenzym-Q_{10}-Komplex mit Vitamin E, ein- bis zweimal täglich

Nachtarbeiter

Wissenschaftler des Forschungsinstituts Stanford haben festgestellt, daß »wechselnde Arbeitsschichten von den Betroffenen einen hohen körperlichen und seelischen Preis fordern«. Wenn Essens- und Schlafenszeiten durcheinandergebracht werden, gerät auch der biologische Rhythmus des Körpers durcheinander, und es dauert drei bis vier Wochen, bis sich der Tagesrhythmus wieder synchronisiert. Wenn Sie häufig zwi-

schen Tag- und Nachtschicht wechseln, dann steht Ihr Körper unter großem Streß, Sie werden leichter krank und laufen leichter Gefahr, Geschwüre zu bekommen. Ich meine, daß in diesem Fall die Einnahme folgender Präparate für Sie empfehlenswert wäre:
MVP (siehe Seite 338 f.)
400 I. E. Vitamin D, mit der Hauptmahlzeit
Wenn Sie am Wochenende auf Tagesrhythmus umschalten, sollten Sie 500 mg Kalzium und 250 mg Magnesium, 1 bis 2 Tabletten eine halbe Stunde vor dem Schlafengehen nehmen. Oder nehmen Sie sublingual (unter der Zunge) 1 mg Melatonin 15 Minuten vor dem Schlafengehen.

Spieler

Wenn Sie ein häufiger Besucher von Spielcasinos sind, brauche ich Ihnen wohl nichts über die erhöhten Anforderungen an Streßbewältigung, Schlaf und Ernährung zu erzählen. Mit Sicherheit sind Sie sich dessen bewußt. Woran Sie aber vielleicht nicht denken, ist der Mangel an Sonnenlicht, den Sie durch Vitamin D ausgleichen sollten. Für optimale Leistungsfähigkeit an allen Tischen empfehle ich folgende Zusätze:
MVP (siehe Seite 338 f.)
30 bis 100 mg Coenzym-Q_{10}-Komplex, täglich
Kalzium-Magnesium-Komplex, morgens und abends

Schauspieler, Menschen aus Funk, Film und Fernsehen

Nicht einer von den Schauspielern und Schauspielerinnen, die ich kenne, kommt ohne ein Vitamin-B-Präparat aus.

Der Streß und die Anspannung beim Spielen sind berufsbedingt. Und wenn Sie zu den zahlreichen Schauspielern gehören, die bei ihrer Ernährung ständig auf die Linie achten müssen, dann bekommen Sie wahrscheinlich nicht genug notwendige Vitamine. Folgendes wäre ein gutes Ergänzungsprogramm:

MVP (siehe Seite 338 f.)
50 mg Vitamin-B-Komplex, morgens und abends
Coenzym-Q_{10}-Komplex mit Vitamin E, einmal täglich
500 mg Kalzium, und 250 mg Magnesium, morgens und abends
Johanniskraut-Polyphenol-Komplex, einmal täglich

Sänger

Wie Schauspieler stehen auch Sänger unter großem Streß, ob sie nun eine Aufführung haben oder proben. Wenn Sie Angst vor einer Kehlkopfentzündung oder anderen Halsinfektionen haben, dann ist es ratsam, wenn Sie ständig viel Vitamin C nehmen. Depotkapseln mit zeitversetzter Vitamin-C-Freigabe (Langzeitwirkung) eignen sich dafür am besten.

MVP (siehe Seite 338 f.)
1000 mg Vitamin C, wenn nötig morgens und abends (oder Depotkapsel)

Tänzer

Tänzer haben einen Energiebedarf, der dem des Sportlers gleichkommt, aber wegen der Gewichtsbeschränkungen können sie nicht die gleiche Menge an Kohlenhydraten zu sich

nehmen. Gute ergänzende Präparate sind deshalb unerläßlich, wie die meisten Tänzer Ihnen bestätigen werden. Ich empfehle:
MVP (siehe Seite 338 f.)
2 Tabletten Kalzium-Magnesium-Komplex (mit Soja-Isoflavonoiden), morgens und abends
30 bis 100 mg Coenzym Q_{10}, täglich
1 000 µg Octacosanol, täglich

Läufer und Jogger

Während der ersten 15 oder 20 Minuten eines Laufs verbrennen Sie fast nur Glukose. Dann greift der Körper auf die Fette (Lipide) zur Energiegewinnung zurück (er nützt die Lipide für die Energie aus; ein Bestandteil, der Acetyl-Coenzym A heißt, wird gebildet). Wenn nur tierische Fette vorhanden sind, bildet sich dieser Bestandteil langsam, und die Energie reicht nicht aus. Wenn jedoch mehrfach ungesättigte Fette vorhanden sind, bildet sich Acetyl-Coenzym A schnell. Steigern Sie Ihre Aufnahme an mehrfach ungesättigten Fetten – Samen, Erdnüsse – und Antioxidantien wie Vitamin C, E und Selen, um der Radikalbildung entgegenzuwirken.
Ein gutes Ergänzungsprogramm wäre:
MVP (siehe Seite 338 f.)
50 mg Vitamin-B-Komplex, morgens und abends
2 Eßlöffel Methylsulfonylmethan-Pulver, in Filterwasser oder Fruchtsaft gelöst; trinken Sie 1 Glas vor, während oder nach dem Training, um die Milchsäurebildung zu reduzieren

Soja-Mixgetränk

1 Schöpfer Sojaeiweiß
1–1 1/2 Tassen Sojamilch
Eiswürfel und Obst nach Bedarf
Mixen Sie alle Zutaten; als Ersatz für das Frühstück oder eine andere Mahlzeit.

Sportler

An die Ernährung von Sportlern werden hohe Anforderungen gestellt. Sie müssen aus der Nahrung zuallererst Energie beziehen, darum sollten Nahrungsmittel genommen werden, die viel Energie – im Gegensatz zu »schneller« Energie – liefern. Wenn Sie Hochleistungssport betreiben, brauchen Sie eine Kost mit mehr Kohlenhydraten und Proteinen als jemand, der einen weniger anstrengenden Sport betreibt. Aber sogar Golf kann zu einem Sport mit hohem Energiebedarf werden, wenn intensiv über lange Zeit gespielt wird. Denken Sie daran, daß übermäßige Mengen an Glukose, Zucker, Honig oder Bonbons Flüssigkeit in den Verdauungstrakt ziehen. Das kann während einer Dauerleistung zu Problemen durch Wasserentzug führen. Ein durststillender Schluck eines (frischgepreßten oder gefrorenen) Fruchtsaftes ist das beste Mittel zur Gewinnung »schneller« Energie.
Als Zusatz empfehle ich:
MVP (siehe Seite 338 f.)
50 mg Vitamin-B-Komplex, zweimal täglich
30 bis 100 mg Coenzym Q_{10}, täglich
1 000 µg Octacosanol, dreimal täglich
1 Eßlöffel (5 000 mg) Creatinmonohydrat in Fruchtsaft (kein Konzentrat) oder Wasser, täglich

bei Bedarf verzweigtkettige Aminosäuren (siehe Bodybuilder)
1 bis 2 Eßlöffel Methylsulfonylmethan-Pulver, in 240 ml Wasser aufgelöst, vor, während oder nach dem Training.

Radfahrer

Radfahrer sind viel an der frischen Luft, doch wenn Sie auf der Straße radeln, nehmen Sie nicht nur die schöne Landschaft, sondern auch die Autoabgase und die UV-Strahlen der Sonne in sich auf. Wenn Sie diesen Sport intensiv betreiben, setzen Sie sich unerwünscht der Gefahr zusätzlicher schädlicher Oxidationsprodukte (Freie Radikale) aus, und darum brauchen Ihre natürlichen Antioxidantien zusätzlich Unterstützung durch Nahrungsergänzungsmittel:
MVP (siehe Seite 338 f.)
Coenzym-Q_{10}-Komplex mit Vitamin E, einmal täglich
Kalzium-Magnesium-Komplex, ein- bis dreimal täglich
1 000 µg Octacosanol, ein- bis dreimal täglich
1 bis 2 Eßlöffel Methylsulfonylmethan-Pulver, in 240 ml Wasser oder Saft aufgelöst, vor, während oder nach dem Radfahren.

Schwimmer

Wenn Sie sich regelmäßig in die Fluten (oder in ein Schwimmbecken) stürzen, geben Sie Ihrem ganzen Körper ein gutes Rundumtraining, doch möglicherweise unterwerfen Sie ihn dadurch zusätzlichem Streß und der Bildung Freier Radikale. Eine an Antioxidantien reiche Kost, kombiniert mit zusätzlichen Präparaten, wird Sie im Fluß halten.

MVP (siehe Seite 338 f.)
50 mg Vitamin-B-Komplex, morgens und abends
30 bis 100 mg Coenzym-Q_{10}, täglich
1 bis 2 Eßlöffel Methylsulfonylmethan-Pulver, in 240 ml Wasser oder Saft aufgelöst, vor, während oder nach dem Schwimmen.

Golfer

Sosehr Sie diesen Sport auch genießen mögen, Golf verlangt Ihnen eine Menge ab. Der Streß und die Anspannung beim Spiel können die B-Vitamine sehr schnell abbauen. Die Einnahme der richtigen Präparate allein wird Ihr Handicap zwar nicht verbessern, aber sie kann dazu beitragen, daß Sie während des Spiels gut in Schwung bleiben.
MVP (siehe Seite 338 f.)
50 mg Vitamin-B-Komplex, morgens und abends
15 bis 50 mg Zink, täglich
500 mg Kalzium und 250 mg Magnesium, Kombipräparat, morgens und abends.

Tennisspieler

Wenn Sie viel Tennis spielen, sind Sie äußerlich vielleicht in bester Form, aber innerlich können Sie in bezug auf Ihre Ernährung ein ziemliches Chaos veranstalten. Ich habe festgestellt, daß viel zu viele Tenniscracks sehr unregelmäßig essen oder sich nur von Proteinen ernähren – und beides ist eine schlechte Angewohnheit. Ein so anstrengendes Spiel wie Tennis setzt voraus, daß Sie sich selbst alle Vitamine zuspielen, die Sie brauchen.

MVP (siehe Seite 338 f.)
50 mg Vitamin-B-Komplex, morgens und abends
500 mg Kalzium und 250 mg Magnesium, Kombipräparat, morgens und abends
1 bis 2 Eßlöffel Methylsulfonylmethan-Pulver, in 240 ml Wasser oder Saft aufgelöst, nach dem Spiel (um die Milchsäurebildung zu reduzieren)
Coenzym-Q_{10}-Komplex mit Vitamin E, einmal täglich
1 000 µg Ocotacosanol, ein- bis dreimal täglich
Soja-Mixgetränk (siehe Seite 352)

Squashspieler

Dieser Sport erfordert ein intensives körperliches Durchhaltevermögen, und wenn Sie regelmäßig spielen wollen (und sei es auch nur mal eben in der Mittagspause), dann sollten Sie sich nicht nur Ihrem Gegner stellen, sondern auch der Herausforderung, die in einer optimalen Ernährung besteht.
MVP (siehe Seite 338 f.)
1 000 µg Octacosanol, ein- bis dreimal täglich
Coenzym-Q_{10}-Komplex mit Vitamin E, einmal täglich
50 mg Vitamin-B-Komplex, morgens und abends
1 bis 2 Eßlöffel Methylsulfonylmethan-Pulver, in 240 ml Wasser oder Saft aufgelöst, vor, während oder nach dem Spiel

Bodybuilder

Wenn Sie mit Gewichten trainieren, ist die richtige Ernährung ebenso wichtig wie Ihre Aufwärm- und Abkühlübungen. Ja, wenn Sie nicht beides miteinander kombinieren, werden Sie

vielleicht dicke Muskelpakete bekommen, die aber von Fett durchzogen sind, und das wird Ihnen nicht die gewünschte Idealfigur und Kondition bringen.
Es stimmt zwar, daß Proteine die Muskeln aufbauen und regenerieren, jedoch sind es die komplexen Kohlenhydrate, die die Energie für die sich wiederholenden und andauernden Muskelkontraktionen liefern, welche während eines Dauertrainings vorkommen. Um die besten Ergebnisse zu erzielen, empfehle ich, daß Sie 80 bis 90 Prozent Ihrer Kalorien aus komplexen Kohlenhydraten und nicht mehr als 10 Prozent aus Fleischproteinen beziehen. Sie könnten auch verzweigtkettige Aminosäuren ausprobieren (siehe Seite 192), die natürliche anabolische Muskelbildner sind.
Meine Empfehlung für die Nahrungsergänzung:
MVP (siehe Seite 338 f.)
50 mg Vitamin-B-Komplex, zweimal täglich
1 000 µg Octacosanol, ein- bis dreimal täglich
1 Eßlöffel (5 000 mg) Creatinmonohydrat, täglich, in Saft (kein Konzentrat!) oder Wasser
1 bis 3 g Arginin, mit Lysin (auf leeren Magen eine Stunde vor dem Schlafengehen)
Soja-Mixgetränk (siehe Rezept Seite 352) zum Frühstück oder als Zwischenmahlzeit
1 bis 2 Eßlöffel Methylsulfonylmethan-Pulver, in 240 ml Wasser aufgelöst, nach dem Training (um die Bildung von Milchsäure zu reduzieren)
bei Bedarf 600 mg verzweigtkettige Aminosäuren:
bei schwerem Training 4 bis 6, 1/2 Stunde vor Trainingsbeginn
bei mittelschwerem Training 3 bis 4, 1/2 Stunde vor Trainingsbeginn
bei leichtem Training 1 bis 2, 1/2 Stunde vor Trainingsbeginn

Raucher

Jede Zigarette, die Sie rauchen, zerstört etwa 25 bis 100 mg Vitamin C. Vom Risiko des Lungenkrebses einmal abgesehen, sind Sie auch stärker als Nichtraucher durch Erkrankungen der Herzkranzgefäße und der Lunge gefährdet. Ohne auf die lange Liste der gefährlichen Wirkungen einzugehen, die Zigaretten haben können, möchte ich Rauchern raten, sich jede Unterstützung durch die Ernährung, die sie bekommen können, zu sichern. Es geht hier besonders um die Antioxidantien wie Vitamin A, C, E und den Mineralstoff Selen.

MVP (siehe Seite 338 f.)

500 mg Vitamin C, morgens und abends

60 mg Ginkgo-biloba-Komplex, morgens und abends

200 µg Selen, täglich

Alkoholkonsumenten

Alkoholkonsum ist ein Hauptgrund für Vitaminmangel unter Menschen, die ausreichend zu essen haben. Wenn Sie viel trinken, nimmt der Alkohol im allgemeinen den Platz der notwendigen Proteine ein; in manchen Fällen verhindert er auch die Aufnahme oder die richtige Speicherung von Vitaminen, die Sie zu sich genommen haben.

MVP (siehe Seite 338 f.)

100 mg Vitamin-B-Komplex, zweimal täglich (besonders benötigt werden B_1, B_6 und Folsäure)

500 mg Kalzium und 250 mg Magnesium, zwei- bis dreimal täglich

1 Kapsel Silymarin (Mariendistel), dreimal täglich (zur Regeneration der Leber)

500 mg Kuzu, 1 bis 3 Kapseln vor oder nach dem Konsum von Alkohol

Fernseher

Nur weil Sie viel Zeit entspannt vor Ihrem Fernsehapparat verbringen, bedeutet das noch nicht, daß Sie keine zusätzlichen Vitamine benötigen. Wegen der Beanspruchung der Augen ist es höchst wahrscheinlich, daß Sie zusätzliches Vitamin A brauchen. Und wenn Sie selten ins Freie gehen, brauchen Sie vermutlich auch Vitamin D.
MVP (siehe Seite 338 f.)
10 000 I. E. Beta-Carotin, zum Frühstück fünf Tage lang einnehmen, zwei Tage Pause
400 I. E. Vitamin D, bei Bedarf an fünf Tagen in der Woche

Reisende

Die Belastungen durch eine Reise können groß sein, obwohl sie oft nicht einmal bemerkt werden. Wenn Sie in warme oder tropische Regionen reisen, achten Sie darauf, daß Sie Ihre Vitaminpräparate in lichtundurchlässigen Behältern mitnehmen und daß Sie sie kühl aufbewahren. Fahren Sie in kältere Gegenden, so sorgen Sie dafür, daß Sie reichlich Vitamin C dabeihaben, und nehmen Sie es zu jeder Mahlzeit ein, nicht nur zum Frühstück und Abendessen. Und wenn Sie in exotische Gegenden reisen, denken Sie daran, daß Acidophilus (3 Kapseln oder 2 Eßlöffel Flüssigkeit) dreimal täglich eine gute Vorbeugung gegen Durchfall ist.
MVP (siehe Seite 338 f.)

Coenzym-Q_{10}-Komplex mit Vitamin E, ein- bis zweimal täglich
50 mg Vitamin-B-Komplex, morgens und abends
Wenn Sie, bedingt durch den Wechsel der Zeitzone, Schlafprobleme haben, dann nehmen Sie:
500 mg Kalzium und 250 mg Magnesium, 2 Tabletten vor dem Schlafengehen, oder
1 mg Melatonin, sublingual (unter der Zunge), 15 Minuten vor dem Schlafengehen

Noch Fragen zu Kapitel XIII?

»Sind Vitamine im Ausland anders?«
Nein, Vitamine sind in der ganzen Welt gleich, nur die Dosierungen sind unterschiedlich. Aber man hat sich bei den Maßen auf ein internationales System geeinigt (siehe Seite 334).

»Mein Gynäkologe erklärt mir nicht viel, er sagt nur, ich solle meine Vitamine nehmen. Da Sie Apotheker und Ernährungswissenschaftler sind, können Sie mir denn sagen, welche Drogen und Medikamente für mein Baby und mich gefährlich sein könnten?«
Am sichersten fühle ich mich, wenn ich sage: alle – bis auf die, die Ihr Arzt Ihnen verschrieben hat. Kein Medikament – sei es rezeptpflichtig oder frei erhältlich – und keine Droge –, weder Alkohol noch Nikotin oder Koffein – sollte in der Schwangerschaft als ungefährlich angesehen werden. Die meisten Substanzen können in die Plazenta gelangen und so den Embryo und die Mutter negativ beeinflussen. Die wichtigsten Entwicklungsstufen des Embryos liegen in den ersten paar Schwangerschaftswochen. Unter diesem Gesichtspunkt sollten Sie erst mit Ihrem Arzt reden, bevor Sie irgendein Medikament neh-

men. Das gilt auch, wenn Sie sich gerade erst mit dem Gedanken befassen, ein Kind zu wollen.

»Gibt es bei älteren Menschen besondere Mangelerscheinungen in der Ernährung?«
Im allgemeinen ja. Mal abgesehen davon, daß sie mehr Medikamente nehmen als jede andere Altersgruppe, leiden sie oft an mangelhafter Ernährung. Das liegt an ihrer Lebensweise und der knappen Aufnahme von wichtigen Nährstoffen. Dafür gibt es viele Gründe: schlechte Resorption, schlechte Zähne, Einsamkeit und andere soziale Probleme. Am häufigsten ist ein Mangel an Folsäure, Kalzium, Vitamin B_{12}, Vitamin D und Vitamin C. Außerdem neigen ältere Menschen dazu, regelmäßig Abführmittel zu nehmen, und verlieren dadurch große Mengen von Vitamin A, D, E und K sowie Kalzium und Kalium (siehe Seite 424).

»Ich bin 35 Jahre alt, weiblich und mache täglich Fitneßtraining, und zwar intensiv, mit Gewichten, Nautilus etc. Ich weiß, daß ich mehr zusätzliche Nährstoffe brauche als normale Leute, aber welche?«
Sie brauchen zusätzlich Vitamin A, Vitamin B_6, Vitamin C, Kalzium (zur optimalen Eiweißverwertung), Magnesium (das beim Training durch Schwitzen verlorengeht und für die Muskelentspannung sehr wichtig ist) und verzweigtkettige Aminosäuren (zur Regeneration und Wiederherstellung). Manche Nährstoffe und Lebensmittel eignen sich besser, für die Dauer der Fitneßübungen ausreichend Energie zu liefern; z. B. sind Sojabohnen besser als Erbsen, Vollweizenspaghetti besser als weiße Nudeln, Rote Bete besser als Karotten, und eine Grapefruit ist geeigneter als Orangen, Äpfel und Bananen.

XIV
Das richtige Vitamin zur richtigen Zeit

Nahrungsergänzungsmittel für besondere Fälle

Der Vitaminbedarf Ihres Körpers ist nicht immer gleichbleibend: In besonderen Fällen brauchen Sie Spezialkost und zusätzliche Präparate. Im folgenden finden Sie eine Liste von Beschwerden, von denen die meisten vorübergehend sind; dazu finden Sie Hinweise, welche Präparate angezeigt sind. Zum Thema Nahrungsmittel, die spezielle Vitamine und Mineralstoffe enthalten, lesen Sie die Abschnitte in den Kapiteln III und IV. Noch einmal: Diese Informationen sind keine Verordnungen (siehe auch Seite 338 f. über MVP).

Akne

Diese Plage der Teenagerjahre ist schon auf die verschiedensten Arten behandelt worden, und die Methoden reichen von Röntgenstrahlen bis zu Salben; die Erfolge jedoch unterscheiden sich immer nur graduell. Ich ermutige zu einer eher natürlichen Behandlung und bin erfreut über die guten Ergebnisse.

MVP (siehe Seite 338 f.)
400 I. E. Vitamin E (trockene Form), täglich
10 000 I. E. Beta-Carotin, täglich

15 bis 50 mg Zink, chelatkomplexgebunden, 1 Tablette täglich zu einer Mahlzeit
1 bis 2 Eßlöffel oder 3 bis 6 Kapseln Acidophilus-Milch, dreimal täglich
1g Cystein, täglich eine halbe Stunde vor dem Essen zusammen mit 1 000 mg Vitamin C, dreimal täglich
1 Tablette Methylsulfonylmethan, 1 000 mg, täglich
Methylsulfonylmethan-Lotion, dreimal täglich anwenden
Vermeiden Sie alle bearbeiteten Nahrungsmittel; sie enthalten im allgemeinen viel jodiertes Salz.

Vorsicht: Wenn Ihnen der Arzt ein Medikament gegen Akne verordnet hat, dann nehmen Sie zusätzliches Vitamin A nur, wenn er damit einverstanden ist.

Antibabypille

Wenn Sie die Pille als Verhütungsmittel nehmen, haben Sie nicht nur ein höheres Risiko als andere Frauen durch Blutgerinnsel, Schlaganfall und Herzerkrankungen, sondern neigen auch mehr zu einem Mangel an Zink, Folsäure, Vitamin C, B_6 und B_{12} (was bei Frauen, die die Pille nehmen, erheblich zu Nervosität und Depressionen beiträgt).
Folgende Zusätze sind also wichtig :
MVP (siehe Seite 338 f.)
15 mg Zink, chelatkomplexgebunden, 1 Tablette täglich
800 µg Folsäure, täglich
50 bis 100 mg Vitamin B_6, täglich

Beinschmerzen

Erhöhen Sie die Kalziumzufuhr. Nehmen Sie je 1 Tablette mit chelatkomplexgebundenem Kalzium und Magnesium zum Frühstück und Abendessen. Vitamin E, so hat man festgestellt, kann bei Muskelkater sehr hilfreich sein. Die übliche Dosierung liegt zwischen 400 und 1 000 I. E., ein- bis dreimal täglich. Auch Ginkgo biloba, 50 mg, ein- bis dreimal täglich, kann die Blutzirkulation in den Beinen verbessern.

Bienenstiche

Das Beste, was man gegen Stiche tun kann, ist, sie tunlichst zu vermeiden. Es hat sich gezeigt, daß Vitamin B_1 (Thiamin) ein recht gutes Mittel zur Insektenabwehr ist. Wenn man dreimal täglich 100 mg nimmt, entwickelt Vitamin B_1 einen Geruch auf der Hautoberfläche, den Insekten nicht mögen. Wenn es für Vitamin B_1 zu spät ist und Sie gestochen worden sind, können 1 000 mg Vitamin C allergische Reaktionen mildern. Auch empfiehlt es sich, eine Methylsulfonylmethan-Tablette, 1 000 mg, dreimal täglich eine Woche lang zu nehmen.

Blaue Flecken

Der Vitamin-C-Komplex, 1 000 mg, mit Bioflavonoiden, Rutin und Hesperidin, dreimal täglich genommen, trägt dazu bei, die Anfälligkeit der Kapillargefäße zu verringern. So werden die blauen Flecken, die erscheinen, wenn die feinen Blutgefäße unter der Haut reißen, verhindert.

Chemotherapie

Eine vollständige Antioxidantienrezeptur kann die Wirksamkeit einer Chemotherapie zur Bekämpfung von krebsartigen Tumoren unterstützen, während sie gleichzeitig das gesunde Gewebe schützt und Ihr Immunsystem stärkt. Ingwer hilft, einige der unerwünschten Nebenwirkungen wie Übelkeit und Erbrechen zu lindern. Ich empfehle, daß Sie 1 Kapsel Ev.Ext-33 (pflanzlicher Extrakt einer Ingwerart) zweimal täglich zusammen mit MVP nehmen (siehe Seite 338 f.).

Vorsicht: Wenn Sie sich einer Chemotherapie unterziehen, fragen Sie Ihren Arzt, wenn Sie zusätzlich Ergänzungsmittel nehmen wollen.

Fieberbläschen (Entzündungen am Mund und Herpes)

Kaum etwas ist unangenehmer und störender als die sogenannten Fieberbläschen. Das beste Mittel dagegen, das ich finden konnte, ist das folgende:

3 Kapseln Lactobacillus acidophilus, dreimal täglich

28 000 I. E. Vitamin-E-Öl, direkt auf die befallene Stelle auftragen

3 g Lysin, täglich (aufgeteilt auf mehrere Gaben zwischen den Mahlzeiten, mit Wasser oder Saft nehmen, nicht mit Protein)

Zur Vorbeugung: 500 mg Lysin, täglich (mit Wasser oder Saft, nicht mit Protein)

1 000 mg Vitamin C, morgens und abends

Fußpilz

Vitamin-C-Pulver oder -Kristalle, direkt auf den befallenen Bereich aufgetragen, scheinen bei dieser Pilzinfektion zu helfen. Halten Sie Ihre Füße trocken und tragen Sie so selten wie möglich Schuhe, bis die Infektion abgeheilt ist.
Teebaumöl und Grapefruitkernextrakt scheint ebenfalls zu helfen, wenn sie direkt (verdünnt) aufgetragen werden.

Glatze und Haarausfall

Es gibt keinerlei Garantie, aber viele Leute berichten von einem tatsächlichen Rückgang des Haarausfalls bei dieser Behandlung:
50 mg Vitamin-B-Komplex, zweimal täglich
je 1 000 mg Cholin und Inosit, täglich
tägliche Kopfmassage mit Jojoba-Öl, danach Haare waschen
500 mg Kalzium und 250 mg Magnesium, einmal täglich
1 000 mg Cystein, täglich
500 mg Vitamin C, morgens und abends

Hämorrhoiden

Fast die Hälfte aller Menschen über 50 leidet unter Hämorrhoiden. Unzureichende Kost, Bewegungsmangel und Schwierigkeiten mit dem Stuhlgang tragen dazu bei (Genuß von Kaffee, Schokolade, Cola-Getränke und Kakao tun das Ihre dazu, indem sie das Jucken im Afterbereich steigern). Wenn Sie unter Hämorrhoiden leiden, hilft:

1 Eßlöffel Kleie, dreimal täglich
1000 mg Vitamin-C-Komplex, zweimal täglich (damit die Membranen heilen)
3 Acidophilus-Kapseln, dreimal täglich (oder 1 bis 2 Eßlöffel Acidophilus-Milch, ein- bis dreimal täglich)
28000 I. E. Vitamin-E-Öl, mit einem Wattebausch direkt auf die befallenen Stellen aufzutragen

Heuschnupfen

Streß kann die Anfälle von Heuschnupfen noch verschlimmern. Wenn Sie zu den zahlreichen Menschen gehören, die darunter leiden, finden Sie vielleicht Erleichterung durch folgende Behandlung:
Vitamin-B-Komplex, zweimal täglich
1000 mg Pantothensäure, dreimal täglich
1000 mg Vitamin C, dreimal täglich (wirksam gegen Allergien)
1000 mg Methylsulfonylmethan-Tabletten, dreimal täglich

Hitzepickel und Juckreiz

Hitzeausschläge und Juckreiz scheinen gut auf die antiallergenen Eigenschaften von Vitamin C zu reagieren. Als Antihistaminzusatz:
1 Vitamin-C-Tablette, 1000 mg, mit 1 MSM-Tablette, 1000 mg, morgens und abends zum Essen.
Außerdem empfehle ich:
1000 mg Pantothensäure, ein- bis dreimal täglich
20000 I. E. Vitamin-E-Creme pro 30 g, dreimal täglich direkt auf die betroffene Stelle auftragen

Impotenz

Wenn Sie Probleme haben, eine Erektion lange genug zu halten, um befriedigenden Sex haben zu können, könnten Sie einige natürliche Mittel ausprobieren, bevor Sie sich gleich Viagra verschreiben lassen. Meine Empfehlung ist:

60 mg Ginkgo biloba, dreimal täglich

2 bis 4 Kapseln eines Kombipräparats aus Sägepalmfrucht, Zink und Kürbiskernöl, täglich

4 bis 5 g Arginin, etwa 45 Minuten vor dem Sex eingenommen

Wenn Sie älter als 50 sind, empfehle ich außerdem 1 Kapsel Dehydroepiandrosteron (DHEA), 25 bis 50 mg, täglich. (DHEA sollte nicht von Menschen unter 40 genommen werden. Männer über 50 können täglich 50 mg nehmen.)

Kalte Füße

Wenn Sie sogar im Bett noch ständig Socken tragen müssen, dann versuchen Sie es einmal mit einem guten Multimineralstoffpräparat mit Jod, zweimal täglich, dazu Kelp-Tabletten. Die kalten Füße können dadurch verursacht werden, daß Ihre Schilddrüse nicht ausreichende Mengen des Hormons Thyroxin produziert. Auch Niacin und Vitamin E können die Blutzirkulation unterstützen. Außerdem empfehle ich Ginkgo biloba, 60 mg, ein- bis dreimal täglich.

Kater

Um einem Kater vorzubeugen, nehmen Sie:

Vor dem Ausgehen 1 Vitamin-B-Komplex, 100 mg, noch ein-

mal während des Trinkens und dann erneut direkt vor dem Schlafengehen (Alkohol zerstört den B-Komplex).
500 mg Cystein, mit 1500 mg Vitamin C, kann auch helfen (siehe Seite 357).

Knochenbrüche

Wenn Sie sich jemals einen Knochen gebrochen haben, wissen Sie, wie frustrierend es ist, auf die Heilung zu warten. Diese kann beschleunigt werden, wenn Sie mehr Kalzium und Vitamin D zu sich nehmen. Tägliche Dosierungen von 1000 mg Kalzium und 500 mg Magnesium im Komplex mit Vitamin D, zwei- bis dreimal täglich, sind empfehlenswert.

Kopfschmerzen

Eine überraschend wirkungsvolle Vitamin-Mineralstoff-Kombination ist die folgende:
100 mg Niacin, dreimal täglich
100 mg Vitamin-B-Komplex (Langzeitwirkung), zweimal täglich
Kalzium und Magnesium (doppelt so viel Kalzium wie Magnesium) als natürliches Beruhigungsmittel
Gegen Migräne versuchen Sie:
Weidenrinde- oder Mutterkraut-Kapseln, dreimal täglich
60 mg Ginkgo biloba, morgens und abends zur Vorbeugung

Krampfadern

Alter, Bewegungsmangel und chronische Verstopfung tragen zur Bildung von Krampfadern bei. Eine sorgfältige Ernährung und regelmäßige Bewegung können viel zur Vorbeugung tun.
MVP (siehe Seite 338 f.)
Zusätzlich 500 mg Vitamin-C-Komplex, zweimal täglich, hat sich als Hilfe herausgestellt, dazu 400 bis 800 I. E. Vitamin E. Ich empfehle auch Ginkgo biloba, 60 mg, zwei- bis dreimal täglich zur Verbesserung der Blutzirkulation.

Menstruationsbeschwerden

Mit den Krämpfen und dem Anschwellen des Bauches ist die Menstruation für viele Frauen ein monatliches Ärgernis. Aber dieses Ärgernis kann durch folgende Präparate zu einer unbedeutenden Störung abgemildert werden:
MVP (siehe Seite 338 f.)
50 mg Vitamin B_6, dreimal täglich (sehr wirksam als natürliches harntreibendes Mittel)
50 mg Vitamin-B-Komplex, morgens und abends
500 mg Nachtkerzenöl, dreimal täglich

Mundgeruch

Neben richtigem Zähneputzen, Zahnseide und Mundspülungen versuchen Sie einmal folgendes:
MVP (siehe Seite 338 f.)
1 Chlorophylltablette oder -kapsel, ein- bis dreimal täglich

3 Acidophilus-Kapseln oder 1 bis 2 Eßlöffel Acidophilus (mit Geschmack), dreimal täglich
50 mg Zink, täglich

Muskelkater

Bei Muskelkater haben viele Leute Erleichterung gefunden, nachdem sie Vitamin E, 400 bis 800 I. E., ein- bis dreimal täglich genommen haben. Auch ein chelatkomplexgebundenes Kalzium-Magnesium-Präparat morgens und abends hat geholfen.

Nikotinentwöhnung

Es ist kein Kinderspiel, mit dem Rauchen aufzuhören, und Ihr Körper weiß das. Es treten tatsächlich Entzugserscheinungen auf. Gegen die aufsteigende Reizbarkeit scheint zu helfen:
1 Johanniskraut-Polyphenol-Komplex
1 Tablette chelatkomplexgebundenes Kalzium, 250 mg, und Magnesium, 125 mg
50 mg Vitamin-B-Komplex, morgens zum Essen
Zwischen den Mahlzeiten nehmen Sie Cystein, 1 000 mg, und beim Abendessen nehmen Sie eine weitere Kalzium-Magnesium-Tablette und Vitamin-B-Komplex (50 mg). Und vergessen Sie nicht Ihr MVP (siehe Seite 338 f.)

Vorsicht: Wenn Sie nikotinhaltigen Kaugummi verwenden, um Sie bei der Entwöhnung zu unterstützen, müssen Sie wissen, daß der Genuß von Kaffee, Cola- und säurehaltigen Getränken vor dem Kauen des Nikotingummis seine Wirkung erheblich vermindert.

Polypen

Diese ärgerlichen kleinen Gewächse sollte man von einem Arzt untersuchen lassen; in den meisten Fällen ist eine operative Entfernung notwendig. Aber was Zusatzpräparate angeht, so setzte Professor Jerome J. DeCosse, Chef der Chirurgie am Medical College von Wisconsin, 3000 mg Vitamin C täglich bei Patienten mit Polypen ein, und er hatte beachtliche Erfolge mit dieser Behandlung.

Postoperative Heilung

Nach einer Operation braucht der Körper alle Unterstützung durch die Ernährung, die er bekommen kann.

MVP (siehe Seite 338 f.), dreimal täglich zu den Mahlzeiten

Vitamin-C-Komplex, 1000 mg, mit Bioflavonoiden, Hesperidin und Rutin, morgens und abends

Dieses Behandlungsprogramm kann 2 Wochen vor bis 2 bis 4 Wochen nach der Operation durchgeführt werden. Bei plastischen Operationen empfiehlt sich zusätzlich:

4 Kügelchen Arnika, sublingual (unter der Zunge) auf leeren Magen, drei- bis viermal täglich vor den Mahlzeiten (gegen Blutergüsse)

500 mg Bromelain, 1 bis 2 Tabletten täglich (um Schwellungen zu reduzieren)

Vorsicht: Nehmen Sie kein Vitamin E in hohen Dosierungen im Zeitraum von zwei Wochen vor und nach dem operativen Eingriff ein.

Prostataleiden

Eine chronische, oft infektiöse Prostataentzündung, so hat sich gezeigt, reagiert auf eine Behandlung mit Zink. Die Prostata enthält normalerweise 10mal mehr Zink als jedes andere Organ. In vielen Fällen verschwanden die Symptome vollständig nach der folgenden Behandlung (insbesondere wenn Präparate mit Pygeum und Sägepalmfrucht zum Einsatz kamen):

MVP (siehe Seite 338 f.)

Kombipräparat aus Sägepalmfrucht, Pygeum, Kürbiskernöl, Brennessel und Zink, ein- bis zweimal täglich

Reisekrankheit

Gegen diese Beschwerden wirken die Mittel am besten, wenn sie schon vor Antritt der Reise eingenommen werden. Die Wahl fällt dabeiauf die Vitamine B_1 und B_6 (tatsächlich enthalten auch viele Präparate gegen die Übelkeit während der Schwangerschaft Vitamin B_6). Bei vielen empfindlichen Reisenden hat sich eine gute Wirkung eingestellt, wenn sie jeweils eine 50-mg-Tablette Vitamin-B-Komplex am Abend vor der Reise und am Morgen der Reise nahmen. Kapseln mit Ingwerwurzelextrakt, dreimal täglich genommen, wirken auch!

Schlaflosigkeit

Sie können nicht schlafen? Vielleicht brauchen Sie ein wirksames natürliches Mittel gegen Schlaflosigkeit:

1 Tablette chelatisiertes Kalzium, 250 mg, und Magnesium, 125 mg, dreimal täglich und zusätzlich 3 Tabletten eine halbe Stunde vor dem Schlafengehen
Vitamin B_6, 100 mg, und Niacinamid, 100 mg, wirken zusammen, um Serotonin zu erzeugen – eine chemische Substanz im Gehirn, die für den entspannenden Tiefschlaf wichtig ist.
Truthahnfleisch ist ein guter Lieferant für Tryptophan (eine natürliche essentielle Aminosäure, die schlaffördernd wirkt). Vielleicht könnte daher ein Putensandwich mit einer Tasse Kräutertee (Kamille, Baldrian, Helmkraut) vor dem Schlafengehen Ihr Schlafproblem lösen.
In hartnäckigen Fällen versuchen Sie es mit Melatonin, 1 mg sublingual (unter der Zunge), 15 Minuten vor dem Schlafengehen.

Schnittwunden

1 000 mg Vitamin-C-Komplex mit Bioflavonoiden, zweimal täglich
50 mg Zink
400 I. E. Vitamin E

Schuppenflechte

Über diese Krankheit werden gern Witze gemacht, aber für die Millionen Betroffenen ist sie gar nicht zum Lachen. Keine Behandlung konnte bisher vollkommene Abhilfe schaffen, aber bei der folgenden haben sich einige Erfolge gezeigt:
MVP (siehe Seite 338 f.)
10 000 I. E. Beta-Carotin, täglich

50 mg Vitamin-B-Komplex, morgens und abends
500 mg Vitamin C von Hagebutten, morgens und abends (zusätzlich zu dem Vitamin C, das mit dem MVP aufgenommen wird)
200 bis 400 I. E. Vitamin E (trockene Form), zweimal täglich
500 mg Nachtkerzenöl-, Borretsch- oder Leinsamenölkapseln, dreimal täglich
100 bis 200 µg Selen, täglich

Sodbrennen

Viele der rezeptfrei erhältlichen Mittel gegen Sodbrennen enthalten Aluminium, das den Stoffwechsel von Kalzium und Phosphor beeinträchtigt. Sie sind wahrscheinlich besser beraten, wenn Sie eine Methylsulfonylmethan-Tablette, 1000 mg, dreimal täglich nehmen, um der Übersäuerung entgegenzuwirken, oder 2 Tabletten mit Kalzium, 250 mg, und Magnesium, 125 mg, dreimal täglich; außerdem ein- bis dreimal täglich mehrfache Verdauungsenzyme, Kautabletten mit dem Enzym der Papaya. Nehmen Sie sich Zeit zum Kauen, löschen Sie Ihren Durst vor oder nach dem Essen und trinken Sie nichts während der Mahlzeiten.

Sonnenbrand

Ganz gleich, wie lange Sie sich den ultravioletten Sonnenstrahlen aussetzen, ein gutes Sonnenschutzmittel sollten Sie immer benutzen. Die meisten Menschen wissen nicht, daß die Sonne tatsächlich die Haut verbrennt, und schlimme Verbrennungen können die Haut aufreißen und anfällig für Infektionen machen.

Wenn es zum Vorbeugen zu spät ist, versuchen Sie folgendes:
Aloe-vera-Gel, drei- bis viermal täglich einreiben
Methylsulfonylmethan-Lotion oder 20000 I. E. Vitamin-E-Creme, drei- bis viermal täglich auftragen
MVP (siehe Seite 338 f.)
zusätzlich 500 mg Vitamin C, morgens und abends, bis die Haut abgeheilt ist

Sterilisation

Sterilisierte Männer sind besonders anfällig für Infektionen und sollten sinnvollerweise täglich 1000 mg des Vitamin-C-Komplexes nehmen, dazu regelmäßig MVP. Auch zusätzlich Zink, 15 bis 50 mg täglich, ist empfehlenswert.

Trockene Haut

Vitamin-E-Öl (trockene Form) scheint Wunder zu wirken, wenn es bei trockener Haut angewendet wird, genau wie die Öle mit viel Vitamin A und D. Als Nahrungsergänzung empfehle ich:
200 bis 400 I. E. Vitamin E, täglich
10000 I. E. Vitamin A, fünf Tage nehmen, dann zwei Tage aussetzen
MVP (siehe Seite 338 f.)
1 bis 3 Kapseln Omega-3-Fettsäuren, dreimal täglich (siehe Seite 306 f.).
Wenn Sie kein Fischöl zu sich nehmen wollen (Omega-3-Fettsäuren werden auch als Eicosapentaensäure, EPA, und Docosahexaensäure, DHA, vertrieben), dann gibt es andere

natürliche Lieferanten von mehrfach ungesättigten Fettsäuren: Leinsamen-, Kürbiskern-, Raps- und Sojaöl (1 bis 2 Teelöffel als Zusatz zur Salatsoße sollten genügen). Erhebliche Mengen kommen auch in Walnüssen, weißen Bohnen und Sojabohnen vor.

Verbrennungen

Das wichtigste ist, daß man eine Verbrennung sofort mit kaltem Wasser behandelt. Zur Anregung der Wundheilung haben sich 50 mg Zink täglich als nützlich herausgestellt – es ist jedenfalls einen Versuch wert. Empfehlenswert ist, 1 000 mg Vitamin-C-Komplex mit Bioflavonoiden morgens und abends zu nehmen. Damit wird Infektionen vorgebeugt. Vitamin E, 1 000 I. E., eingenommen oder äußerlich aufgetragen, kann zur Verhinderung von häßlicher Narbenbildung beitragen.
Methylsulfonylmethan-Lotion, dreimal täglich äußerlich angewandt, und 1 Methylsulfonylmethan-Tablette, 1 000 mg, dreimal täglich, empfehlen sich für den Zeitraum von einem Monat.

Verstopfung

Irgendwann hat jeder Mensch einmal mit Verstopfung zu tun. Meistens liegt es daran, daß nicht genügend Ballaststoffe in der Nahrung vorhanden sind, aber auch die Einnahme bestimmter Medikamente wie Codein. Starke Abführmittel können dem Körper Nährstoffe entziehen und weitere Verstopfung und Abhängigkeit von Abführmitteln verursachen. Deshalb sollten Sie zuerst zu natürlichen Mitteln greifen.

1 gehäufter Eßlöffel Flohsamen (*Psyllium*; vorausgesetzt, daß Sie nicht allergisch darauf reagieren), mit Saft oder fettarmer Milch eingenommen, wirkt Wunder.
1 Eßlöffel Acidophilus-Flüssigkeit, dreimal täglich
1 pflanzliches Abführmittel bzw. ein zuckerfreies, stuhlerweichendes Mittel, wenn nötig, aber nur über einen kurzen Zeitraum
8 bis 10 Gläser Wasser täglich (ausreichende Bewegung und körperliche Betätigung in frischer Luft könnten auch nicht schaden).

Warzen

Sie werden nicht dadurch verursacht, daß man Frösche anfaßt, wie ein alter Aberglaube behauptet. Aber sie scheinen wirklich zu verschwinden, wenn sie mit Vitamin-E-Öl behandelt werden Am wirkungsvollsten ist es, wenn man 28 000 I. E. Vitamin E äußerlich ein- bis zweimal täglich anwendet und dreimal täglich 400 I. E. Vitamin E (trockene Form) einnimmt. Vitamin-C-Komplex, 1 000 bis 2 000 mg täglich, kann zur körpereigenen Immunität beitragen und das Entstehen von Warzen möglicherweise überhaupt verhindern.

Wechseljahre

Da sich die Risiken von Östrogengaben inzwischen herumsprechen, suchen viele Frauen nach alternativen Wegen, um sich die Beschwerden der Wechseljahre zu erleichtern. Zahlreiche Frauen in den Wechseljahren haben die Erfahrung gemacht, daß 200 bis 400 I. E. Vitamin E (verschiedene Toco-

pherole) plus Selen, ein- bis dreimal täglich, die Hitzewallungen lindern.
Wenn Sie in dem entsprechenden Alter sind, können Ihnen MVP und 50 mg Vitamin-B-Komplex zweimal täglich auch helfen. Ein chelatkomplexgebundenes Präparat aus Kalzium, 250 mg, und Magnesium, 125 mg, kann zusammen mit Soja-Isoflavonoid-Komplex (mit Daidzein, Genistein, Vitamin D und Bor) zweimal täglich genommen werden. Und um eine beruhigende, stimmungshebende und muskelentspannende Wirkung zu erreichen, können Sie unterstützend ein Johanniskraut-Polyphenol-Kombipräparat am Morgen probieren.

Zähneknirschen

Die meisten Menschen wissen gar nicht, daß sie mit den Zähnen knirschen. Bei Kindern kommt das häufiger vor als bei Erwachsenen, und meist im Schlaf. Als Abhilfe versuchen Sie folgendes:
MVP (siehe Seite 338 f.)
50 mg Vitamin-B-Komplex, morgens und abends
Johanniskraut-Polyphenol-Komplex, einmal täglich
250 mg chelatisiertes Kalzium und 125 mg Magnesium, vor dem Schlafengehen

Zahnfleischbluten

Die wirkungsvollste Vitamintherapie bei Zahnfleischbluten besteht aus 1 000 mg Vitamin-C-Komplex, mit Bioflavonoiden, Rutin und Hesperidin, dreimal täglich.

Zeitumstellung nach Langstreckenflügen (Jet-lag)

Ihr Flugzeug aus Frankfurt landet um neun Uhr morgens in New York, und um zehn Uhr werden Sie zu einer Besprechung erwartet. Soweit kein Problem, nur daß es zum Zeitpunkt der Besprechung für Ihren Körper erst 4 Uhr morgens ist und Sie eigentlich schlafen sollten. Am besten helfen Sie Ihrem Körper, damit fertigzuwerden, indem Sie ihm die notwendigen Vitamine geben:

Vitamin-B-Komplex, morgens und abends (beginnen Sie damit schon während des Fluges).

MVP mit der Kost, zweimal bei Flügen, die mehr als 5 Stunden dauern (siehe Seite 338 f.)

1 mg Melatonin, Tabletten in sublingualer Form (unter der Zunge löslich), für Flugreisen, die sechs bis zwölf Stunden dauern. Nehmen Sie nach zwei bis drei Stunden im Flugzeug 1 bis 2 Lutschtabletten, um einen erfrischenden Schlaf genießen zu können.

Wenn Sie sich müde und erschöpft fühlen, nehmen Sie auf jeden Fall zusätzlich Vitamin C.

Hinweis: In großen Höhen dehnen sich die Darmgase aus; darum sollten Sie Bohnen und andere blähende Nahrungsmittel kurz vor und während des Fluges vermeiden, wenn Sie sich bei der Ankunft gut fühlen wollen. Bedenken Sie auch, daß Alkohol die Vitamine des B-Komplexes zerstört, die zu den besten Mitteln gegen Jet-lag überhaupt zählen. Achten Sie darauf, daß Sie mindestens jede Stunde im Flugzeug Wasser trinken, denn in der Druckkabine trocknet Ihr Körper schneller aus.

Noch Fragen zu Kapitel XIV?

»Sie sagen, daß Verdauungsenzyme bei Sodbrennen helfen. Was versteht man darunter, und was leisten sie?«
Enzyme, die als Nahrungsergänzungsmittel erhältlich sind, können das Verdauungssystem bei der Nahrungsaufnahme unterstützen. *Bromelain* beispielsweise, ist ein Verdauungsenzym aus der Ananas. *Cellulase* hilft bei der Verdauung von Gemüse und baut die Ballaststoffe ab. *Salzsäure* (HCl) bearbeitet im Magen harte Nahrungsmittel wie faseriges Fleisch, Gemüse und Geflügel (Betain HCl ist die am besten verwertbare Form im Handel). *Lipase* hilft bei der Fettverdauung, und *Mylase* kann das Tausendfache ihres eigenen Gewichts an Stärke auflösen, so daß Sie sie leichter aufnehmen können. *Papain* ist ein eiweißspaltendes Enzym (aus der Papayafrucht), und *Prolase* ist ein konzentriertes eiweißspaltendes Enzym, das aus Papain hergestellt wird (siehe Seite 374).

»Gibt es einen Grund dafür, warum Sie Soja-Isoflavonoid-Komplex in den Wechseljahren empfehlen?«
Zweifellos. Seit der Einführung der Östrogenersatztherapie in den sechziger Jahren wurde eine Zunahme der Häufigkeit von Gebärmutterkrebs um 35 Prozent beobachtet. Die Soja-Isoflavone, speziell Genistein und Daidzein, sind östrogenähnliche Verbindungen, die nicht nur helfen können, Beschwerden der Wechseljahre, wie Hitzewallungen, Reizbarkeit und Trockenheit in der Scheide, zu lindern, sondern sie wirken auch vorbeugend gegen Krebs. Darüber hinaus hat sich die Kombination von Soja-Isoflavonen plus Kalzium, Magnesium, Vitamin D und Bor als wirksame Prophylaxe gegen die Osteoporose erwiesen.

XV
Gesund werden und bleiben

Warum Sie bei einer Krankheit Vitamin- und Mineralstoffpräparate brauchen

Während einer Krankheit steht der Körper unter Streß, Zellen werden zerstört, die erschöpften Nebennierendrüsen, denen es an bestimmten Nährstoffen mangelt, können nicht mehr richtig funktionieren, und die körpereigene »Streßbekämpfungsmannschaft« aus Vitamin C, Vitamin B_6, Folsäure und Pantothensäure ist stark dezimiert. Auch Zink und Vitamin E werden in größeren Mengen benötigt.

Weil wir Vitamine brauchen, um andere Nährstoffe wirksam zu verwerten und den Stoffwechsel ständig in Betrieb zu halten, ist unser Bedarf offensichtlich größer, wenn wir krank sind. Und da wir wissen, daß Fieber und Streß unserem Körper die wichtigsten Nährstoffe entziehen, liegt die Bedeutung von Vitamin-, Mineralstoff- und anderen Nahrungsergänzungspräparaten auf der Hand. Denken Sie bitte daran, daß alle Präparate zu den Mahlzeiten genommen werden sollten, außer wenn es anders angegeben wird.

Noch einmal: Die folgenden Angaben sind nicht als medizinische Beratung gedacht, nur als Anleitung und Vorbereitung auf ein Gespräch mit Ihrem Arzt.

Allergien

Allergien kommen in allen möglichen Formen und Erscheinungsbildern vor, und fast alles kann eine Allergie auslösen. Dies sollte in der Ernährung berücksichtigt werden. Folgende Präparate können helfen:
MVP (siehe Seite 338 f.), morgens und abends
50 mg Vitamin-B-Komplex, zweimal täglich
500 mg Pantothensäure, morgens und abends
Wenn Sie bereits eine Allergie haben, wäre es gut, Ihre gegenwärtige Ernährungsweise genauestens zu überprüfen. Viele Allergien werden durch Natriumglutamat, Farbstoffe und andere Lebensmittelzusätze wie Konservierungsmittel ausgelöst.

Arthritis

Tausende von Menschen leiden unter dieser schmerzhaften chronischen Erkrankung. Weil dadurch der Körper sehr unter Streß gerät, ist eine Ergänzung der Kost durch Vitamine und Mineralstoffe wirklich wichtig.
MVP (siehe Seite 338 f.)
500 mg Vitamin C, ein- bis zweimal täglich (wenn Sie häufig Aspirin nehmen, geht Ihnen Vitamin C verloren)
100 mg Pantothensäure, dreimal täglich
2 Omega-3-Kapseln, zwei- bis dreimal täglich
2 mg Kupfer, täglich
1 Zinaxin-Kapsel, zweimal täglich
Johanniskraut-Polyphenol-Komplex, einmal täglich
Essen Sie mehr fettreichen Fisch, wie Dorsch, Lachs und Heilbutt. Fisch ist eine gute Quelle für Omega-3-Fettsäuren, die entzündungshemmende Wirkung haben. Außerdem empfehle

ich eine Kost ohne Nachtschattengewächse, z. B. Kartoffeln, Tomaten und Auberginen, da diese Ihre Beschwerden verschlimmern können.

Asthma

Asthma ist eine chronische allergische Erkrankung, die die Bronchien angreift. Wenn ein Anfall auftritt, ziehen sich die Muskelgewebe der Bronchien krampfartig zusammen und drücken auf den Luftdurchlaß, so daß es zu schwerem Atem und einem Erstickungsgefühl kommt. Es heißt, daß Allergien, Erbanlagen und emotionaler Streß zu Asthma beitragen, aber man hat auch festgestellt, daß viele Nährstoffe auf bemerkenswerte Weise für natürliche Erleichterung sorgen, obwohl man in ihnen keinen Ersatz für professionelle ärztliche Versorgung sehen darf.

MVP (siehe Seite 338 f.), morgens und abends

500 mg Vitamin C, morgens und abends

2 Kapseln Nachtkerzenöl, je 500 mg, dreimal täglich, drei bis vier Monate lang; dann 1 Kapsel, dreimal täglich

Hinweis: Wenn Sie Steroide nehmen, dann haben Sie nichts von dem Nachtkerzenöl, weil die Steroide seine Wirkung aufheben.

1 Tablette Vitamin B_{15}, 50 mg, täglich, einen Monat lang; dann zweimal täglich während des zweiten Monats und dreimal täglich im dritten Monat.

In schweren Fällen sind vielleicht 2 Tabletten zu 50 mg dreimal täglich zum Essen nötig. Vermindern Sie die Dosierung, wenn eine positive Reaktion auftritt.

50 mg Dimethylglycin, dreimal täglich zum Essen

10 000 I. E. Beta-Carotin, täglich

50 mg Vitamin-B-Komplex, zweimal täglich
60 mg Ginkgo biloba, zwei- bis dreimal täglich
1 Zinaxin-Kapsel, zweimal täglich

Augenbeschwerden

Probleme mit den Augen, von der einfachen Entzündung bis hin zur schweren Erkrankung, dürfen niemals unbeachtet bleiben – Besuche beim Augenarzt sollten Sie nie verschieben. Es gibt aber ganz allgemein wirkende Präparate, die Sie (vorbeugend) nehmen können.
MVP (siehe Seite 338 f.)
10 000 I. E. Beta-Carotin, täglich
500 mg Vitamin-C-Komplex, morgens und abends
400 I. E. Vitamin E (trockene Form), täglich
20 mg Lutein, täglich

Blutdruckkrankheiten

Hoher Blutdruck

Millionen von Menschen leiden unter Bluthochdruck, der mit Herzbeschwerden und Schlaganfällen in engem Zusammenhang steht. Wie wichtig es ist, den Blutdruck niedrig zu halten, kann gar nicht nachdrücklich genug betont werden. Einige natürliche Methoden können dabei helfen.

- Reden Sie langsamer: Schnellsprecher atmen oft nicht richtig, und das kann zu erhöhtem Blutdruck führen.
- Nehmen Sie ab, wenn Sie übergewichtig sind. Eine kontrollierte, vernünftige Diät kann den Blutdruck bei übergewichtigen Menschen bemerkenswert senken.

- Senken Sie den Anteil von Natrium (das heißt, essen Sie weniger Salz) und steigern Sie den Anteil von Kalium in Ihrer Kost (siehe auf Seite 454 den Abschnitt über verborgenes Salz in der Nahrung).
- Essen Sie weniger Zucker (siehe Seite 452).
- Vermeiden Sie Koffein (siehe Seite 411).
- Essen Sie mehr Zwiebeln und Knoblauch.
- Hören Sie auf zu rauchen.
- Vermeiden Sie Streß und angsterregende Situationen. Schrille Alltagsgeräusche, selbst ein lauter Fernsehapparat, können Streß erzeugen und den Blutdruck erhöhen.
- Sorgen Sie für regelmäßige körperliche Bewegung (indem Sie beispielsweise flott gehen) und angemessene Ruhezeiten.

Vorschlag

Kalium kann notwendig sein, wenn Sie ein Mittel gegen Hochdruck nehmen – aber besprechen Sie mit Ihrem Arzt, ob eine Gegenanzeige zu dem Medikament, das Sie einnehmen, besteht.
MVP (siehe Seite 338 f.)
1 000 mg Kalzium, täglich
500 mg Magnesium, täglich
Coenzym-Q_{10}-Komplex mit Vitamin E, zwei- bis dreimal täglich

Niedriger Blutdruck

Zu niedriger Blutdruck ist – wenn er nicht gerade extrem niedrig ist – weit besser als ein zu hoher. Aber Menschen mit niedrigem Blutdruck leiden oft an Benommenheit und gelegentlichen Ohnmachtsanfällen.

Vorschlag

1 bis 3 Kelp-Tabletten täglich
Wenn Sie Medikamente für die Schilddrüse nehmen, sprechen Sie mit Ihrem Arzt, denn Kelp kann möglicherweise deren Dosierung senken.
MVP (siehe Seite 338 f.)

Bronchitis

Diese Entzündung der Bronchien kommt häufig vor und ist außerordentlich lästig. Der Körper wird großem Streß ausgesetzt, und selbst Antibiotika sind von Nachteil, soweit es die Nährstoffe betrifft (siehe Seite 494).
10000 I. E. Beta-Carotin, täglich
1000 mg Vitamin C aus Hagebutten, morgens und abends
MVP (siehe Seite 338 f.)
400 I. E. Vitamin E (trockene Form), ein- bis dreimal täglich
6 bis 8 Gläser Wasser, täglich
3 Acidophilus-Kapseln oder 1 bis 2 Eßlöffel Acidophilus-Milch dreimal täglich

Candida albicans

Diese Hefepilzinfektion nützt die Umstände im Körper aus, die förderlich sind für ihre Ausbreitung – und dafür gibt es viele, z. B.: Antibiotika, Antibabypille, Cortison, Diabetes mellitus, Nährstoffmangel, chronische Verstopfung oder chronischer Durchfall, körperlicher und seelischer Streß.
Die Symptome reichen über ein ganzes Spektrum, von Schei-

denentzündung (mit Ausfluß, Jucken, Blasenentzündung, unregelmäßiger Periode und Regelschmerz) bis hin zu schweren Depressionen, Akne, Angst, Müdigkeit, Nervosität und geistiger Verwirrung.
Der erste Schritt in der Behandlung von Candida albicans besteht darin, dem Körper sämtliche hefehaltigen Lebensmittel zu entziehen, z. B.: Käse, Hefebrot, Sauerrahm, Buttermilch, Bier, Wein, Apfelsaft, Pilze, Sojasauce, Tofu, Essig, Trockenfrüchte, Melonen sowie Saft aus Dosen bzw. tiefgefrorener Saft.
Als Alternative zu den Medikamenten, die Ihnen Ihr Arzt verschreiben kann, um Hefepilze abzutöten, gibt es viele natürliche und erstaunlich wirksame Mittel in der Nahrung:
Knoblauch, Brokkoli, Kohl, Zwiebeln, Naturjoghurt, weiße Rüben und andere Gemüsesorten.
Ein wirkungsvolles Ergänzungsprogramm besteht aus:
MVP (siehe Seite 338 f.)
1 000 mg Methylsulfonylmethan, dreimal täglich
200 bis 400 I. E. Vitamin E (trockene Form), täglich
Caprylsäure-Präparat, ein- bis dreimal täglich
1 Acidophilus-Kapsel (hefefrei), dreimal täglich

Chronisches Müdigkeitssyndrom

Es ist in verschiedenen Ländern unter verschiedenen Namen bekannt, aber die gemeinsamen Symptome sind, unter anderem: plötzliches Auftreten, extreme Müdigkeit, Kälteschauer oder erhöhte Temperatur, Halsentzündung, empfindliche Lymphknoten, Muskelschmerzen, Kopfschmerzen, Gelenkschmerzen (ohne Schwellung), Verwirrtheit, Gedächtnisschwäche, Seh- und Schlafstörungen.

Millionen von Menschen leiden an diesem Syndrom, das die Engländer und Kanadier myalgische Enzephalomyelitis nennen; die Japaner sprechen von einem Syndrom, das die Verminderung der natürlichen Killerzellen beinhaltet, und aus den USA stammt die Bezeichnung »chronisches Müdigkeitssyndrom« oder »chronisches Müdigkeits- und Immunschwäche-Syndrom«.

Ursprünglich hatte man angenommen, daß es vom Epstein-Barr-Virus hervorgerufen wird (dem Herpesvirus, das die infektiöse Mononukleose verursacht); inzwischen weiß man, daß die Opfer dieser Krankheit große Mengen von Antikörpern gegen zahlreiche andere Krankheitserreger bilden.

Einem Bericht in der amerikanischen Zeitschrift *Newsweek* zufolge hat Dr. Jay Goldstein, ein südkalifornischer Arzt, die Theorie aufgestellt, daß diese Krankheit beginnt, »wenn eine unbekannte chemische Substanz oder ein Krankheitserreger das Immunsystem angreift... und die Viren, die normalerweise unter Kontrolle gehalten werden, anfangen, überhand zu nehmen«. Die T-Zellen, die Helferzellen des Immunsystems, fangen dann an, widerstandsfähigere Substanzen, »Zytokine« auszuspucken, die ihrerseits die Symptome erzeugen. Und die Killer-T-Zellen, die normalerweise alles Fremde angreifen sollten, werden auf rätselhafte Weise außer Kraft gesetzt (oder in manchen Fällen übermäßig aktiv).

Es gibt gegen diese Krankheit kein Patentrezept, aber das Immunsystem des Körpers kann in diesem Fall jegliche ernährungstherapeutische Hilfe gebrauchen, die es bekommen kann:

MVP (siehe Seite 338 f.), morgens und abends

10000 I. E. Beta-Carotin, täglich, an fünf Tagen der Woche (zwei Tage aussetzen)

1000 mg Vitamin C, ein- bis dreimal täglich

200 bis 400 I. E. Vitamin E (trockene Form), ein- bis dreimal täglich

Cystein, einmal täglich mit Vitamin C (die dreifache Menge Vitamin C als Cystein)
200 µg Selen, täglich
15 bis 50 mg Zink, chelatkomplexgebunden
500 mg Nachtkerzenöl, ein- bis dreimal täglich
1 000 mg Methylsulfonylmethan, dreimal täglich

Vorschlag

Da das Herpesvirus mit im Spiel ist, empfehle ich, argininreiche Nahrung zu vermeiden (siehe Seite 176). Außerdem ist es ratsam, raffinierte Kohlenhydrate (weißen Zucker und Auszugsmehl), Koffein (Kaffee und Schwarztee), Alkohol, allergieerzeugende Lebensmittel und solche mit künstlichen Geschmacks-, Farb- und anderen Zusatzstoffen zu meiden, da sie für das Immunsystem zusätzlichen Streß bedeuten.

Darmkatarrh

Im allgemeinen kommt diese Erkrankung bei Frauen häufiger als bei Männern vor und wird oft durch emotionale Spannungen ausgelöst. Kennzeichen sind abwechselnd Durchfall und Verstopfung und Bauchschmerzen. Eine Diät ist sehr wichtig, und Vitamine sind empfehlenswert.
MVP (siehe Seite 338 f.)
99 mg Kalium (elementar), ein- bis dreimal täglich
1 Glas Saft von rohem Kohl (Vitamin U), dreimal täglich
6 bis 8 Gläser Wasser, täglich
1 Eßlöffel Aloe-vera-Saft (zur innerlichen Anwendung), dreimal täglich oder 1 bis 3 Kapseln, dreimal täglich
3 bis 6 Acidophilus-Kapseln oder 2 Eßlöffel Acidophilus-Milch, dreimal täglich

1 Eßlöffel Kleieflocken oder 3 bis 6 Kleietabletten, dreimal täglich
1 000 mg Methylsulfonylmethan, dreimal täglich

Diabetes

Was grundsätzlich bei Diabetes geschieht, ist folgendes: Die Bauchspeicheldrüse produziert nicht genügend Insulin, so daß der Blutzucker unkontrollierbar steigt. In leichten Fällen kann die Krankheit durch eine veränderte Ernährungsweise unter Kontrolle gebracht werden (hüten Sie sich vor verborgenem Zucker, siehe Seite 453). In schweren Fällen muß Insulin ersetzt werden. In allen Fällen aber ist ärztliche Betreuung notwendig.
Zusätzliche Mittel, die Diabetikern geholfen haben:
MVP (siehe Seite 338 f.)
200 µg Chrompicolinat, täglich
99 mg Kalium, dreimal täglich
50 mg chelatisiertes Zink, ein- bis dreimal täglich
6 bis 8 Gläser Wasser, täglich

Drüsenfieber (Mononukleose)

Diese Krankheit kommt zwar meistens bei Heranwachsenden oder jungen Erwachsenen vor, aber jeder kann Drüsenfieber bekommen; es entzieht dem Körper große Mengen an Nährstoffen. Diät ist wichtig, und während der langen Genesungszeit sind folgende Präparate im allgemeinen gut:
MVP (siehe Seite 338 f.), morgens und abends zum Essen
1 000 mg zusätzlich Vitamin C, morgens und abends, drei Monate lang

99 mg Kalium, dreimal täglich
50 mg Vitamin-B-Komplex, morgens und abends
15 bis 50 mg chelatisiertes Zink, täglich
500 mg Echinacea, morgens und abends, einen Monat lang

Erkältungen

Niemand schenkt einer Erkältung viel Beachtung – nur der Körper, und der produziert alles mögliche. Ein Vorschlag zur Erleichterung:
MVP (siehe Seite 338 f.)
1 000 mg Vitamin C aus Hagebutten, drei- bis sechsmal täglich, zwei Tage lang
10 000 I. E. Beta-Carotin, ein- bis dreimal täglich (an fünf Tagen nehmen, dann zwei Tage aussetzen)
6 bis 8 Gläser Wasser, täglich
3 Acidophilus-Kapseln oder 1 bis 2 Eßlöffel Acidophilus-Milch, dreimal täglich
1 Zink-Lutschdragée, drei- bis viermal täglich
500 mg Echinacea, dreimal täglich, bei den ersten Anzeichen

Geschlechtskrankheiten

Syphilis und Gonorrhoe (Tripper) sind immer noch die häufigsten Geschlechtskrankheiten, und obwohl es Sulfonamide, Penicillin, Tetrazykline, Erythromyzin und neue Antibiotika gibt, mit denen diese Krankheiten wirkungsvoll behandelt werden können, entsteht durch deren Einsatz ein zusätzlich erhöhter Bedarf an Vitamin- und Mineralstoffpräparaten.
MVP (siehe Seite 338 f.)

3 Acidophilus-Kapseln oder 1 bis 2 Eßlöffel Acidophilus-Milch, dreimal täglich
zusätzlich 1 000 mg Vitamin C, morgens und abends
100 µg Vitamin K täglich, wenn mit Antibiotika behandelt wird

Häufig ist auch Herpes an den Genitalien. Wie Herpes vom Typ I, der zu Ausschlag und Fieberbläschen am Mund führt (siehe Seite 364), scheint auch Herpes vom Typ II an den Genitalien gut auf lysinreiche Kost zu reagieren. Zur Vorbeugung sollten Sie daher mehr Hüttenkäse, Flunder, Thunfisch, Erdnüsse, rohe Kichererbsen und Sojabohnen zu sich nehmen. Zusätzlich empfehle ich:
Lysin, 500 mg täglich (mit Wasser oder Saft, nicht mit Protein) und Vitamin C, 1 000 mg, morgens und abends. Wenn das Virus Sie bereits erwischt hat: 3 g Lysin, dreimal täglich zwischen den Mahlzeiten verteilt.

Vorsicht: Wenn sich Anzeichen von Herpes I oder II zeigen, vermeiden Sie Arginin-Zusätze und argininreiche Nahrungsmittel (siehe Seite 176).

Geschwüre

Es gibt zwei Arten von Geschwüren im Verdauungstrakt, nämlich im Magen und im Zwölffingerdarm, und meistens steht das mit einem Übermaß an Säure in den Magensäften im Zusammenhang (siehe Seite 314). Bei beiden Erkrankungen haben sich folgende Präparate als hilfreich erwiesen:
10 000 I. E. Beta-Carotin, täglich
100 mg Vitamin-B-Komplex, morgens und abends

1000 mg Vitamin-C-Komplex (Langzeitwirkung), morgens und abends
1 bis 3 Kapseln Aloe-vera-Gel oder 1 bis 3 Eßlöffel Flüssigkeit täglich

Gürtelrose

Gürtelrose (Herpes zoster) wird durch ein Virus verursacht, das dem der Windpocken ähnlich ist. Während aber bei Windpocken ganz allgemein Hautausschlag auftritt, entsteht er bei der Gürtelrose nur entlang einer Nervenbahn. Von den Unterschieden abgesehen, ist das durch beide Erkrankungen verursachte Ernährungsdefizit hoch.
10000 I. E. Beta-Carotin, täglich
50 mg Vitamin-B-Komplex, morgens und abends
1000 bis 2000 mg Vitamin C von Hagebutten mit Bioflavonoiden, morgens und abends
1000 I. E. Vitamin D, täglich (an fünf Tagen nehmen, dann zwei Tage aussetzen)
1000 mg Lysin, zweimal täglich auf leeren Magen zwischen den Mahlzeiten

Hautausschlag

Verursacht von Keimen, die den Verursachern von Furunkeln sehr ähnlich sind – Staphylokokken und Streptokokken. Hautausschlag kommt bei Kindern häufiger vor als bei Erwachsenen, aber niemand ist dagegen immun. Meistens entsteht der Ausschlag, wenn Insektenstiche aufgekratzt und infiziert werden, die Keime also in die aufgerissene Haut eindringen können.

Kapseln mit 10000 I. E. Vitamin A und 400 I. E. Vitamin D, täglich (geringere Dosierung für Kinder), fünf Tage lang nehmen, dann zwei Tage aussetzen
100 bis 400 I. E. Vitamin E (trockene Form), täglich
500 mg Vitamin C von Hagebutten, morgens und abends
1 000 mg Methylsulfonylmethan, 1 000 mg, morgens und abends
Methylsulfonylmethan-Lotion, dreimal täglich äußerlich anwenden

Herzbeschwerden

Mit jeder Art von Herzbeschwerden sollten Sie sich in ärztliche Behandlung begeben. Obwohl die folgenden Vorschläge sich als hilfreich herausgestellt haben, sollten Sie dennoch mit Ihrem Arzt besprechen, ob nicht in Ihrem speziellen Fall eine Gegenanzeige vorliegt (so kann z. B. Vitamin E bei manchen Menschen mit rheumatischen Herzbeschwerden das Ungleichgewicht zwischen den beiden Herzseiten noch verstärken).
MVP (siehe Seite 338 f.)
Coenzym-Q_{10}-Komplex, zwei- bis dreimal täglich
100 mg Vitamin B, morgens und abends
Soja-Isoflavonoid-Komplex, zweimal täglich
1 bis 3 Kapseln Omega-3-Fettsäuren (EPA und DHA), täglich (Fischöl oder Leinsamenöl)

Vorbeugung von Herzinfarkt

- Reduzieren Sie den Verzehr von Zucker und Salz.
- Hören Sie mit dem Rauchen auf.
- Bewegen Sic sich regelmäßig.
- Achten Sie auf Ihr Gewicht.
- Lernen Sie Entspannungstechniken, beispielsweise Meditation oder autogenes Training, um den Streß abzubauen.

- Verringern Sie die Aufnahme von gesättigten Fettsäuren, gehärteten Fetten und cholesterinhaltigen Lebensmitteln.
- Essen Sie mehr Knoblauch, frisches Obst und Fisch.
- Nehmen Sie mehr pflanzliches Protein zu sich (ersetzen Sie tierisches Protein durch Soja, wann immer das möglich ist).
- Sorgen Sie dafür, daß Sie mit Ihrer Kost ausreichend Kalzium und Magnesium bekommen. Zusätzliche Einnahmen von 1 000 mg Kalzium und 500 mg Magnesium sind ratsam.
- Achten Sie darauf, daß Sie genügend Vitamin C, B_6 und E bekommen.
- Nehmen Sie mit der Nahrung zusätzlich Lecithin auf.
- Lachen ist eine großartige Medizin, nicht nur, weil es aufgestaute Gefühle und Streß freisetzt. Es macht einfach Spaß, und man fühlt sich gut dabei.

HIV (Aids)

Wenn das HI-Virus die krankheitsbekämpfenden T-Zellen angreift und sich vermehrt, verursacht es den Zusammenbruch des Immunsystems im Körper, den wir Aids (*Acquired Immune Deficiency Syndrome*, erworbene Immunschwäche) nennen. Aids-Kranke benötigen eine größere Zufuhr von Nährstoffen, weil sie allgemein das Problem haben, daß die Nährstoffe schlecht aufgenommen werden. Mein bester Rat ist, einen ernährungswissenschaftlich orientierten Arzt oder Heilpraktiker aufzusuchen, der einen individuellen Behandlungs- und Diätplan für die größte Wirksamkeit aufstellen kann. Im Internet gibt es zahlreiche Websites über HIV und Aids, auf denen Sie die neuesten alternativen und schulmedizinischen Behandlungsverfahren finden können (z. B. www.tpan.com)

Als allgemein wirksames Nahrungsergänzungsprogramm zur Aktivierung des Immunsystems empfehle ich folgendes:
MVP (siehe Seite 338 f.)
200 µg Selen täglich
500 mg Vitamin C (gepuffert), ein- bis dreimal täglich
2 Acidophilus-Kapseln, dreimal täglich, eine halbe Stunde vor oder nach dem Essen
Coenzym-Q_{10}-Komplex, ein- bis dreimal täglich
1 Standard-Tablette Maitakepilz-Extrakt täglich
2,5-mg-Kapsel Beta-1,3-Glucan, einmal täglich eine halbe Stunde vor oder 2 Stunden nach dem Essen

Vorsicht: Wenn Sie Medikamente nehmen, sollten Sie unbedingt mit Ihrem Arzt sprechen, bevor Sie zusätzliche Präparate nehmen.

Siehe auch Seite 510 zu weiteren, das Immunsystem unterstützenden Mitteln.

Mandelentzündung

Mandelentzündungen können jede Altersgruppe treffen, aber bei Kindern kommen sie häufiger vor. Eine ausgewogene Kost und folgende Zusatzpräparate haben sich als wirksam bei der Vorbeugung und Heilung erwiesen:
MVP (siehe Seite 338 f.), morgens und abends zum Essen
10 000 I. E. Beta-Carotin (geringere Dosis bei Kindern), ein- bis dreimal täglich
zusätzlich 1 000 mg Vitamin-C-Komplex, morgens und abends
200 bis 400 I. E. Vitamin E (trockene Form), täglich
3 Acidophilus-Kapseln oder 1 bis 2 Eßlöffel Acidophilus-Milch, dreimal täglich
6 bis 8 Gläser Wasser, täglich

Masern

Man kann in jedem Alter Masern bekommen, obwohl die Krankheit bei Kindern häufiger auftritt. Von allen übertragbaren Krankheiten ist sie die ansteckendste. Es gibt eine vorbeugende Impfung, aber das Virus erwischt immer wieder noch ungeschützte Menschen. Die Krankheit kann leicht oder schwer mit starkem Husten verlaufen. Der Körper braucht Vitamine, um die Krankheit niederzukämpfen und sich von ihr zu erholen.

10000 I. E. Beta-Carotin (geringere Dosis für Kinder), ein- bis dreimal täglich

500 bis 1000 mg Vitamin C von Hagebutten, morgens und abends

200 bis 400 I. E. Vitamin E (trockene Form), morgens und abends

Menstruationsbeschwerden (Prämenstruelles Syndrom)

Zwei bis zehn Tage lang, bevor die Menstruation einsetzt, leiden sehr viele Frauen unter den verschiedensten Formen von körperlichem Unwohlsein und Stimmungsschwankungen, Anschwellen des Bauches, Schlaflosigkeit, Depressionen, starken Schmerzen, unkontrollierten Wutausbrüchen, Weinkrämpfen, sogar Selbstmordgedanken. Diesen Beschwerden hat man den Namen »prämenstruelles Syndrom« oder PMS gegeben.

Speisen und Getränke, die Sie meiden sollten

- Salz und salzige Speisen (siehe Seite 453).
- Lakritze: regt die Produktion von Aldosteron an, was zu noch mehr Speicherung von Natrium und Wasser führt.

- Kalte Speisen und Getränke: hemmen die Blutzirkulation im Bauch und verschlimmern dadurch die Krämpfe.
- Koffein in jeglicher Form (siehe Seite 411): Koffein steigert den Süßhunger, verschwendet Vitamin B, spült Kalium und Zink heraus und erhöht die Abgabe von Salzsäure, was zu Reizungen im Bauch führen kann.
- stopfenden schwarzen Tee: Die Gerbsäure bindet wichtige Mineralstoffe und verhindert deren Aufnahme im Verdauungstrakt.
- Alkohol: beeinträchtigt den Blutzucker, senkt den Magnesiumspiegel und stört die normale Leberfunktion, so daß die Beschwerden verstärkt werden.
- Spinat, Mangold und andere oxalathaltige Gemüsesorten: Oxalate erschweren die richtige Aufnahme von Mineralstoffen.

Speisen und Getränke, die Sie vermehrt zu sich nehmen sollten

- Erdbeeren, Wassermelonen (essen Sie die Kerne), Artischocken, Spargel, Petersilie, Brunnenkresse – alles natürliche harntreibende Mittel.
- Sonnenblumenkerne, Datteln, Feigen, Pfirsiche, Bananen, Kartoffeln, Erdnüsse, Tomaten – reich an Kalium.
- Probieren Sie das chinesische Kräuterheilmittel Dang Gui, das auch Frauen-Ginseng heißt und die Durchblutung fördert, die Leberfunktion reguliert und überschüssiges Wasser entzieht.

Vorschlag für zusätzliche Präparate

50 bis 300 mg Vitamin B_6, täglich (mit 50 mg beginnen und langsam steigern)
MVP (siehe Seite 338 f.)

500 mg Magnesium und 250 mg Kalzium, täglich
(Bei diesen Beschwerden sollten Sie doppelt so viel Magnesium wie Kalzium nehmen, weil für viele PMS-Symptome ein Magnesiummangel verantwortlich ist.)
100 bis 400 I. E. Vitamin E (trockene Form), täglich
1 000 mg Pantothensäure (Vitamin B_5), täglich
500 mg Nachtkerzenöl, ein- bis dreimal täglich
Johanniskraut-Polyphenol-Komplex, täglich
Und Bewegung! Das verbessert nicht nur die Durchblutung im Unterleib, sondern hilft auch, durch Schwitzen überschüssige Flüssigkeit loszuwerden. Zweimal täglich ein strammer Fußmarsch von 30 Minuten bzw. Schwimmen sind sehr empfehlenswert.

Mumps

Trotz Schutzimpfung tritt diese Krankheit immer noch recht häufig auf und schwächt die Nährstoffreserven des Patienten. Das Virus kann sich im ganzen Körpersystem ausbreiten, es befällt nicht nur die Speicheldrüsen, sondern auch die Hoden oder Eierstöcke, die Bauchspeicheldrüse, das Nervensystem und manchmal sogar das Herz.
10 000 I. E. Beta-Carotin (geringere Dosis bei Kindern), ein- bis dreimal täglich, fünf Tage nehmen, dann zwei Tage aussetzen
500 bis 1 000 mg Vitamin C von Hagebutten, zweimal täglich
200 bis 400 I. E. Vitamin E (trockene Form), täglich

Blutunterzucker (Hypoglykämie)

Obwohl Millionen von Menschen daran leiden, gehört sie zu den am seltensten erkannten Krankheiten. Wie bei Diabetes ist der Körper nicht in der Lage, für einen geregelten Kohlenhydratstoffwechsel zu sorgen. Durch eine Überreaktion auf Zucker wird zuviel Insulin produziert. Um jedoch den Blutzuckerspiegel zu erhöhen, sollte man keine rasch abgebauten, einfachen (raffinierten) Kohlenhydrate, sondern mehr komplexe Kohlenhydrate und Proteine zu sich nehmen.

500 I. E. Beta-Carotin und 400 I. E. Vitamin D in Kapseln, täglich
500 mg Vitamin C, zu oder nach jeder Mahlzeit
50 mg Vitamin-B-Komplex, dreimal täglich
1 000 mg Fischöl-Kapseln, dreimal täglich
Verdauungsenzyme, wenn nötig
Chrom mit Glukose-Toleranzfaktor oder Chrompicolinat, 200 µg, dreimal täglich
Johanniskraut-Polyphenol-Komplex, einmal täglich
Soja-Mixgetränk zum Frühstück (siehe Seite 352)

Windpocken

Diese Kinderkrankheit wird von einem Virus ausgelöst, das dem der Gürtelrose sehr ähnlich ist. Fieber und Jucken zerstören einen großen Teil der Nährstoffe. Viele Mütter haben die Erfahrung gemacht, daß ihre Kinder schnell wieder auf den Beinen waren, wenn sie ihnen folgende Präparate zusätzlich gaben:

500 mg Vitamin C aus Hagebutten, dreimal täglich
100 bis 200 I. E. Vitamin E (trockene Form), ein- bis dreimal täglich
10000 I. E. Beta-Carotin, täglich (fragen Sie den Kinderarzt nach der richtigen Dosierung, die vom Alter und Gewicht abhängt)
natürliche Vitamin- und Mineralstoff-Kautabletten (MVP bei Kindern über 12 Jahren)

Noch Fragen zu Kapitel XV?

»Wenn Sie von Blutdruck reden – welche Werte sind normal und welche hoch?«
Sie liegen im normalen Bereich, wenn der systolische Wert zwischen 100 und 140 liegt, der diastolische zwischen 60 und 90. Ein gesunder junger Erwachsener hat mit 120/80 normale Werte.

»Ich arbeite den ganzen Tag an einem Webstuhl und glaube, daß sich dadurch allmählich ein Karpaltunnelsyndrom entwickelt. Gibt es dagegen Mittel, die Sie empfehlen können?«
Nun, Ihr Beruf stellt diesbezüglich für Sie ein erhöhtes Risiko dar. Durch wiederholte Belastung verursachte Verletzungen (z. B. das Karpaltunnelsyndrom) werden durch Überbeanspruchung der Muskeln und Sehnen von Fingern, Händen, Armen und Schultern hervorgerufen. Ich empfehle Vitamin-B-Komplex mit B_6, 50 mg, dreimal täglich; Methylsulfonylmethan, 1000 mg, mit Vitamin-C-Komplex, morgens und abends; 1 Kapsel Ev.Ext-33 zweimal täglich, und täglich ein Kombipräparat aus Johanniskraut und Polyphenol, bis die Symptome verschwunden sind.

»Mein Vater erholt sich gerade von einem Schlaganfall und möchte den Heilungsprozeß beschleunigen. Welche Zusatzpräparate würden Sie ihm empfehlen?«
Ginkgo biloba und DMAE (Dimethylaminoethanol) haben sich bewährt, um die geistigen Funktionen und das Gedächtnis zu verbessern, da sie die Durchblutung der Gehirnzellen fördern. Ich würde Ihrem Vater empfehlen, zum Frühstück und Abendessen je ein MVP zu nehmen (siehe Seite 338 f.), zusammen mit einem Ginkgo-biloba-Kombipräparat (das auch Bärlapp und DMAE enthält), 60 mg dreimal täglich.

»Ich bekomme häufig Blasenentzündung. Gibt es Präparate, die das wiederholte Auftreten verhindern können?«
Blasenentzündung wird in der Regel durch Bakterien verursacht; deshalb haben sich Präparate, die eine bakterienhemmende Wirkung haben und den Urin saurer machen, als hilfreich erwiesen, auch vorbeugend. Preiselbeersaft verhindert, daß die problematischen Bakterien an den Wänden des Harntraktes kleben bleiben. Die Preiselbeere enthält unter anderem die sogenannten Anthocyanoside, die antibiotische Wirkung haben. Wenn Ihnen der Saft zu sauer ist, können Sie den gleichen Nutzen – ohne Zuckerzusatz – durch 1 bis 2 Kapseln Preiselbeer-Konzentrat, ein- bis dreimal täglich, erzielen. Trinken Sie mindestens 6 bis 8 Gläser Wasser täglich, vermeiden Sie Koffein, raffinierte Kohlenhydrate und Alkohol. Erhöhen Sie den Anteil natürlicher Diuretika (harntreibender Mittel) in der Nahrung (Petersilie, Sellerie, Spargel, Brunnenkresse) und vermindern Sie den Anteil der Zitrusfrüchte, die den Urin alkalisch machen und das Bakterienwachstum fördern. Zusammen mit MVP (siehe Seite 338 f.) brauchen Sie möglicherweise zusätzliches Kalium, 99 mg täglich, um den Kaliumverlust durch vermehrtes Harnlassen auszugleichen.

»Gibt es Kräuter, die Sie beim Chronischen Müdigkeitssyndrom empfehlen können?«
Viele Patienten konnten feststellen, daß Johanniskraut sehr hilft, um ihre Depressionen zu lindern und den Appetit zu steigern. Shiitake-Pilz und Zitronenmelisse können ebenfalls hilfreich sein, um die körpereigene Produktion von Interferon anzukurbeln und die Vermehrung von Viren zu hemmen. Zur langfristigen Unterstützung der Nebennierendrüsen empfehlen sich sibirischer und asiatischer Ginseng als wirksame Adaptogene, also pflanzliche Wirkstoffe, die die körpereigene Streßreaktion verbessern und die Abwehrkräfte gegen Infektionen steigern.

»Es wird heutzutage so viel über Osteoporose geschrieben, daß ich schon ganz verwirrt bin. Könnten Sie mir auf einfache Weise erklären, wie ich feststellen kann, ob bei mir ein Risiko besteht (ich bin eine aktive, 48 Jahre alte Frau), und welche Präparate ich zusätzlich nehmen kann?«
Es ist gar nicht so kompliziert, aber es ist wichtig, daß Sie über die Fakten Bescheid wissen. Unter Osteoporose versteht man eine fortschreitende Abnahme der Knochendichte; das bedeutet, daß die Knochen schwächer werden und es leichter zu Knochenbrüchen kommen kann. Bis zum Alter von etwa 30 Jahren nehmen unsere Knochen – bei ausreichender Zufuhr an Nährstoffen, Kalzium und Vitamin D – an Dichte zu. Nach dem Alter von 30 Jahren nimmt die Knochendichte ab, insbesondere dann, wenn der Körper die benötigten Nährstoffe nicht resorbieren kann. Da das Östrogen das wichtigste weibliche Hormon darstellt, das die Einlagerung von Kalzium in die Knochen regulieren hilft, kommt Osteoporose am häufigsten bei Frauen nach den Wechseljahren vor.

Faktoren, die das Osteoporoserisiko bei Frauen erhöhen

- Auftreten von Osteoporose in der Familie
- zarter Körperbau
- Rauchen
- Alkoholgenuß
- frühzeitiger Eintritt der Wechseljahre
- keine Schwangerschaften
- Kalziummangel in der Nahrung
- Mangel an Körperbewegung mit Gewichtsbelastung
- Schilddrüsenüberfunktion
- übermäßiger Kaffeegenuß
- übermäßiger Genuß von kohlensäurehaltigen Getränken, die Phosphor enthalten (das in größeren Mengen dem Körper Kalzium entzieht).

Sie sollten darauf achten, daß die Knochendichte durch körperliche Betätigung, die mit Gewichtsbelastung verbunden ist, gesteigert wird (Gehen, Treppensteigen, Laufen, Tennis). Schwimmen hat z. B. nicht diese Wirkung.
Als tägliche Ernährungsergänzung empfehle ich:
1 000 mg Vitamin C mit Bioflavonoiden
400 I. E.Vitamin D
400 bis 800 I. E. Vitamin E
100 bis 200 µg Vitamin K
500 µg sublingual, Vitamin B_{12}
1 bis 3 mg Bor (Natriumborat)
Soja-Isoflavonoid-Komplex (mit 10 mg Daidzein und Genistein)
Kalzium(1 000 mg)-Magnesium(500 mg)-Komplex

»Ich habe von einem Präparat namens Hydroxyapatit gegen Osteoporose gehört. Was ist dran?«
Hydroxyapatit wird aus zermahlenen Rinderknochen herge-

stellt. Das hört sich vielleicht nicht besonders einladend an, doch es ist ein wirksamer Kalziumzusatz – und einer der wenigen, die vom Körper gut aufgenommen werden. Das darin enthaltene Kalzium ist identisch mit dem Kalzium in Ihren Knochen, und das Präparat enthält außerdem noch andere Mineralstoffe, die für starke Knochen wichtig sind, wie Magnesium, Fluor, Natrium und Kalium.

Es gibt verschiedene Präparate, die Hydroxyapatit enthalten. Achten Sie darauf, daß es mindestens 1 000 mg Kalzium liefert. Die restlichen 200 bis 500 mg können Sie leicht durch die Nahrung aufnehmen (siehe Seite 132). Falls Sie sich vegetarisch ernähren, können Sie auch Kalziumcitrat nehmen, das vom Körper gut resorbiert wird.

XVI
Es ist nicht alles nur Einbildung

Wie Vitamine und Mineralstoffe Ihre Stimmung beeinflussen

Daß Geisteskrankheit mit der Ernährung in Zusammenhang stehen kann, wurde zum erstenmal entdeckt und wissenschaftlich dokumentiert, als man herausfand, daß Pellagra (mit Depressionen, Durchfall und Schwachsinn) mit Niacin geheilt werden konnte. Danach zeigte sich, daß eine Behandlung mit dem gesamten Vitamin-B-Komplex noch mehr gute Wirkungen hatte als Niacin allein.
Die Anzeichen, daß geistige Störungen biochemische Ursachen haben könnten, nehmen zu. Experimente haben gezeigt, daß die Symptome von geistigen Erkrankungen sozusagen ein- und ausgeschaltet werden können wie ein Lichtschalter, indem man den Vitaminspiegel im Körper verändert.

Selbst normale und glückliche Menschen können depressiv werden, wenn ihnen Niacin und Folsäure fehlen.

Dr. R. Shulman berichtet im *British Journal of Psychiatry*, er habe festgestellt, daß 48 von 59 Psychiatriepatienten unter Folsäuremangel litten. Andere Forschungen haben ergeben, daß es der Mehrheit der geistig oder seelisch Kranken an einem oder mehreren Vitaminen aus dem B-Komplex oder an Vitamin C mangelte. Selbst bei normalen und glücklichen Menschen hat man festgestellt, daß sie depressiv werden oder andere emotionale Störungen durchmachen, wenn ihnen Niacin oder Folsäure fehlen.

Vitamine und Mineralstoffe gegen Depressionen, Angstzustände und Streß

Vitamin B_1 (Thiamin)	große Mengen scheinen Depressionen und Angstzustände zu lindern
Vitamin B_6 (Pyridoxin)	hilft bei der Bildung natürlicher Antidepressiva wie Dopamin und Norepinephrin
Pantothensäure	wirkt erleichternd bei Spannungen
Vitamin C (Ascorbinsäure)	wichtig gegen Streß
Vitamin B_{12} (Cobalamin)	hilft Reizbarkeit entspannen, verbessert die Konzentrationsfähigkeit, gibt mehr Energie und unterstützt die Gesundheit des Nervensystems
Cholin	sendet Nervenimpulse ans Gehirn und hat eine beruhigende Wirkung
Vitamin E (trockene Form) (Alpha-Tocopherol)	unterstützt eine gute Sauerstoffversorgung der Gehirnzellen
Folsäure	ein Mangel trägt zu Geisteskrankheit bei
Zink	fördert die geistige Wachheit und unterstützt die Gehirnfunktionen
Magnesium	das »Antistreß-Mineral«, wichtig für die Nervenfunktion
Kalzium	löst Spannungen und Reizbarkeit, bringt Entspannung
Tyrosin	unterstützt die schnelle Erzeugung der Antidepressiva Dopamin und Norepinephrin durch die Gehirnneuronen
Tryptophan	bewirkt gemeinsam mit Vitamin B_6, Niacin und Magnesium die Synthetisierung des Serotonins, einer chemischen Substanz im Gehirn, die ein natürliches Beruhigungsmittel darstellt
Phenylalanin	wird benötigt, damit das Gehirn die Antidepressiva Dopamin und Norepinephrin freisetzt

Medikamente und Drogen können Ihre Probleme noch verschlimmern

Alkohol wirkt dämpfend auf die Nerven. Wenn Sie ein Beruhigungsmittel nehmen und Alkohol trinken, kann die Kombination aus beidem zu schweren Depressionen führen – und sogar zum Tod.

Wenn Sie die Pille nehmen und unter Depressionen leiden, ist das nicht verwunderlich.

Wenn Sie ein Beruhigungsmittel zusammen mit einem Antihistamin nehmen (wie sie rezeptfrei erhältlich sind), kann es zu Zittern und geistiger Verwirrung kommen.
Die Pille entzieht dem Körper Vitamin B_6, B_{12}, Folsäure und Vitamin C. Wenn Sie die Pille nehmen und unter Depressionen leiden, ist das nicht verwunderlich. Ihr Bedarf an Vitamin B_6, das für einen normalen Stoffwechsel von Tryptophan notwendig ist, liegt 50- bis 100mal höher als bei einer Frau, die die Pille nicht nimmt.

Mittel, die Depressionen verursachen, ohne daß Sie es ahnen

- Abführmittel, Gleitmittel
- Adrenocorticoide
- Antibabypille (orale Kontrazeptiva)
- Antihistamine
- Arthritismedikamente
- Bluthochdruckmedikamente
- Barbiturate
- Betablocker
- Diuretika (harntreibende Mittel)
- Fluoride
- Indomethacin
- Isoniacid
- Kaliumpräparate

- Meprednison
- Methotrexat
- Nitrofurantoin
- orale Kontrazeptiva (Empfängnisverhütungsmittel)
- Östrogene
- Penicillamin
- Penicillin (alle Formen)
- Phenytoin
- Prednison
- Procainamid
- Propoxyphen
- Pyrimethamin
- Tetrazykline
- Trimethobenzamid

Noch Fragen zu Kapitel XVI?

»Als Produzent einer täglichen Fernsehshow lebe ich im Dauerstreß. Ich esse nur sporadisch und möchte wissen, ob bestimmte Lebensmittel besser für mich sind als andere?«
Ja. Egal, ob es sich um ein Powerfrühstück oder ein schnelles Mittagessen am Drehort handelt: Sie sollten mehr komplexe Kohlenhydrate statt Proteine zu sich nehmen. Mit anderen Worten, essen Sie Pasta, Reis oder Getreide statt Steak oder Eier. Die komplexen Kohlenhydrate tragen dazu bei, den Serotoninspiegel im Gehirn erhöhen, wodurch Sie ruhiger und weniger im Streß, aber trotzdem hellwach sind.

»Ich leide immer mal wieder an Depressionen, auch wenn in meinem Leben gar kein Anlaß dazu besteht. Ich bin 29 Jahre alt, männlich, glücklich verheiratet, und ich weiß nicht, woher diese Depressionen kommen. Könnte die Ursache in der Ernährung liegen?«
Aber ja! Vor allem, wenn Sie zuckerreiche Nahrung zu sich nehmen. Zucker, in welcher Form auch immer, kann dem Körper die Vitamine der B-Gruppe entziehen, vor allem Vitamin B_1, und das kann depressive Gefühle nach sich ziehen.

Aminosäuren (siehe Seite 164 bis 169) wie Tyrosin und Phenylalanin können als Antidepressiva eingesetzt werden. Sprechen Sie mit Ihrem Arzt – ich persönlich empfehle 500 bis 2000 mg (2 g) einer Kombination aus diesen Aminosäuren, die Sie morgens oder abends mit Wasser oder Saft (nicht mit Protein) nehmen sollten. Außerdem könnten Sie ein Kombipräparat Johanniskraut mit Polyphenyl probieren, 1 Kapsel täglich am Morgen.

XVII
Suchtmittel und andere Drogen

Beginnen wir mit Koffein

Es steht außer Zweifel: Koffein ist eine wirkungsvolle Droge – ja gewiß, eine Droge. Es spricht sogar einiges dafür, daß Sie Ihren täglichen Kaffee oder Ihr Cola-Getränk nicht einfach nur genießen, sondern davon abhängig sind.

Koffein ist die am stärksten auf die Psyche wirkende Droge der Welt.

Koffein wirkt direkt auf das zentrale Nervensystem. Es führt beinahe unmittelbar zu einem Gefühl von klarem Denken und weniger Müdigkeit. Es regt auch die Freisetzung von in der Leber gespeichertem Zucker an, was zu dem Energieschub führt, den Kaffee, Cola oder Kakao (die großen Drei des Koffeins) Ihnen versetzen. Aber diese Vorzüge können von den Nebenwirkungen bei weitem übertroffen werden:

- Die Freisetzung von Zucker bedeutet starken Streß für das endokrine System. Letzten Endes kann es zu Erschöpfungszuständen der Nebennieren kommen, und Blutunterzucker ist die Folge.
- Wer viel Kaffee trinkt, ist oft nervös und zittrig.
- Täglicher Konsum summiert sich, und das viele Koffein wird im Fettgewebe gespeichert, von wo es nicht mehr so leicht ausgeschieden werden kann.
- Kaffeetrinkende Hausfrauen haben, als man ihnen nur noch

koffeinfreie Getränke gab, Symptome gezeigt, die denen des Drogenentzugs sehr ähnlich waren.

- Professor John Minton, Chirurg an der Staatsuniversität Ohio und Krebsspezialist, hat herausgefunden, daß ein übermäßiger Genuß an Methylxanthinen (aktiven chemischen Stoffen im Koffein) zu bösartigen Brusterkrankungen und Prostataproblemen führen kann.
- Koffein kann dem Körper Vitamin B, besonders Inosit, entziehen, ebenso Vitamin C, Kalium und andere Mineralstoffe
- Kaffee steigert den Säureanteil im Verdauungstrakt und kann zu Jucken im After führen.
- Viele Ärzte sind der Meinung, daß Koffein mit schuld daran sei, wenn es zu Herzerkrankungen und Bluthochdruck kommt.
- Die britische medizinische Zeitschrift *Lancet* berichtete von einem starken Zusammenhang zwischen Kaffeekonsum und Krebs an der Blase und im unteren Harnbereich.
- Personen, die täglich 5 Tassen Kaffee trinken, tragen ein um 50 Prozent höheres Risiko, an einem Herzleiden zu erkranken als Nicht-Kaffeetrinker.
- Das Fachblatt des amerikanischen Ärzteverbandes, *Journal of the American Medical Association*, berichtet von einer Erkrankung, die als »Koffeinismus« bezeichnet wurde. Die Symptome sind Appetitverlust, Gewichtsabnahme, Reizbarkeit, Schlaflosigkeit, Hitzewallungen, Frösteln, leichtes Fieber.
- Es hat sich gezeigt, daß Koffein die Reproduktion der Desoxyribonukleinsäure (DNS) beeinträchtigt.
- Schwangere Frauen sollten Koffein meiden. Tierversuche haben ergeben, daß die Menge Koffein, die in etwa 4 Tassen Kaffee enthalten ist, zu Geburtsfehlern führen kann.

- Bei hohen Dosierungen von Koffein bekommen Tiere im Laborversuch Krämpfe und sterben.
- Kaffee kann die Herzfrequenz und den Blutdruck gefährlich steigern, wenn er zusammen mit stauungsauflösenden oder bronchienerweiternden Medikamenten genommen wird.
- Koffein kann sehr giftig wirken (die tödliche Dosis liegt vermutlich bei etwa 10 g). Neuere Forschungen haben ergeben, daß etwa 1 l Kaffee, in drei Stunden getrunken, sehr viel Thiamin im Körper zerstören kann.

Sie nehmen mehr Koffein zu sich, als Sie denken

Die folgende kleine Übersicht zeigt, wieviel Koffein Sie mit bestimmten Getränken bzw. Medikamenten zu sich nehmen.

Getränk	**1/3 l (Dose oder Flasche):**
Coca Cola	64,7 mg
Pepsi-Cola	43,1 mg
Kaffee	**pro Tasse:**
Löslicher Kaffee	66,0 mg
Espresso	110,0 mg
Filterkaffee	146,0 mg
Teebeutel	
Schwarztee (5 Min. ziehen)	46,0 mg
Schwarztee (1 Min. ziehen)	28,0 mg
Loser Tee	
Schwarztee (5 Min. ziehen)	40,0 mg
Grüner Tee (5 Min. ziehen)	35,0 mg

Kakao	13,0 mg
Schokolade	
Milchschokolade	6,0 mg
Zartbitterschokolade	20,0 mg

Medikamente	**je Pille**
Anacin (auch ohne Koffein erhältlich)	32,0 mg
Bio Slim T-Kapseln	140,0 mg
Cafergot*	100,0 mg
Dexatrim (auch ohne Koffein erhältlich)	200,0 mg
Empirin	32,0 mg
Emprazil	30,0 mg
Excedrin	65,0 mg
(Excedrin PM enthält kein Koffein, aber ein Antihistamin.)	
Florinal	130,0 mg
Midol	32,4 mg
NoDoz	100,0 mg
Soma Compound	32,0 mg
Triaminicin	30,0 mg
Vanquish	33,0 mg
Vivarin	200,0 mg

Alternativen zum Koffein

Koffeinfreier (entkoffeinierter) Kaffee ist *nicht* die beste Lösung für das Koffeinproblem. Trichlorethylen, früher zum Entzug des Koffeins verwendet, hat sich in Tierversuchen als

* Anmerkung: Cafergot ist als einziges der hier genannten Präparate in Deutschland erhältlich.

krebserregend herausgestellt. Die Hersteller sind inzwischen zu Methylchlorid übergegangen, was zwar weniger gefährlicher ist, aber dadurch wird dem Körper die gleiche Art von Chlorkohlenstoffverbindungen zugeführt, die bei vielen toxischen Insektiziden vorkommen.

Ginseng kann Ihnen einen richtigen Energieschub geben.

Regelmäßiges Teetrinken ist auch nicht die Lösung, denn schwarzer Tee enthält bekanntlich fast genausoviel Koffein wie Kaffee. Hingegen können Kräutertees sehr belebend wirken, und sie werden überall in großer Vielfalt angeboten. Auch Ginseng kann Ihnen einen richtigen Energieschub geben, fast so wie Kaffee, aber ohne die schädlichen Nebenwirkungen. Cola-Getränke, light oder normal, sind heute bei vielen beliebt, die die Wirkung des Koffeins mögen. Trinken Sie statt dessen lieber Mineralwasser: Sie werden zwar nicht so angeregt wie durch das Koffein, aber Ihrem Körper tun Sie damit einen größeren Gefallen.

Wie Alkohol dem Körper schadet

Alkohol ist die am weitesten verbreitete Droge in unserer Gesellschaft. Und weil er so leicht zu bekommen ist, halten die meisten Menschen ihn nicht für eine Droge. Er ist aber eine, und bei Mißbrauch kann er viel Schaden in Ihrem Körper anrichten.

- Alkohol ist kein anregendes Mittel, sondern in Wirklichkeit ein Beruhigungsmittel für das zentrale Nervensystem.
- Er kann die Blutgefäße schädigen.

- Er wärmt Sie nicht auf, sondern führt dazu, daß Sie noch mehr frieren, weil Sie mehr schwitzen und der Körper Wärme verliert.
- Er zerstört Gehirnzellen, weil er Ihnen das notwendige Wasser entzieht.
- Er kann dem Körper die Vitamine B_1, B_2, B_6, B_{12}, Folsäure, Vitamin K, Zink, Magnesium und Kalium entziehen.
- 4 Drinks am Tag können zu organischen Schäden führen.
- Er kann die Fähigkeit der Leber, Fett zu verarbeiten, beeinträchtigen.

Was Sie trinken und wann

Lassen Sie sich nicht dadurch täuschen, daß der Alkoholgehalt in verschiedenen Getränken unterschiedlich ist. Es stimmt, daß Bier nur zwischen 4 und 6 Prozent Alkohol enthält, Wein zwischen 9 und 13 und Whisky mindestens 40 Prozent; aber eine Dose Bier, ein Glas Wein oder ein guter Schluck Whisky haben dieselbe berauschende Wirkung. Mit anderen Worten, nach 4 Flaschen Bier können Sie genauso betrunken sein wie nach 4 Gläschen Tequila.

Eine Bloody Mary zum Frühstück kann mehr Schaden anrichten als ein Wodka mit Zitrone zum Abendessen.

Erstaunlicherweise ist das, was Sie trinken, nicht so wichtig wie der Zeitpunkt, zu dem Sie es trinken. Dr. John Palmer von der Universität Massachusetts berichtet, daß die Zeitdauer, in der der Alkohol im Blut bleibt, im Tagesverlauf unterschiedlich ist. Das heißt natürlich, je länger der Alkohol im Blut bleibt, desto mehr Zeit hat er auch, auf die Gehirnzellen zu wirken. Die Stunden zwischen zwei Uhr morgens und Mittag sind die gefährlichsten, während die Stunden am späten Nachmittag und frühen Abend am wenigsten schädlich sind. Ein Cocktail, den Sie zum Abendessen nehmen, wird um 25 Prozent schneller verbrannt als eine Bloody Mary zum Frühstück, und der letzte Drink nach Mitternacht auf einer Party wird langsamer verbrannt als sein Vorgänger und führt zu einem länger anhaltenden Anstieg des Blutalkohols.

Vitamine verringern das Verlangen nach Alkohol

Wer viel trinkt, kann davon loskommen.

Forschungen an der Universität von Texas haben ergeben, daß alkoholabhängige Mäuse, die nährstoffreich und mit vitaminhaltiger Kost gefüttert wurden, schnell das Interesse am Alkohol verloren. Das scheint sich auch beim Menschen zu bestätigen, denn Untersuchungen ergaben, daß Personen, die viel tranken, davon loskamen und sogar das Interesse am Alkohol völlig verloren, wenn sie sich richtig ernährten und entsprechende Vitamingaben zusetzten. Besonders die Vitamine A, D, E, C und alle Vitamine der B-Gruppe – vor allem B_{12}, B_6 und B_1 – führten zusammen mit Cholin, Inosit, Niacin und einer eiweißreichen Kost zu den besten Ergebnissen. Der New Yorker Arzt Dr. H. L. Newbold, der mit Alkoholikern gearbeitet hat, empfiehlt eine langsame Steigerung auf bis zu 5 Glutaminkapseln (200 mg) – nicht Glutaminsäure – dreimal täglich, um das Trinken unter Kontrolle zu bekommen. Und er rät dazu, mit einem auf Ernährungswissenschaften spezialisierten Arzt einen passenden Diät- und Nährstoffplan auszuarbeiten.

Seit kurzem wird ein chinesisch-japanisches Kräuterheilmittel namens Kuzu (Pfeilwurzelmehl), das traditionell als Gegenmittel bei Kater eingesetzt wird, auch unterstützend zur Alkoholentwöhnung verwendet. Das ist gar nicht verwunderlich, denn die asiatische Kräuterheilkunde verwendet schon seit 2000 Jahren einen aus der Kuzu-Wurzel hergestellten Tee zur Behandlung von Alkoholismus, denn Kuzu enthält zwei phytochemische Substanzen, Daidzin und Daidzein, die zur Senkung des Blutalkoholspiegels beitragen. Kuzu gibt es als Nahrungsergänzung in 500 mg-Kapseln. Die besten Ergebnisse erzielt man, wenn man es dreimal täglich vor oder nach dem Konsum von Alkohol nimmt.

Die Wahrheit über Marihuana und Haschisch

Marihuana und Haschisch stammen von der Hanfpflanze *Cannabis sativa*. Marihuana besteht aus den zerhackten Blättern und dem Stengel der Pflanze, während Haschisch vom Harz der blühenden Pflanze stammt.

Beide Drogen können sowohl geraucht als auch gekaut werden. Beim Rauchen hält die Wirkung im allgemeinen eine bis drei Stunden an. Beim Kauen kann sie vier bis zehn Stunden andauern, es vergeht jedoch auch längere Zeit, bis der Benutzer eine Wirkung spürt. Anders als andere unerlaubte Drogen haben Marihuana und Haschisch die ungewöhnliche Eigenschaft der »umgekehrten Toleranz«, das heißt, daß gewohnheitsmäßige Benutzer weniger als ein Anfänger brauchen, um high zu werden.

Im wesentlichen wirken diese Drogen als Rausch-, Entspannungs- und Beruhigungsmittel, Appetitanreger und leichte

Halluzinogene, obwohl die Wirkungen individuell unterschiedlich sind.
Das Rauchen eines Joints kann zum Ansteigen des Blutdrucks, stärkerem Herzklopfen und zu einem Absinken der Körpertemperatur wie auch des Vitamin-C-Spiegels im Blut führen.
Wenn Frauen während der Schwangerschaft Marihuana rauchen, kann das zu einem niedrigen Gewicht des Neugeborenen führen und das Risiko von Lungenkrebs steigern.

Vorsicht: Es kann zu einer toxischen Psychose kommen, wenn Cannabis gegessen wird und der Betreffende die Menge nicht richtig eingeschätzt hat.

Vitaminpräparate und Nahrungsmittel, die helfen können

Essen Sie mehr Zitrusfrüchte und grünes Blattgemüse. Dadurch bekommen Sie bessere Kost als durch raffinierten Zucker oder Kohlenhydrate, die einen Mangel an den notwendigen Vitaminen der B-Gruppe herbeiführen.
1 000 mg Vitamin C, morgens und abends
100 bis 400 I. E. Vitamin E, ein- bis dreimal täglich zum Schutz der Lunge

Kokain kostet Sie mehr, als Sie denken

Kokain zieht die Gefäße zusammen, regt das zentrale Nervensystem an und potenziert die Wirkung der Nervenstimulation. Äußerlich angewendet, blockiert es Nervenimpulse und erzeugt ein Taubheitsgefühl.

Der falsche Verschnitt kann töten.

Was Benutzer bekommen – ganz gleich, wieviel sie zahlen –, besteht selten zu mehr als 60 Prozent aus reinem Kokain. Der Rest ist Verschnitt, den die Dealer benutzen, um die Droge um des Profits willen zu verlängern. Einige Verschnitte sind relativ harmlos: Laktose, Dextrose, Inosit (aus der Vitamin-B-Gruppe). Andere Verschnitte wie Maisstärke, Talkumpuder und Mehl können gefährlich werden, weil sie sich nicht im Blut lösen und Klümpchen bilden können. Benzocain, das pharmakologisch aktiv ist, kann ebenfalls zu Blutklümpchen führen und damit ernsthafte Komplikationen verursachen, wenn es als Verschnitt für Kokain verwendet wird.
Da die Droge durch die Schleimhäute schnell resorbiert wird, ist das Inhalieren durch die Nase die beliebteste Form der Kokainaufnahme. Es wird aber auch oft unter der Zunge, unter dem Augenlid und im Genitalbereich örtlich angewendet. Außerdem kann es intravenös gespritzt oder geraucht werden.
Die kurzfristigen Wirkungen von Kokain (etwa eine halbe Stunde nach der Einnahme) bestehen im allgemeinen in Euphorie und Gefühlen von Selbstvertrauen und seelischer Kraft; aber danach ist mehr von der Droge notwendig, um wieder high zu werden. Die psychische und körperliche Abhängigkeit ist sehr groß.
Kokain verursacht Nasenbluten, Herzklopfen, kalte Schweißausbrüche und in manchen Fällen ein Gefühl, als ob Mücken und Käfer über den Körper krabbeln; es kann auch zu Krämpfen, Erbrechen, sogar zu einem Eiweißschock und zum Tod führen.
Die größte Gefahr liegt darin, daß seine Giftigkeit nicht im voraus abzuschätzen ist, weil selbst eine kleine Dosis mit dem falschen Verschnitt je nach Empfindlichkeit des einzelnen zum Tode führen kann.

Präparate und Nahrungsmittel, die helfen können

MVP (siehe Seite 338 f.)
500 mg chelatisiertes Kalzium und 250 mg Magnesium, je 1 Tablette zweimal täglich – davon 1 vor dem Schlafengehen
1 000 mg Vitamin C, 200 bis 400 I. E. Vitamin E, und 100 mg Vitamin-B-Komplex, jeweils ein- bis dreimal täglich
1 Kava-Kava-Kapsel kann vor dem Schlafengehen als Einschlafhilfe genommen werden.

Mittel gegen Kokainsucht

Tyrosin, eine Aminosäure, die im allgemeinen in Fleisch und Weizen vorkommt (siehe Seite 186), lindert die Depressionen, Erschöpfung und Reizbarkeit, die es so schwierig machen, vom Kokain wegzukommen.
Im Fair Oaks Hospital in Summit, New Jersey, nahmen Kokainsüchtige diese Aminosäure zwölf Tage lang in Orangensaft. Außerdem nahmen sie Vitamin C, die B-Vitamine Thiamin, Niacin und Riboflavin und das Enzym Tyroxinhydroxylase, das dem Körper hilft, Tyrosin zu verwerten. Die Ergebnisse waren bemerkenswert gut. Auch 1 Kapsel Johanniskraut-Polyphenol-Komplex, morgens genommen, kann die Depressionen wirksam lindern.

Natürliche Alternativen zu Arzneidrogen

Bei uns werden viel zu viele Medikamente eingenommen: Sind sie alle wirklich nötig? Vermutlich nicht; aber wenn die Patienten zum Arzt kommen, dann erwarten sie einfach, mit einem Rezept wieder wegzugehen.

Es jedoch gibt Alternativen, die manche Ärzte und ernährungsbewußte Patienten ausprobieren, bevor sie zu chemischen Mitteln greifen.

Inosit und Pantothensäure anstelle von Schlafmitteln

Dr. Robert C. Atkins, der auch die nach ihm benannte Diät entwickelt hat, läßt seine Patienten Pantothensäure und etwa 2000 mg Inosit als Schlafmittel anstelle von Barbituraten ausprobieren.
Bevor Sie also die nächste Tablette schlucken, denken Sie doch vielleicht einmal über natürliche Alternativen nach.

Medikament	Natürliche Alternativen
Antazida (säureregulierende Mittel)	Papaya, Süßholzextrakt (entglycyrrhiziniert), lauwarme Kräutertees, z. B. Bockshornklee, Rotulme, Schwarzwurz und Spierstrauch (ohne Zitrone), Methylsulfonylmethan
Antibiotika und Antihistaminika	Knoblauch, Vitamin C, Hühnersuppe, Vitamin A, Zink, Selen, Grapefruitkernextrakt, Echinacea, Pantothensäure, Quercetin und grüner Tee
Antidepressiva (Psychoaufheller)	Kava-Kava, Johanniskraut, Kalzium, Magnesium, Vitamin B_1, B_6 und B_{12}, Tyrosin und Phenylalanin (nicht zusammen mit Monoaminoxidase-Inhibitoren nehmen!)

Blutdrucksenkende Mittel	Omega-3-Fettsäuren, Magnesium, Kalzium; Gemüse der Kreuzblütler-Familie (Brokkoli, Kohl, Grünkohl), Sellerie; Vitamin C, Kalium (nicht bei Nierenproblemen); Dang Gui, Sibirischer Ginseng
Mittel gegen Durchfall	Reis, Bananen und *Lactobacillus-acidophilus*-Joghurt bei Durchfall aufgrund von Antibiotika
Mittel gegen Übelkeit	Vitamin B_1 und B_6 gegen Übelkeit auf Reisen und am Morgen (während der Schwangerschaft), Ingwerwurzelkapseln; Ev.Ext33., Niacin, Bioflavonoide und Ginkgo biloba gegen Schwindelgefühle und Übelkeit bei Erkrankungen des Innenohrs
Harntreibende Mittel	Alfalfa, Spargel, Sellerie, Löwenzahnblätter und Vitamin B_6
Laxantien (Abführmittel)	Vitamin C, Vitamin B_1, B_2, B_6 und B_{12}, Kalium, Magnesium, Acidophilus, Alfalfa, Weißdornfrüchte, Gotu kola (asiatischer Wassernabel, *Hydrocotyle asiatica*), Helmkrautkleie und Wasser
Schlaf- und Beruhigungsmittel (Sedativa)	Baldrian, Melatonin, Cholin, Niacin, Vitamin B_1, B_6, B_{12}, Kalzium, Magnesium, Mangan, Zink, Pantothensäure, Inosit;

	Kava-Kava, Johanniskraut, Phenylalanin und Tyrosin
Schwellungshemmende Mittel	Vitamin A und C, Quercetin, Echinacea, Kräutertee aus Gelbwurzel (*Hydrastis canadensis*) und Lorbeerbaumfrüchten; Kalium

Vorsicht: Wenn Sie Medikamente einnehmen, sollten Sie sie nicht plötzlich absetzen und zu einer natürlichen Alternative übergehen. Lassen Sie sich von einem ernährungswissenschaftlich orientierten Arzt oder Heilpraktiker beraten, um Ihre Dosierungen entsprechend einzustellen, während Sie sich vom Tablettengebrauch entwöhnen.

Medikamente als Nährstoffräuber

Mehr denn je zuvor werden ständig irgendwelche Medikamente geschluckt. Was die meisten aber nicht wissen: viele dieser Medikamente – ob vom Arzt verschrieben oder ohne Rezept gekauft – entziehen genauso viel wie sie geben, jedenfalls unter dem Gesichtspunkt der Ernährung. Allzuoft stoppen die Medikamente entweder die Aufnahme von Nährstoffen oder stören die Fähigkeit der Zellen, sie zu verwerten.

Eine neuere Studie hat gezeigt, daß manche Wirkstoffe in den gängigen, freiverkäuflichen Mitteln gegen Erkältung, Schmerz und Allergien den Vitamin-A-Spiegel im Blut senken. Da Vitamin A die Schleimhäute von Nase, Rachen und Lunge schützt und stärkt, kann ein Defizit daran zur Folge haben, daß die Bakterien sich vermehren und dadurch die Krankheit verlängert wird, die man durch das Medikament eigentlich bekämpfen wollte.

Aspirin kann die Ausscheidung von Vitamin C *verdreifachen*.

Aspirin, Wundermedikament in jedem Haushalt und häufigster Bestandteil von Schmerzmitteln und Medikamenten gegen Schnupfen und Nebenhöhlenerkrankungen, ist ein ausgesprochener Vitamin-C-Räuber. Schon eine kleine Menge kann die Ausscheidung von Vitamin C verdreifachen. Das kann auch zu einem Mangel an Folsäure und Vitamin B führen, was wiederum Anämie und Verdauungsstörungen verursachen kann.

Corticosteroide (Cortison, Prednison), die bei der Behandlung von Arthritisschmerzen, Hautproblemen, Störungen im Blut, Erkrankungen der Augen und bei Asthma eingesetzt werden, senken wiederum den Zinkspiegel im Blut. Nach einer Studie, die in der medizinischen Fachzeitschrift *Postgraduate Medical Journal* veröffentlicht wurde, haben erstaunlich viele Menschen, die Barbiturate nehmen, zu niedrige Kalziumwerte.

Abführmittel und Mittel gegen überschüssige Magensäure beeinträchtigen den Kalzium- und Phosphorstoffwechsel im Körper. Darüber hinaus kann jede übermäßige Einnahme von Abführmitteln dem Körper große Mengen an Kalium sowie die Vitamine A, D, E und K entziehen.

Harntreibende Mittel, die häufig gegen Bluthochdruck verschrieben werden, und Antibiotika sind ebenfalls Kaliumräuber.

Es folgt eine Liste von Medikamenten, die jedoch nicht alle in Deutschland verschrieben werden, die einen Vitamin- oder Nährstoffmangel herbeiführen können. Sie können ihr entnehmen, welche Vitamine, Mineralstoffe und andere Nährsubstanzen jeweils entzogen werden. Werfen Sie einen Blick darauf, ehe Sie beim nächsten Mal zu einem Medikament greifen.

Medikament	**Entzogene Nährstoffe**
Abführmittel, Gleitmittel (auch Rizinusöl, Mineralöl)	alle Nährstoffe, vor allem Vitamin A, D, E, K, Kalzium und Phosphor
Alkohol (auch alkoholhaltige Hustentropfen, Elixiere und rezeptfreie Medikamente wie Nyquil)	Vitamin A, B_1, B_2, Biotin, Cholin, Nianin, Vitamin B_{15}, Folsäure und Magnesium
Ammoniumchlorid (z. B. Ambenyl, Expectorant, Triaminicol, Decongestant cough syrup, P.V. Tussin syrup)	Vitamin C
Antibiotika (z. B. Amoxil, Ceclor, Keflex, Augmentin, Pen.Vee K)	B-Komplex, Vitamin C und K, Acidophilus
Antidepressiva, trizyklische (z. B. Elavil, Tofranil, Norpramin)	Vitamin B_2, Coenzym Q_{10}
Antigerinnungsmittel (z. B. Coumadin, Dicumarol, Panwarfin)	Vitamin A
Antihistaminika (z. B. Chlortrimeton, Pyribenzamin)	Vitamin C

Medikament	**Entzogene Nährstoffe**
Antisäuremittel (z. B. Mylanta, Digel liquid)	Kalzium, Phosphat, Kupfer, Eisen, Magnesium, Kalium, Zink, Eiweiß
Aspirin (APC-Medikamente enthalten Aspirin)	Vitamin A, B-Komplex, C; Kalzium, Kalium
Beruhigungsmittel (z. B. Clorazil, Haldol, Moban, Loxitane)	Vitamin B_2, Coenzym Q_{10}
Betablocker (z. B. Inderal, Lopressor, Sectral)	Coenzym Q_{10}
Chemotherapie	die meisten Nährstoffe
Cholesterinsenkende Medikamente (z. B. Cholestid, Questran, Locholest)	Vitamin A, D, E, K, B_{12}, Beta-Carotin, Folsäure, Eisen und Fette
Clofibrat (Atromid-S)	Vitamin K
Colchicin (Colbenemid)	Vitamin B_{12}, A und Kalium
Corticosteroide (z. B. Cortison, Hydrocortison)	Kalzium, Vitamin D, Kalium, Selen, Zink
Diethylstilboestrol (DES)	Vitamin B_6
Diuretika (harntreibende Mittel) (z. B. Diuril, Hydrodiuril, Ser-ap-es, Lasix)	Vitamin-B-Komplex, Kalium, Magnesium, Zink und Coenzym Q_{10}

Medikament	**Entzogene Nährstoffe**
Empfängnisverhütungsmittel (z. B. Brevicon, Demulen, Enovid, Lo/Ovral, Norinyl, Ovral)	Folsäure, Vitamin C, B_2, B_6, B_{12} und E
Fluoride	Vitamin C
Gichtmittel (z. B. Zyloprim)	Beta-Carotin, Vitamin B_{12}, Natrium, Kalium
Glutethimid (Doriden)	Folsäure
Isoniazid (INH, Nydrazid)	Vitamin B_6
Kanamycin (Kantrex)	Vitamin K und B_{12}
Koffein (in allen APC-Medikamenten)	Vitamin B_1, Inosit und Biotin; Kalium, Zink, kann auch die Kalzium- und Eisenaufnahme hemmen, Vitamin K und Niacin
Mittel gegen Magengeschwüre (z. B. Tagamet, Pepcid, Axid, Zantac)	Vitamin D, B_{12}, Folsäure und Zink
Meprednison (Betapar)	Vitamin B_6, C, Zink und Kalium
Methotrexat (Mexate)	Folsäure
Nitrofurantoin (z. B. Furadantin, Macrodantin)	Folsäure
NSAIDS (z. B. Anaprox, Dolobid, Indocin)	Vitamin B_1, C und Folsäure
Östrogen-Ersatztherapie (z. B. Premarin, Menest)	Vitamin B_6

Medikament	**Entzogene Nährstoffe**
Penicillamine (Cuprimin)	Vitamin B_6
Penicillin (in sämtlichen Formen)	Vitamin B_6, Niacin und K
Phenylbutazon (z. B. Azolid, Butazolidin)	Folsäure
Phenytein (Dilantin)	Vitamin B_{12}, D, Folsäure und Kalzium
Prednison (z. B. Meticorten, Prednisolone, Orasone)	Vitamin B_6, D, C, Zink und Kalium
Propanthelin (Pro-Banthine)	Vitamin K
Protein-Inhibitoren (z. B. Prevacid, Prilosec)	Vitamin B_{12}, Eiweiß
Pyrimethamin (Daraprim)	Folsäure
Sulfonamide, systemische (z. B. Bactrim, Gantanol, Tantrisin, Septra)	Folsäure, Vitamin K und B_2
Sulfonamide und topische Steroide (z. B. Aerosporin, Cortisporin, Neosporin, Polysporin)	Vitamin K, B_{12} und Folsäure
Tabak	Vitamin C, B_1 und Folsäure, Kalzium
Tetracyclin (z. B. Achromycin-V, Sumycin, Tetracyn)	Vitamin K, Kalzium, Magnesium und Eisen

Medikament	**Entzogene Nährstoffe**
Trifluoperazin (Stelasine)	Vitamin B_{12}
Triamteren (Dyrenium)	Folsäure
Tuberkulose-Medikamente	Vitamin B_6, D, E, Niacin und Kalzium

Noch Fragen zu Kapitel XVII?

»Ich weiß, daß Kaffee nervös machen kann, deswegen habe ich mich auf koffeinfreien Kaffee umgestellt. Ich bin aber immer noch reizbar und starken Stimmungsschwankungen unterworfen. Kann eine so geringe Menge an Koffein das bewirken?«
Koffein ist nicht die einzige Substanz im Kaffee, die sich auf das Verhalten auswirkt. In normalem und koffeinfreiem Kaffee (aber nicht im Tee), gibt es einen weiteren – noch nicht genau identifizierten – Wirkstoff, der die normale Aktivität der Gehirnopiate (Endorphine) blockiert, deren Wirkung darin besteht, daß sie Schmerzen lindern und die Stimmung aufhellen.

»Bei einigen Medikamenten, die mir der Arzt verordnet hat, wird davor gewarnt, während der Behandlungsdauer Alkohol zu trinken. Wenn eine solche ausdrückliche Warnung fehlt, bedeutet das dann, daß es ungefährlich ist, einen Schluck Alkohol zu trinken?«
Nur, wenn Sie auch russisches Roulette für ungefährlich halten. Alkohol kann mit fast allen Medikamenten eine schädliche Wechselwirkung eingehen. In der Tat, jedes Medikament, das als Kapsel mit Langzeitwirkung genommen wird, kann

gefährlich werden, wenn Alkohol dazukommt. Die Umhüllung, die dafür sorgen soll, daß das Medikament langsam innerhalb einer bestimmten Zeit freigesetzt wird (im allgemeinen acht bis zwölf Stunden), kann sich in Alkohol schneller auflösen und Ihnen eine unangenehme, möglicherweise giftige Dosis des Medikaments verpassen. Mein Rat: Werden Sie erst wieder gesund – dann können Sie zum Feiern einen Schluck trinken!

XVIII Schlankwerden – Diäten pfundweise

Die Atkins-Diät

Bei dieser Diät* wird den Kalorien keine Beachtung geschenkt, sondern sie konzentriert sich auf die Einschränkung von Kohlenhydraten; aber anders als bei anderen kohlenhydratarmen Diätformen fordert Dr. Atkins, daß fast keine Kohlenhydrate gegessen werden, wenigstens nicht in der ersten Woche. Dadurch fängt der Körper an, Ketonsäuren auszuscheiden (ein Nebenprodukt von unvollständig verbranntem Fett), und zwar in Mengen, die für einen bemerkenswerten Gewichtsverlust ausreichen. Nach Dr. Atkins ist es so, daß Kohlenhydrate der Brennstoff sind, den der Körper als erstes zur Energiegewinnung verbrennt. Und wenn keine aufgenommen werden, greift der Körper auf die gespeicherten Fette zurück. Wenn die Ketonsäuren ausgeschieden werden, verschwinden Hunger und Pfunde.
Es gibt viel Pro und Kontra bei dieser Diät (vor allem deshalb, weil sie – trotz der damit verbundenen Gesundheitsrisiken – zu einem hohen Fettkonsum ermuntert), aber wenn Sie sie machen, dann empfiehlt Dr. Atkins, zusätzlich hochwirksame Vitamine zu nehmen. Ich rate, dem MVP-Plan zu folgen (siehe Seite 338 f.), und dazu noch 1 000 mg Vitamin C mit Bioflavo-

---

* Robert C. Atkins: Diät-Revolution. Der kalorienreiche Weg zu gesunder Schönheit, Ariston 1989.

noiden zu nehmen, wenn Sie alle Zitrusfrüchte weglassen. Nehmen Sie morgens und abends zum Essen auch mindestens 50 mg des Vitamin-B-Komplexes, 1 g Kalium (auf 3 Mahlzeiten verteilt) und 400 bis 800 µg Folsäure täglich.

Die Euphorie-Diät

Viele Sportler kennen einen euphorischen Zustand (die »Zone«), in dem Körper und Geist die höchsten Stufe ihrer Leistungsfähigkeit erreichen. Dr. Barry Sears hat eine Methode entwickelt, wie sich dieser Zustand über die Ernährung erreichen läßt, indem man die Menge der aufgenommenen Portionen an Eiweiß, Kohlenhydraten und Fett durch die gleiche Anzahl von »Blöcken« je Mahlzeit genau reguliert: 3 Blöcke für Frauen, 4 für Männer (dabei entspricht 1 Eiweißblock 7 g Eiweiß, 1 Kohlenhydratblock 9 g Kohlenhydrate, 1 Fettblock 1,5 g Fett). Im wesentlichen erhält man bei dieser Diät 30 Prozent der Kalorien aus Eiweiß, 40 Prozent aus Kohlenhydraten und die restlichen 30 Prozent aus Fetten. Sears ist der Ansicht, die übliche Empfehlung, 55 bis 60 Prozent des Tagesbedarfs an Kalorien durch Kohlenhydrate zu decken, sei zu hoch gegriffen. Er schränkt daher die Zufuhr von Lebensmitteln mit einem hohen glykämischen Index ein (siehe Seite 212), aber nicht nur raffinierte Kohlenhydrate. Er empfiehlt auch das Weglassen von Karotten, Bananen, braunem Reis und Vollkornbrot – dem ich nicht zustimmen kann. Essentielle Fettsäuren sind notwendig, um in die »Zone« höchster Leistungsfähigkeit zu kommen, und das kann ich nur gutheißen. Von den Omega-6-Fettsäuren ist, nach Sears, die Gammalinolensäure (GLS) die wichtigste. Aber wenn zuviel GLS – durch das Essen oder durch Zusatzpräparate – aufge-

nommen wird, können die Vorteile der »Zone« aufgehoben werden, wenn die GLS nicht in einem ausgewogenen Verhältnis zur Eicospentaensäure (EPS) steht, was nicht leicht zu bestimmen ist.
Diese Diät befürwortet gesunde Lebensmittel, schreibt aber festgelegte Mengen zu vorgeschriebenen Zeiten vor, selbst wenn man gar nicht hungrig ist. Doch egal, ob es Ihnen gelingt, diesen euphorischen Zustand zu erreichen, ich empfehle Ihnen, Ihre Basisernährung mit MVP abzudecken (siehe Seite 338 f.).

Weight Watchers

Dies ist eine Langzeitdiät mit drei Mahlzeiten täglich, bei denen man genau abgemessene Mengen an Eiweiß, Kohlenhydraten und Fetten zu sich nimmt.
Obwohl das Programm ernährungsmäßig sehr abgerundet und ausgeglichen ist, haben die meisten Weight Watchers, die ich kennengelernt habe, mir gesagt, daß die Einnahme zusätzlicher Vitamin- und Mineralstoffpräparate ihnen geholfen habe, ihren Energieumsatz beizubehalten, obwohl sie weniger Kalorien zu sich nahmen. Dazu sollte MVP (siehe Seite 338 f.) ausreichen.

Flüssige Protein-Diät

Diese Art von Diät ist sehr gefährlich und kann sogar zum Tode führen. Die US-Behörden haben sogar eine Bestimmung erlassen, wonach alle (flüssigen oder pulverförmigen) Eiweißpräparate, die für Abmagerungskuren verwendet werden können, den folgenden Packungshinweis tragen müssen:

»**Warnung:** Eine extrem kalorienarme Eiweißdiät (unter 800 Kalorien täglich) kann zu schweren Krankheiten und zum Tod führen. Verwenden Sie dieses Präparat zur Gewichtsreduktion ausschließlich unter medizinischer Aufsicht. Achten Sie insbesondere auf mögliche Nebenwirkungen mit Medikamenten, die Sie einnehmen. Nicht geeignet zur Anwendung bei Babys, Kindern, Schwangeren oder stillenden Müttern.«
Radikale Diätkuren dieser Art können verheerende Wirkungen für den Körper haben – nicht zuletzt Störungen der Herzfunktion und schwere Mangelerscheinungen an lebenswichtigen Vital- und Mineralstoffen durch extremen Gewichtsverlust in kurzer Zeit. Ich kann beim besten Willen keine Empfehlungen für ergänzende Nährstoffpräparate abgeben, da ich fest überzeugt bin, daß diese extremen Diätformen niemals ohne strenge medizinische Überwachung durchgeführt werden sollten.

Makrobiotische Zen-Diät

Anders, als man meinen könnte, hat diese Diät nichts mit dem Zen-Buddhismus zu tun, sondern sie wurde von dem Japaner George Ohsawa entwickelt und hat viele Anhänger gewonnen. Folgt man ihr ganz streng, ist sie jedoch vom ernährungsphysiologischen Gesichtspunkt bedenklich.
Bei dieser Diät gibt es zehn Stufen; Milch ist verboten. Man fängt damit an, daß man den Nachtisch wegläßt, und arbeitet sich dann allmählich bis zur höchsten Stufe vor, bei der man nur noch Körner ißt, ungeschälten Reis. Diese Diät basiert auf der östlichen Philosophie des Yin und Yang. Sie schränkt die Aufnahme von Flüssigkeit ein, was genauso gefährlich ist wie der Mangel an Nährstoffen, der entsteht, wenn man nur ungeschälten Reis ißt.

Anhänger dieser Diät glauben, daß sie Vitamine, Mineralstoffe und Proteine im eigenen Körper herstellen und eine Substanz in die andere verwandeln können, wenn sie nur die richtigen Gedanken haben. Für den Fall, daß Sie wirklich diese gefährliche Diät halten wollen, sollten Sie ebenso wie bei strenger vegetarischer Kost zusätzliche Mittel einnehmen. Ein hochwirksames Präparat mit Multivitaminen und Multimineralstoffen zweimal täglich zusammen mit einem guten Präparat des Vitamin-B-Komplexes mit Folsäure ist empfehlenswert. Nehmen Sie außerdem Vitamin B_{12}, 100 µg, ein- bis dreimal täglich.

Diät mit Kelp, Lecithin, Essig, Vitamin B_6

Diese Diät, die in bestimmten Kreisen als Geheimtip gepriesen wird, geistert schon seit über zwei Jahrzehnten vor allem in den USA umher und scheint immer noch populär zu sein. Die Grundelemente dieser Diät kann man mit einer einzigen Tablette bekommen, die Kelp (eine Meeresalge), Lecithin, Apfelessig und Vitamin B_6 enthält. Es gibt sie in zwei Dosierungen: mit einfacher und doppelter Wirkung. Bei der einfachen Dosierung nimmt man 2 Tabletten zu jeder Mahlzeit, bei der doppelten nur eine.

Wie bei jeder Diät, die die Kalorienaufnahme reduziert, empfiehlt sich ein MVP (siehe Seite 338 f.) jeweils zum Frühstück und zum Abendessen; außerdem ein Vitamin-B-Komplex und 500 mg Vitamin C zweimal täglich.

Mindells Diät-Empfehlungen

- Bevor Sie mit einer Diät beginnen, beraten Sie sich mit Ihrem Arzt. Wenn Sie das Gefühl haben, daß Ihr Hausarzt darüber nicht genug Bescheid weiß, suchen Sie sich einen Spezialisten für Ernährungskunde und Diätetik.
- Wenn Sie eine kohlenhydratarme oder kohlenhydratlose Diät machen, hüten Sie sich vor »zuckerfreien« oder »Diät«-Süßwaren, die Sorbit, Mannit und Xylit enthalten. Diese Substanzen werden im Körper genau wie Kohlenhydrate umgewandelt, nur langsamer.
- Wenn Sie eine Diät machen, bei der Alkohol erlaubt ist, kann 1 Glas Wein vor dem Abendessen die Magensäfte anregen und verdauungsfördernd wirken.
- Wenn Sie Wein zu sich nehmen, denken Sie daran, daß trockener Weißwein weniger Kalorien hat als Rotwein.
- Wenn Sie Popcorn als kalorienarme Zwischenmahlzeit zu sich nehmen, sollten Sie daran denken, daß das im Kino verkaufte Popcorn zweimal soviel Kalorien hat wie »leichtes« Popcorn aus der Mikrowelle, und zweieinhalbmal soviel wie Heißluftpopcorn.
- Wenn in einem Kochrezept Sauerrahm benötigt wird, ersetzen Sie es durch fettarmen Joghurt; so können Sie mehr als 300 Kalorien einsparen.
- Denken Sie daran, daß die Reaktion des Körpers auf verminderte Nahrungsaufnahme darin besteht, daß er weniger Kalorien verbrennt. Das ist auch der Grund, warum längerfristig eine Abmagerungskur ohne sportliche Betätigung sinnlos ist.
- Hüten Sie sich vor folgenden Diät-Irrtümern:
  Nachtisch aus Speisegelatine macht nicht dick.
  Pampelmusen helfen beim Abnehmen.

Obst hat keine Kalorien.
Proteinreiche Nahrungsmittel haben keine Kalorien.
Ein Pfund Steak macht nicht so dick wie eine Kartoffel.
Toast hat viel weniger Kalorien als Brot.

- Was immer Sie essen, setzen Sie sich dabei hin und essen Sie langsam. Sie verbrauchen zwar im Stehen vielleicht mehr Kalorien als im Sitzen, aber Sie essen auch leicht mehr. Lesen Sie nicht und sehen Sie nicht fern, bevor Sie Ihre Mahlzeit beendet haben.
- Bei der Auswahl von Obst denken Sie daran, daß nicht alle Früchte gleich sind, daß ein Apfel, eine Banane oder eine Birne mehr Kalorien und Kohlenhydrate haben als eine halbe Melone, ein Schüsselchen frische Erdbeeren oder eine Mandarine.
- Wenn Sie Ihr Gemüse auswählen, nehmen Sie grüne Bohnen statt Erbsen, Spinat anstelle von gemischtem Gemüse und Kartoffelpüree statt Röstkartoffeln.
- Wer sehr auf Kohlenhydrate achtet, sollte Zwiebeln nicht unterschätzen. 1 Tasse gekochte Zwiebeln enthält 18 g Kohlenhydrate.
- Wenn Sie jede Kalorie zählen, sollten Sie wissen, daß ein Eßlöffel Lecithingranulat 50 Kalorien hat, eine Lecithinkapsel hingegen etwa 8.
- Versuchen Sie, einen Tag in der Woche nur mit Wasser zu fasten (die alten Griechen haben es vorgemacht). Trinken Sie nur klares, gefiltertes Leitungswasser oder stilles Wasser aus der Flasche (ohne Eis) oder Kräutertee mit Zitrone – nichts weiter. Das sollte Sie in Schwung bringen.

Mindells ausgewogene Nährstoffdiät, mit der Sie gut abnehmen und gut leben können

Sie haben es sicher schon oft gehört, und es stimmt ja auch wirklich: Das Frühstück ist die wichtigste Mahlzeit am Tag. Sie nehmen es nach der längsten Zeit, in der Sie ohne Nahrungsmittel waren, zu sich und können seinen Nährwert nicht durch ein gutes Mittagessen oder Abendbrot nachholen.
Wenn Sie eine Diät machen, ist es besonders wichtig, daß Sie Ihre Energien zu Beginn des Tages aktivieren.

Frühstück

$^1/_4$ l fettarme Milch (oder Saft)
kalorienarmes, mit Geschmacksstoffen angereichertes Sojaeiweißpulver
4 Eiswürfel nach Belieben
Alles im Mixer 1 Minute lang gut rühren. Ergibt ungefähr 150 Kalorien.
Diese Mischung kann auch eingefroren, als Nachtisch am Abend oder als kleine Zwischenmahlzeit gegessen werden, wenn die Kalorienzahl es zuläßt.

Das Mittagessen ist eine heikle Angelegenheit. Schnellrestaurants und Kantinen sind verführerisch, und nichts macht eine Diät schneller zunichte als ein paar Pommes frites oder »das bißchen Sauce« zum Fleisch. Wenn Sie wirklich abnehmen wollen, denken Sie mehr in diese Richtung:

Mittagessen

1 kleine Portion Fisch
85–140 g hautloses Hühnerfleisch oder weißes Putenfleisch
1 Portion roher Gemüsesalat (mit Zitrone oder Essig angerichtet)
1 Stück Obst

oder:

1 kalorienarmes Putensandwich (85 g Putenfleisch, 1 Teelöffel Mayonnaise, 2 Scheiben Vollkornbrot, Salat, dünne Tomatenscheiben)
1 kleine Karotte
$^1/_2$ Tasse ungesüßtes Apfelmus, gemischt mit $^1/_2$ Tasse fettarmer Joghurt

oder:

1 Diät-Pizza (60 g fettarmer, in Scheiben geschnittener Mozzarella-Käse, $^1/_2$ Vollkorn-Muffin, eine kleine, in Scheiben geschnittene Tomate, 1 Teelöffel Olivenöl, Oregano)
$^1/_4$ Zuckermelone oder 1 Tasse gefrorene Melonenkugeln.
Variieren Sie das Mittagessen von Tag zu Tag.
Das Abendessen führt oft zum Scheitern einer Diät, aber das muß nicht so sein.

Abendessen

An fünf Abenden in der Woche sollten Sie Fisch essen (Seezunge, Forelle, Lachs, Heilbutt und ähnliches) oder Geflügel gegrillt, gekocht oder gebraten (entfernen Sie Geflügelhaut erst vor dem Verzehr), und an zwei Abenden in der Woche können Sie Fleisch essen – auch gegrillt, gekocht oder gebraten; dazu gekochtes Gemüse, einen großen frischen Salat (nicht mehr als 1 Teelöffel Öl in der Sauce), 1 kleine gekochte oder gebackene Kartoffel ein- bis zweimal die Woche und 1 Stück frisches Obst zum Nachtisch.

Wenn Sie Tofu anstelle von Geflügel und anderem Fleisch verwenden, können Sie Kalorien und Fett sparen.

Getränke

Die besten Abspeckergebnisse (und eine bessere Gesundheit) erzielen Sie, wenn Sie Alkohol vermeiden; versuchen Sie es statt dessen mit Mineralwasser und Zitrone. Was Getränke angeht, so sind Kräutertees und einfach kaltes Wasser am besten. Achten Sie darauf, 6 bis 8 Gläser Wasser täglich zu trinken.

Zusätzliche Mittel

MVP (siehe Seite 338 f.)
500 mg Kalzium und 250 mg Magnesium, 1 Tablette zweimal täglich für Männer, 2 Tabletten zweimal täglich für Frauen
Chrompicolinat-Komplex, 200 µg, ein- bis dreimal täglich

Schlankmachende Zusätze

Die Aminosäuren Arginin und Ornithin (siehe Seite 181) haben sich als stimulierend für die Hirnanhangdrüse erwiesen, um deren Produktion des Wachstumshormons fortzusetzen. Das hat eine Verjüngung des Stoffwechsels zur Folge. Während manche Hormone den Körper zur Fetteinspeicherung anregen, hat das Wachstumshormon eine fettmobilisierende Wirkung, was dazu beiträgt, daß Sie schlanker aussehen und gleichzeitig mehr Energie zur Verfügung haben.

Sie können Ihren Stoffwechsel verjüngen, während Sie schlafen.

Das beste ist überhaupt, Sie verjüngen Ihren Stoffwechsel, während Sie schlafen, denn das ist die Zeit, wenn das Wachstumshormon freigesetzt wird.
Präparate gibt es in Form von Tabletten oder Pulver, und sie wirken am besten, wenn sie auf leeren Magen mit Wasser oder Saft (ohne Protein) genommen werden. Wenn Sie abnehmen wollen, nehmen Sie 2 g (2000 mg) kurz vor dem Schlafengehen.

Vorsicht: Arginin ist kontraindiziert für Kinder im Wachstum, Personen mit Neigung zu Schizophrenie und bei Herpes-Infektionen. Dosierungen über 20 g können gefährlich sein.

Weitere natürliche Alternativen zu Diätmitteln

Wegen der Gefahren, die mit der Einnahme von Diätmitteln verbunden sind, suchen viele Menschen nach ungefährlicheren Alternativen, um Gewicht zu verlieren. Es folgt eine Liste von natürlichen Alternativen, die Sie möglicherweise neben Ihrem Diät- und Bewegungsprogramm anwenden wollen, wenn Sie in jeder Hinsicht besser in Form sein wollen.

Chitosan ist ein wirksamer »Fett-Blocker«, der die Gewichtsabnahme fördert, indem er die Fettabsorption verhindert. Während sie den Verdauungskanal durchläuft, kann diese Substanz das Vier- bis Sechsfache ihres Eigengewichts an Fett aufnehmen und es sozusagen aus dem Körper schwemmen, bevor es vom Stoffwechsel umgewandelt und als überschüssige Pfunde gespeichert wird. Leider kann Chitosan auch einen Abbau der wichtigen fettlöslichen Vitamine E, A, D und K zur Folge haben. Es sollte daher nur gelegentlich eingesetzt werden und nicht länger als zwei Wochen hintereinander. Wenn Sie es nehmen, sollten Sie Ihrem Körper unbedingt zusätzliche fettlösliche Vitamine und essentielle Fettsäuren zuführen. Nehmen Sie 1 bis 3 Tabletten zu 250 mg täglich zu den Mahlzeiten. Achten Sie darauf, mit jeder Tablette l gefiltertes Wasser zu trinken.

Vorsicht: Sie sollten Chitosan nicht anwenden, wenn Sie auf Schalentiere allergisch reagieren. Ergänzungsmittel – oder jedwede Fett-Blocker – sollten nicht von Schwangeren, stillenden Müttern oder Kindern genommen werden.

Coenzym Q_{10} *(Co-*Q_{10}*)* ist ein hervorragendes Antioxidationsmittel, das außerdem die Energiegewinnung fördert, da es die Fettverbrennung im Körper erleichtern kann (siehe Seite 233).

Konjugierte Linolsäure hilft, die Masse des Körperfettes zu reduzieren, während es gleichzeitig die Muskelmasse vergrößert. Da im Muskel überschüssige Kalorien verbrannt werden, werden Sie weniger zu Übergewicht neigen, wenn Sie mehr Muskelgewebe haben. Konjugierte Linolsäure kann außerdem gegen viele Arten von Krebs Schutz bieten. Als Diäthilfe empfehle ich 3 Kapseln zu 600 bis 1 200 mg vor dem Essen.

DHAP bezeichnet eine Kombination von Pyruvat und dessen Vorstufe Dihydroxyaceton. Als zusätzliches Präparat erhältlich, steigert es das sportliche Durchhaltevermögen und die Fettmenge, die man während des Trainings verliert. Selbst im Ruhezustand hilft es dem Körper, Fett als Brennstoff aufzubrauchen. Die empfohlene Dosierung beträgt 2 bis 5 g zweimal täglich zum Essen. Von der Anwendung bei Kindern und Schwangeren ist abzuraten.

DL-Phenylalanin, Tyrosin und 5-HTP: Diese Aminosäurekombination hat sich als hilfreich zur Reduzierung des Heißhungers auf Zucker und Kohlenhydrate erwiesen, die schon so manchen Diätwilligen wankelmütig werden ließen. Empfehlenswerte Dosierungen für verschiedene Aminosäuren finden Sie im V. Kapitel.

Ephedra (Mahuang) und Johanniskraut: eine hochwirksame Kombination, die helfen kann, den Appetit zu zügeln und den Stoffwechsel anzukurbeln.

Vorsicht: Ephedra kann gefährliche Nebenwirkungen haben und sollte nicht von jemandem genommen werden, der schon mit Herzproblemen zu tun hatte oder ein Antidepressivum auf Rezept nimmt. Ich empfehle, einen ernährungstherapeutisch arbeitenden Heilkundigen zu konsultieren, bevor Sie Ephedra in Ihren Diätplan aufnehmen.

Hydrozitronensäure ist ein Wirkstoff, der aus der indischen, säuerlichen Frucht *Garcinia cambogia* gewonnen wird, die von ayurvedischen Heilern schon jahrhundertelang als natürlicher Appetitzügler verwendet wird; erzeugt keine Abhängigkeit. Einige Untersuchungen deuten darauf hin, daß es die Kalorienaufnahme um bis zu 10 Prozent verringert. Die besten Ergebnisse erzielen Sie mit 3 Kapseln zu 500 bis 750 mg täglich, jeweils eine halbe Stunde vor dem Essen – kombiniert mit einem vernünftigen Diät- und Übungsplan.

L-Carnitin ist ein vitaminähnlicher Nährstoff, der zu mehr Körperkraft und Kondition verhelfen kann und die Gewichtsabnahme fördert. Außerdem kann er hohe Blutcholesterinwerte senken und gleichzeitig den »guten« HDL-Cholesterinspiegel erhöhen. Ich empfehle, 1 bis 3 Kapseln mit 250 bis 500 mg eine halbe Stunde vor dem Essen zu nehmen.

Pyruvat kann Kraft und Ausdauer erhöhen und die Fettverbrennung steigern, auch ohne körperliche Betätigung. Pyruvat kommt im Körper als natürliches Stoffwechselprodukt vor; es stimuliert die Ausschüttung von Adenosintriphosphat (ATP), dem »Brennstoff« des Körpers, und senkt den Cholesterinspiegel und den Blutdruck. Wie Pyruvat-Anhänger berichten, haben sie mit Dosierungen von nur 5 g täglich gute Ergebnisse erzielt. Außer gelegentlichen Magenverstimmungen scheint es nur geringe Nebenwirkungen zu haben; Schwangeren und Kindern ist jedoch davon abzuraten.

Noch Fragen zu Kapitel XVIII?

»Soviel ich weiß, sollten höchstens 30 Prozent meiner täglichen Kalorienaufnahme von Fetten stammen. Dieses Rechnerei finde ich aber etwas verwirrend. Ich studiere zwar immer die Angaben auf der Packung, aber trotzdem blicke ich nicht durch. Gibt es eine einfache Methode, um festzustellen, wie viele Kalorien ich tatsächlich zu mir nehme?«

In der Tat. Eine amerikanische Zeitschrift hat da einen brauchbaren Vorschlag gemacht: Man sollte wissen, daß 1 g Fett ungefähr 9 Kalorien hat. Wenn Sie also Ihren täglichen Fettkonsum unter 30 Prozent halten wollen, sollten Sie darauf achten, daß auf den Kalorienangaben der Lebensmittel für 100 Kalorien nicht mehr als 3 g Fett angegeben sind.

»Was bedeutet ›SETPOINT‹? Und was hat das mit dem Abnehmen zu tun?«

Die Setpoint- oder Sollwert-Theorie ist eine der verbreitetsten Theorien über die Gewichtszunahme oder -abnahme. Sie besagt, daß Fettleibigkeit damit zusammenhängt, daß ein Bereich des Hypothalamus (Teil des Gehirns) auf eine bestimmte Art, ähnlich wie ein Thermostat, eingestellt ist – aber auf die

Steuerung des Hungergefühls. Man braucht wohl nicht eigens zu erwähnen, daß dieses »Steuerventil« bei jedem anders eingestellt ist!
Das Glycerol, das je nach dem Fettgehalt einer Zelle gebunden oder freigesetzt wird, in Übereinstimmung mit dem Blutinsulinspiegel, informiert das Gehirn über die Fettreserven im Körper und setzt den Regelmechanismus entsprechend fest. Leider können äußere Einflüsse – wie Duft und Aroma von köstlichen Speisen – den Regler nach oben versetzen. Sie können aber diesen Sollwert einstellen, indem Sie regelmäßig Sport betreiben. Mit anderen Worten, Sie können Ihren Appetit reduzieren, indem Sie den Sättigungspunkt senken. Zur Umstellung auf Gewichtsabnahme brauchen Sie mindestens dreimal wöchentlich eine halbe Stunde mit atemintensiver Bewegung. Eine einfache Methode besteht darin, dreimal die Woche etwa zweieinhalb Kilometer in einer halben Stunde zu gehen (oder eineinhalb Kilometer in 15 Minuten sechsmal die Woche).

»Stimmt es, daß Grapefruit beim Abnehmen hilft?«
Ja, wenn Sie sie anstelle von Schokoladentorte essen. Grapefruit ist als Diätwunder angepriesen worden, aber sie ist nicht viel mehr als eine gute Quelle von Vitamin C und ein paar anderen Nährstoffen in geringeren Mengen. Obwohl sie auch in Pillenform verkauft wird, ist es doch nur die gute alte Pampelmuse. Ein Plus für die Gewichtsbilanz: eine halbe Pampelmuse hat nur 60 Kalorien!

»Ich habe gehört, daß man im warmen Klima leichter abspecken kann. Ist das wahr?«
Wenn das tatsächlich wahr wäre, dann würden die Übergewichtigen deswegen scharenweise nach Italien oder Spanien übersiedeln. In einem Buch, das Susan Perry und Jim Dawson über unsere Körperuhr geschrieben haben, heißt es, daß wir

uns nach unserer genetischen Veranlagung im Herbst und Winter zusätzliche Fettschichten zulegen. Darum fällt es uns angeblich im Frühling, wenn die Tage wieder länger werden, leichter abzunehmen. Die Frage ist nur – im Vergleich wozu?

»Welche realen Gefahren hat eine Formuladiät – ganz abgesehen von dem Jojo-Effekt, daß das verlorene Gewicht ganz schnell wieder zugelegt wird?«
Die Gefahr ist äußerst real. Viele Leute machen eine Hungerkur mit wenig Kalorien im Alleingang, ohne entsprechende ärztliche Aufsicht, und sind sich nicht darüber im klaren, daß eine solche extrem kalorienarme Kur nur für Menschen angezeigt ist, die mindestens 30 Prozent über ihrem Idealgewicht liegen (nach ärztlichen Gesichtspunkten, nicht nach den Maßstäben der Model-Branche). Wer eine solche Diät macht, muß medizinisch überwacht werden (regelmäßige Blutuntersuchung, EKG und Blutdruckmessung).
Wenn Sie jedoch Ihr Idealgewicht um weniger als 30 Prozent überschreiten, sich zu einer von diesen im Handel frei erhältlichen Formuladiäten entscheiden und sie zu allen Mahlzeiten (statt zu den empfohlenen ein oder 2 Mahlzeiten über einen beschränkten Zeitraum) als Nahrungsersatz zu sich nehmen, riskieren Sie einen Verlust an Muskelfestigkeit und straffem Gewebe im Verhältnis zum Fettgewebe. Das kann zu Herzrhythmusstörungen, dauerhaft vermindertem Stoffwechsel, Ermüdung und in Extremfällen sogar zum Tod führen.

»Ich habe praktisch mein ganzes fetthaltiges Essen durch fettfreie Kost oder Fettaustauschstoffe ersetzt, aber ich nehme trotzdem zu. Was könnte daran schuld sein?«
Meine Vermutung ist, daß Sie mehr essen. Ersatzfette haben nicht die gleiche verzögernde Wirkung für die Verdauung wie richtige Fette. Sie können nur die Geschmacksknospen täu-

schen, aber nicht den Magen. Sie sind eine Art Soforthilfe, aber man wird schneller wieder hungrig, wenn man sie ißt. Untersuchungen haben gezeigt, daß Personen, die 20 Prozent ihres Fettkonsums durch Fettaustauschstoffe deckten (siehe Seite 204), nicht nur am Ende des Tages einen Heißhunger entwickelten, sondern am nächsten Tag fast das Doppelte ihrer gewohnten Menge an fetthaltiger Kost in sich hineinschlangen. Vergessen Sie also diese Austauschstoffe und suchen Sie sich sättigende, fettarme Alternativen. Und vergessen Sie nicht, daß »fettarm« und »fettfrei« keineswegs gleichbedeutend ist mit »kalorienfrei«.

»Kann man auch zunehmen, wenn man fettige Nahrungsmittel nur kaut und sie dann ausspuckt?«
Man wird vielleicht kein Gewicht zulegen, aber möglicherweise schadet man dadurch dem Körper. Es hat sich gezeigt, daß allein schon durch das Schmecken von fettigem Essen der Fettgehalt im Blut zunimmt. Eine Untersuchung an der Universität von Purdue ergab, daß sich durch das bloße Kauen und Ausspucken von Vollrahmkäse auf Crackers der (potentiell herzschädigende) Triglyceridspiegel nahezu verdoppelte!

»Was enthält weniger Fett – Lebensmittel mit dem Zusatz ›besonders mager‹ oder ›fettarm‹?«
Lebensmittel mit dem Zusatz »besonders mager« enthalten weniger als insgesamt 5 g, weniger als 2 g gesättigte Fette und weniger als 95 mg Cholesterin auf 100 g. »Fettarme« Lebensmittel enthalten höchstens 3 g. (Die Bezeichnung fettarm gibt es bei uns nur bei Milchprodukten mit der Angabe des Fettgehaltes in Prozent. Anm. d. Ü.)

»Könnten Sie die Sache mit dem Body Mass Index erklären? Früher sagte mir mein Arzt, daß ich für meine Größe von

1,65 Meter das richtige Gewicht, 68 kg, hätte. Mein neuer Arzt sagt aber, ich sei übergewichtig. Was stimmt nun?«
Lassen Sie sich als erstes gesagt sein: Sie sind damit nicht der einzige. Die seit den fünfziger Jahren verwendeten alten Tabellen für Körpergröße und Gewicht für Männer und Frauen sind kürzlich durch ein neues Maßsystem ersetzt worden. Der Body Mass Index (Quetelet-Index) ist eine Kennzahl, die Größe und Gewicht unabhängig von Alter und Geschlecht repräsentiert.
Um den Body Mass Index zu errechnen, müssen Sie Ihr Kilogrammgewicht durch das Quadrat Ihrer Körpergröße in Metern dividieren. Als gesund gilt ein Wert im Bereich von 18,5 bis 24. Werte über 30 werden als gefährliches Übergewicht eingestuft. Ihr Body Mass Index beträgt 25, und alles zwischen 25 und 29 gilt nun als leichtes Übergewicht. Vielleicht kann ich es so sagen: Wenn Sie sich ausreichend bewegen, vernünftig ernähren und fettarme, ballaststoffreiche Nahrung zu sich nehmen – und wenn Sie glücklich sind, so wie Sie aussehen und sich fühlen, dann entspannen Sie sich einfach – und gehen Sie wieder zu Ihrem alten Arzt!

Einteilung	**Body Mass Index (kg/m²)**
– Untergewicht	< 18,5
– Normalbereich	18,5–24,9
– Übergewicht	25,0–29,9
– Adipositas	≥30,0
– Klasse I	30,0–34,9
– Klasse II	35,0–39,9
– Klasse III	≥ 40,0

XIX
Sie denken, daß Sie nicht viel Zucker und Salz essen ...?

Zuckerarten

Mehr als 100 Substanzen, die süß sind, können als Zucker bezeichnet werden. Die Zuckerarten, mit denen wir am häufigsten in Berührung kommen, sind folgende: *Fruktose* ist ein natürlichen Zucker, der in Obst und Honig vorkommt; *Glukose*, der körpereigene Blutzucker, ist die einfachste Form von Zucker, in die Kohlenhydrate aufgespalten werden; *Dextrose* wird aus Maisstärke hergestellt und ist chemisch identisch mit Glukose; *Laktose* ist Milchzucker; *Maltose* bildet sich durch das Einwirken von Hefe aus der Stärke; und *Saccharose* (auch Sukrose) wird aus Zuckerrohr oder Zuckerrüben gewonnen und zu dem Produkt raffiniert, das wir als Streuzucker kennen. Die Zuckersorten werden unterschieden nach ihrer Qualität (Raffinade, Weißzucker etc.) und nach ihrer Form (Kristallzucker, Würfelzucker, Puderzucker etc.).

Brauner Zucker ist im Grunde nur weißer Kristallzucker, der mit Melassesirup überzogen ist.

Brauner Zucker, den viele Leute für gesünder halten als weißen Zucker, besteht im Grunde nur aus mit Melasse überzogenem weißem Kristallzucker. *Honig* ist eine Mischung aus Fruktose und Glukose.

Andere Süßungsmittel

Sorbit, *Mannit* und *Xylit* sind natürlich vorkommende Zuckeralkohole, die nicht so schnell ins Blut übergehen wie Glukose oder Saccharose. Das größte Mißverständnis in bezug auf diese Süßungsmittel besteht in der landläufigen Meinung, sie enthielten keine Kalorien. Tatsächlich enthalten sie aber genauso viele Kalorien wie Zucker, und in manchen Fällen haben die Produkte, in denen diese Zuckerarten verwendet werden, sogar mehr Kalorien, als wenn sie mit normalem Zucker hergestellt würden. Mit anderen Worten, es handelt sich dabei *nicht* um kaloricnarme oder kalorienfreie Zuckeraustauschstoffe, auch wenn die Produkte, in denen sie vorkommen, häufig in der Diätabteilung von Lebensmittelgeschäften im Regal stehen. Prüfen Sie immer die Angaben auf der Packung.

Ein »zuckerfreies« Produkt
muß nicht unbedingt kalorienarm sein!

Aspartam (z.B. Canderel) ist eine Kombination der Aminosäuren Phenylalanin und Asparaginsäure und hat keine Kalorien. *Acesulfamsäure K* sieht zwar aus wie Zucker, wird aber aus Acetessigsäure gewonnen und hat keine Kalorien. Und *Saccharin* (z. B. mit Cyclamat in »Natreen« enthalten) ist ein kalorienfreies Mineralölderivat, das schätzungsweise 300- bis 500mal süßer ist als Zucker, von ähnlicher chemischer Zusammensetzung wie *Acesulfamsäure K*; wird vom Körper resorbiert, aber nicht umgewandelt, und unverändert mit dem Urin ausgeschieden.

Vorsicht: Falls Sie an Diabetes oder Hypoglykämie (Blutunterzucker) leiden, sollten Sie unbedingt Ihren Arzt oder einen Ernährungswissenschaftler konsultieren, bevor Sie Produkte mit künstlichen Süßstoffen in Ihre Kost aufnehmen.

Gefahren bei zu hohem Zuckerverbrauch

Ketchup hat 8 Prozent mehr Zucker als Eiscreme.

Unser großes Problem mit dem Zucker liegt darin, daß wir zuviel davon essen und es oft gar nicht wissen (1998 waren es 33,6 kg pro Bundesbürger). Viele zum Süßen verwendete Stoffe können als Zucker eingestuft werden, wenn sie auch anders heißen mögen. Wenn auf einem Karton mit Frühstücksflocken Saccharose an dritter Stelle der Zutaten steht, Sirup an fünfter und Honig an siebter, dann macht man sich gar nicht klar, daß man etwas ißt, das aus rund 50 Prozent Zucker besteht!

Der Verbraucher bekommt heutzutage von den ersten Lebenstagen an Zucker. Medikamente für Babys werden oft mit Zucker gesüßt, genau wie manche Babynahrung (lesen Sie die Verpackung!). Und weil Zucker auch als Konservierungsstoff wirkt und Feuchtigkeit absorbiert, ist er oft in Produkten enthalten, in denen wir ihn nie vermuten würden – in Erdnußbutter, Gemüsekonserven und Bouillonwürfeln beispielsweise. Hätten Sie gedacht, daß das Ketchup, mit dem Sie so manche Speise würzen, knapp 8 Prozent mehr Zucker enthält als Eiscreme? Daß das Sahnepulver für den Kaffee aus 65 Pro-

zent Zucker besteht, im Vergleich zu 50 Prozent in einer Tafel Schokolade?
Tatsache ist, daß wir mehr Zucker essen, als unserer Gesundheit zuträglich ist. Es gibt keinerlei Zweifel, daß Zucker eine Hauptrolle beim Entstehen von Karies spielt. Auch am Übergewicht ist er beteiligt, und Übergewicht kann Herz-Kreislauf-Erkrankungen, Diabetes, Gallensteine, Rückenprobleme und Arthritis zur Folge haben. Nicht daß der Zucker allein das Übergewicht verursachen würde, aber sein Vorhandensein in der Nahrung verleitet Sie dazu, mehr zu essen, und wenn Sie die Kalorienzahl senken, ohne die Zuckeraufnahme gleichzeitig einzuschränken, dann verlieren Sie schneller Nährstoffe als Pfunde.
Zucker ist auch dort der Übeltäter, wo es um niedrigen Blutzucker geht, und er ist – auch wenn das kontrovers diskutiert wird – direkt oder indirekt ein Faktor bei der Entstehung von Diabetes und Herzerkrankungen.

Vorsicht vor verborgenem Zucker

Verborgener Zucker kommt da vor, wo Sie ihn am wenigsten vermuten. Wenn Sie sich als Zucker-Detektiv betätigen wollen, rate ich Ihnen, das Etikett immer zu studieren. Achten Sie auf Saccharose-Ersatz, wie Maissirup, und auf Wörter, die auf »-ose« enden; sie deuten auf das Vorhandensein von Zucker hin. Zucker bleibt Zucker, ganz gleich, wie er genannt wird. Und denken Sie daran, daß selbst Medikamente nicht frei von süßenden Zusätzen sind. Wenn Sie Zweifel haben über den Zuckeranteil bei einem Medikament, fragen Sie den Apotheker.

Gefahren von zu hohem Salzverzehr

Wenn jemand nicht das Salz zum Brot hat, so mag das ein bedauernswerter Zustand sein. Der Ausdruck stammt aus früheren Zeiten und bezeichnete bittere Armut. Heute sind wir in dieser Beziehung viel zu reich, denn wir haben alle unser Salz zum Brot – allerdings mehr, als wir brauchen. Der durchschnittliche Verzehr von Natriumchlorid (Speisesalz) liegt ungefähr zwischen 5 und 15 g täglich. Und viele von uns nehmen mehr als 15 g Salz zu sich.
Zu hoher Salzverzehr kann zu Bluthochdruck führen, was wiederum die Gefahr für Herzerkrankungen vergrößert; selbst Migräneschmerzen kann Salz verursachen. Es hält außerdem Flüssigkeit im Körper zurück, was Benommenheit und ein Anschwellen der Beine zur Folge hat. Auch kann es die Ursache dafür sein, daß Kalium mit dem Urin verlorengeht. Daneben kann viel Salz in der Kost schaden, wenn es die richtige Auswertung von Eiweiß behindert. Neuere Forschungsergebnisse weisen darauf hin, daß zuviel Natrium in der Kost und ein unausgewogenes Kalium-Natrium-Verhältnis als hohe Risikofaktoren für Darmkrebs, speziell bei Männern, zu betrachten sind.

Verborgene Salze

Wenn Sie keine Salzbrezeln und Salzstangen essen und keinen Salzstreuer auf dem Tisch haben, bedeutet das noch lange nicht, daß Sie nicht doch mehr Salz aufnehmen, als Sie eigentlich sollten. Die salzigen Fallen sind dem Blick ebenso verborgen wie die süßen.

- Halten Sie sich beim Bier zurück (es enthält 15 mg Natrium auf 0,3 l).

- Vermeiden Sie beim Kochen die Verwendung von Speisenatron, Natriumglutamat und Backpulver. In vielen Suppen- und Saucenerzeugnissen ist Natriumglutamat als Geschmacksverstärker enthalten.
- Viele Abführmittel enthalten Natrium.
- Verwenden Sie kein Wasser zum Trinken oder Kochen, das durch einen Enthärtungsfilter gelaufen ist: Er setzt dem Wasser Natrium zu.
- Wenn Sie auf einem Etikett die Zutaten nachlesen, achten Sie auf die Angabe »Salz« oder »NaCl« (die chemische Formel für Salz).
- Tomatensaft ist zwar kalorienarm, enthält aber viel Salz.
- Essen Sie kein geräuchertes Fleisch, wie Schinken, Speck, Corned beef, keine Wiener oder anderen Würste, Schalentiere oder Fleisch, Geflügel und Fisch in Dosen oder tiefgefroren, denen Salz hinzugefügt wurde.
- Fragen Sie im Restaurant nach einem Stück Fleisch, das von der Innenseite stammt, oder nach Schnitzeln und Steaks, die nicht eigens gesalzen wurden.
- Achten Sie auf das Mineralwasser, das Sie trinken, wenn Sie salzarm leben wollen, denn es hat zwar keine Kalorien, aber oft viel Salz.
- Beachten Sie, daß zwei Scheiben von den meisten industriell gefertigten Brotsorten (auch Vollkorn- oder Diätbrot) ungefähr 230 mg Salz enthalten.

Salzgehalt einiger Lebensmittel

In der folgenden Übersicht finden Sie ein paar Beispiele für den Natriumgehalt einiger gängiger Lebensmittel. Die Angaben gelten für 100 g.

H-Milch, fettarm	**48 mg**
Magermilchjoghurt	**50 mg**
Tilsiter, 45% Fett i.Tr.	**779 mg**
Camembert, 45% Fett i. Tr.	**975 mg**
Speisequark, mager	**40 mg**
Margarine	**101 mg**
Schalentiere, frisch	**116 mg**
Hering, frisch	**117 mg**
Karpfen, frisch	**30 mg**
Heringsfilet in Tomatensauce	**526 mg**
Krabben in der Dose	**1000 mg**
Brathähnchen	**83 mg**
Kalbsleber	**87 mg**
Corned beef	**833 mg**
Rindfleisch in der Dose	**600 mg**
Speck, durchwachsen	**1770 mg**
Bockwurst	**700 mg**
Dosenwürstchen	**711 mg**
Salami, deutsche	**2080 mg**
Roggenbrot	**523 mg**
Weizenbrot	**551 mg**
Pumpernickel	**370 mg**
Salzstangen	**1800 mg**
Bohnen, in Dosen	**249 mg**
Erbsen, in Dosen	**222 mg**
Datteln, getrocknet	**35 mg**
Oliven, grün, mariniert	**2250 mg**
Sojasauce (1 Teelöffel)	**1320 mg**

Noch Fragen zu Kapitel XIX?

»Stimmt es, daß man bei großer Hitze zusätzlich Salz braucht, besonders bei körperlicher Anstrengung oder bei sehr starkem Schwitzen?«
Nein! Das ist nur ein Märchen, aber eines, das gefährliche Folgen haben kann. Die Wahrheit ist, daß Salztabletten Wasser entziehen. Wenn Sie sich körperlich anstrengen, setzt der Körper Mechanismen in Gang, um Salz zu konservieren, und da wir alle sowieso zuviel Salz essen, ist ein Mangelzustand unwahrscheinlich. In der Tat, zuviel Salz unter solchen Bedingungen kann sogar zu einem Hitzschlag führen. In den sehr, sehr seltenen Fällen von wirklich auftretendem Salzmangel kann dieser mit einer 0,1prozentigen Salzlösung behoben werden, die man dem Trinkwasser zufügt – aber da sollte der Arzt befragt werden.

»Mir wurde gesagt, daß ein süßer Riegel vor dem Joggen nicht gut sei. Ich verstehe nicht, was an einem schnellen Energiespender falsch sein soll. Können Sie das erklären?«
Der Verzehr von Zucker oder das Trinken eines süßen Getränks eine halbe Stunde vor dem Training aktiviert die Insulinproduktion, wodurch der Blutzuckerspiegel (und damit die benötigte Energie) absinkt. Man hat herausgefunden, daß die Insulinreaktion blockiert wird, sobald das Training beginnt; das erklärt, warum Sportler dann Getränke zu sich nehmen können, die Glukose enthalten, ohne Blähungen zu bekommen.

»Kann zuckerfreier Kaugummi Karies verhindern?«
Der Vorteil von zuckerfreiem Kaugummi ist, daß er Karies zumindest nicht fördert. Die Behauptung, er habe vorbeugende

Wirkung, ist wohl nicht berechtigt. Tatsächlich ist in zuckerfreiem Kaugummi bzw. in Süßigkeiten oft Sorbit enthalten, das den Zahnverfall beschleunigen kann; es erzeugt zwar selbst keine Karies, begünstigt aber das Wachstum jener Bakterien – *Streptococcus mutans* –, die für Karies verantwortlich sind. Sie haben die Eigenschaft, an den Zähnen zu haften, ohne Schaden anzurichten, solange man keinen Zucker zu sich nimmt. Erst wenn Zucker hinzukommt, verbinden sie sich rasch mit ihm und greifen den Zahnschmelz an. Durch Sorbit steigt die Zahl der Bakterien und damit das Kariesrisiko bei Zuckerkonsum.

Am besten können Sie Karies vorbeugen, wenn Sie innerhalb von 15 Minuten nach dem Essen oder Trinken von zuckerhaltigen Speisen und Getränken den Mund gut mit Wasser spülen oder, besser noch, die Zähne gründlich putzen.

XX
So bleiben Sie schön und attraktiv

Vitamine für gesunde Haut

Wie man aussieht, hängt sehr davon ab, was man innerlich für sich tut. Und was die Haut betrifft, so sind Vitamine und richtige Ernährung für sie wichtig.
Damit Sie gut aussehen, trinken Sie täglich 8 Gläser Wasser (es können auch ein paar Tassen Kräutertee sein), trinken Sie fettarme Milch und essen Sie Magerjoghurt. Lassen Sie die Finger von Schokolade, Nüssen, größeren Mengen von getrocknetem Obst, Gebratenem, Cola-Getränken, Kaffee, Alkohol, Zigaretten und übermäßig viel Salz. Benutzen Sie keinen Zucker; kleine Mengen von Honig süßen auch.
Ein guter Anfang für eine gesunde, strahlende Haut ist ein tägliches Sojaproteingetränk. Es kann anstelle jeder beliebigen Mahlzeit genommen werden, eignet sich aber besonders gut zum Frühstück.

Proteingetränk

2 Eßlöffel Sojaeiweißpulver
1 Eßlöffel Molke
2 Eßlöffel Lecithingranulat
1 $^{1}/_{2}$ Tassen Sojamilch
2 Eßlöffel frisches Obst oder 1 Banane
3–4 Eiswürfel nach Belieben

Alle Zutaten im Mixer mischen; wenn Sie mögen, geben Sie 3 bis 4 Eiswürfel dazu.

Zusätzliche Präparate

Sofern nicht anders angegeben, nehmen Sie die folgenden Präparate zum Essen:

- Ein natürliches, hochwirksames Multivitamin-Kombipräparat mit (Aminosäure-chelatkomplexgebundenen) Mineralstoffen (einschließlich Vitamin A, Beta-Carotin oder Carotinoiden, den Vitaminen B_1, B_2, B_3, B_5, B_6, B_{12}, Biotin, Cholin, Folsäure, Inosit, Vitamin C, Vitamin D, Vitamin E, Bor, Chrom, Kalzium, Kupfer, Magnesium, Mangan, Selen, Vanadium und Zink) – 1 Tablette zweimal täglich, morgens und abends.

Wichtig für die Spannkraft der Haut und die Gesundheit der Nerven

- Eine Breitband-Antioxidans-Rezeptur (mit Alpha- und Beta-Carotin, Lutein, Lycopen, Vitamin C, Vitamin E, Selen, Ginkgo biloba, Coenzym Q_{10}, Heidelbeere, L-Glutathion, Soja-Isoflavone [Genistein und Daidzein], Grapefruitkernextrakt und Grüntee-Extrakt) – 1 Tablette zweimal täglich, morgens und abends. Führt Antioxidantien zu, die die Haut schützen und sie jung und gesund aussehen lassen. Für den Fall, daß Ihr Multivitamin-Mineral-Komplex und die Antioxidans-Rezeptur die folgenden Substanzen nicht enthalten, sollten Sie sie täglich zusätzlich nehmen:
- RNS/DNS-Komplex – regt die Bildung neuer Zellen an; verbessert den Teint.
- Superoxiddismutase (SOD) und wilde Yamswurzel, 300 mg – fördern das Wachstum und die Erneuerung des Gewebes und erhalten eine weiche, flexible Haut.
- Beta-Carotin, 10 000 I. E. – schützt die Haut vor Schäden durch Freie Radikale.

- Vitamin C mit Bioflavonoiden, 500 mg – beugt geplatzten Äderchen vor, fördert die Heilung von Wunden, blauen Flecken und Narbengewebe.
- Vitamin E, 400 bis 800 I. E. – fördert die Durchblutung der feinen Äderchen im Gesicht und die Zellerneuerung in der äußeren Hautschicht.
- Vitamin-B-Komplex mit Pantothensäure, 50 mg – hilft beim Zellaufbau und bei der Wundheilung.
- Methylsulfonylmethan (MSM), 1 000 mg – fördert die Bildung von Kollagen, das bei der Entstehung neuer Hautzellen eine Rolle spielt.
- Essentielle Fettsäuren, 1 000 mg – Leinsamenöl ist eine gute Quelle für feuchtigkeitsregulierende Omega-3-Fettsäuren.
- L-Cystein, 1 g täglich (zwischen den Mahlzeiten mit Saft oder Wasser) – fördert die Erhaltung weicher, jung aussehender Haut.
- Zink, 15 bis 50 mg – heilt Hautschäden und verletztes Gewebe, fördert das Wachstum.

Vitamine für gesundes Haar

Shampoo und Pflegemittel reichen nicht aus, um sicherzustellen, daß Ihr Haar alles bekommt, was es braucht. Denn auch die Ernährung spielt eine große Rolle für ein schönes, glänzendes Aussehen des Haars. Im Unterschied zur Haut kann das Haar sich nicht selbst erneuern – aber neues, gesünderes Haar kann nachwachsen.

Als erstes müssen Sie Ihre Ernährungsweise überprüfen. Stehen Fisch, Weizenkeime, Hefe und Sojabohnen auf dem Speiseplan? Das sollten sie in jedem Fall: Die Vitamine und Mineralstoffe, die diese Nahrungsmittel liefern, sind das, was Ihr

Haar braucht – neben häufiger Kopfmassage, einem guten, proteinangereicherten Shampoo mit ausgeglichenem pH-Wert und einigen Zusatzpräparaten.

Zusätzliche Präparate

Sofern nicht anders angegeben, nehmen Sie die folgenden Präparate zum Essen:

- Ein natürliches hochwirksames Multivitamin-Kombipräparat mit (Aminosäure-chelatkomplexgebundenen) Mineralstoffen (einschließlich Vitamin A, Beta-Carotin oder Carotinoiden, den Vitaminen B_1, B_2, B_3, B_5, B_6, B_{12}, Biotin, Cholin, Folsäure, Inosit, Vitamin C, Vitamin D, Vitamin E, Bor, Chrom, Kalzium, Kupfer, Magnesium, Mangan, Selen, Vanadium und Zink) – 1 Tablette zweimal täglich, morgens und abends. Wichtig für die allgemeine Gesundheit des Haars.
- Eine Breitband-Antioxidans-Rezeptur (mit Alpha- und Beta-Carotin, Lutein, Lycopen, Vitamin C, Vitamin E, Selen, Ginkgo biloba, Coenzym Q_{10}, Heidelbeere, L-Glutathion, Soja-Isoflavonen [Genistein und Daidzein], Grapefruitkernextrakt und Grüntee-Extrakt) – 1 Tablette zweimal täglich, morgens und abends. Führt Antioxidantien zu, die das Haar vor Oxidationsschäden schützen.

  Für den Fall, daß Ihr Multivitamin-Mineral-Komplex und die Antioxidans-Rezeptur die folgenden Substanzen nicht enthalten, sollten Sie sie täglich zusätzlich nehmen:
- Essentielle Fettsäuren (Leinsamenöl oder eine andere Omega-3-Fettsäure), 1000 mg – verhindern, daß das Haar trocken und brüchig wird, verbessern die Haarstruktur.
- Kieselsäure, 500 mg, ein- bis dreimal täglich – beugt Haarausfall vor, erhält den Glanz des Haares.
- Biotin und Inosit, 50 bis 100 mg – verhindert Haarausfall, wichtig für das Wachstum.

- Coenzym Q_{10}, 60 mg – verbessert die Durchblutung der Kopfhaut.
- L-Cystein, 1 g täglich (zwischen den Mahlzeiten mit Saft oder Wasser) – ist der wichtigste Proteinbestandteil des Haares, läßt es glänzen.
- Methylsulfonylmethan (MSM), 1000 mg – verleiht dem Haar mehr Fülle und Glanz.
- Vitamin-B-Komplex, 50 bis 100 mg, mit Pantothensäure, Folsäure und PABS – wesentliche Faktoren für das Haarwachstum; helfen, ergrauendem Haar seine natürliche Farbe zurückzugeben.
- Beta-Carotin, 10000 I. E. – ergänzt die Wirkung der B-Vitamine und erhält den Glanz des Haares.

Denken Sie daran, daß es normal ist, zwischen 50 und 100 Haare täglich zu verlieren.

Vitamine für Hände und Füße

Ihre Hände werden oft mißbraucht. Waschmittel nehmen ihnen natürliches Fett, und Wasser und Wetter allein können schon zu spröder Haut führen. Gummihandschuhe sind eine gute Sache, aber wenn die Haut schon aufgesprungen ist oder wenn Sie eine Dermatitis haben, dann können Sie die Gummihandschuhe nicht direkt auf der Hand tragen. Ein Paar Baumwollhandschuhe unter den Gummihandschuhen nimmt den Schweiß auf und verhindert neue Infektionen. Auch sollten Sie keine Maisstärke in die Handschuhe tun, da diese das Wachstum von Mikroorganismen fördert. Wenn Sie die Feuchtigkeit aufsaugen wollen, streuen Sie reines, unparfümiertes Talkumpuder in die Handschuhe.

Was die Nägel an Fingern und Zehen angeht, so ist die richtige Ernährungsweise das beste Heilmittel für sie. Gelatine wird oft als eine Hilfe gegen brüchige Nägel angesehen, aber das ist ein Irrtum. Nägel brauchen Proteine, und Gelatine ist ein schwacher Ersatz. Nicht nur, daß ihr zwei essentielle Aminosäuren fehlen – Gelatine liefert auch eine andere Aminosäure, Glycin, in Mengen, die Sie gar nicht benötigen. Schwefelreiche Nahrungsmittel wie Eigelb (siehe Seite 148) sollten ebenfalls zu Ihrer Kost gehören, und eine leicht resorbierbare Form von organischem Schwefel, Methylsulfonylmethan (MSM), 1 000 mg, sollte man zweimal täglich zu den Mahlzeiten als zusätzliches Präparat nehmen.

Zusätzliche Präparate

Sofern nicht anders angegeben, nehmen Sie die folgenden Präparate zum Essen:

- Ein natürliches, hochwirksames Multivitamin-Kombipräparat mit (Aminosäure-chelatkomplexgebundenen) Mineralstoffen (einschließlich Vitamin A, Beta-Carotin oder Carotinoiden, den Vitaminen B_1, B_2, B_3, B_5, B_6, B_{12}, Biotin, Cholin, Folsäure, Inosit, Vitamin C, Vitamin D, Vitamin E, Bor, Chrom, Kalzium, Kupfer, Magnesium, Mangan, Selen, Vanadium und Zink) – 1 Tablette zweimal täglich, morgens und abends. Fördert das gesunde Wachstum und die Festigkeit der Nägel.
- Eine Breitband-Antioxidans-Rezeptur (mit Alpha- und Beta-Carotin, Lutein, Lycopen, Vitamin C, Vitamin E, Selen, Ginkgo biloba, Coenzym Q_{10}, Heidelbeere, L-Glutathion, Soja-Isoflavonen [Genistein und Daidzein], Grapefruitkernextrakt und Grüntee-Extrakt) – 1 Tablette zweimal täglich, morgens und abends. Schützt vor der Schädigung des Gewebes durch Freie Radikale.

Für den Fall, daß Ihr Multivitamin-Mineral-Komplex und die Antioxidans-Rezeptur die folgenden Substanzen nicht enthalten, sollten Sie sie täglich zusätzlich nehmen:

- RNS/DNS-Komplex – regt die Bildung neuer Zellen an; verbessert Hautstruktur und Festigkeit der Nägel.
- Vitamin-B-Komplex, 50 bis 100 mg, mit Pantothensäure – fördert die Widerstandskraft gegen Pilzinfektionen und ist wichtig für das Wachstum der Nägel.
- Beta-Carotin, 10000 I. E. – hilft gegen das Spalten der Nägel.
- Kieselsäure, 500 mg, ein- bis dreimal täglich – beugt weißen Flecken und dem Absplittern der Nägel vor.
- Vitamin E, 400 I. E. – notwendig für die richtige Auswertung von Vitamin A.
- Zink, 15 bis 50 mg – verleiht brüchigen Nägeln Festigkeit und wirkt gegen weiße Flecken.

Naturkosmetik – was ist darin enthalten?

Viele kosmetische Mittel werden heute als »natürlich« angepriesen, aber wenn man sich die Zutaten ansieht, kommt man aus dem Staunen nicht mehr heraus. Damit Sie wissen, was Sie alles bekommen, studieren Sie, was auf der Packung oder dem Beipackzettel steht. Die folgende Liste von kosmetischen Zutaten soll zum Verständnis beitragen:

Amyldimethyl PABS: Sonnenschutzwirkstoff aus PABS (Paraaminobenzoesäure), einem Vitamin-B-Komplex-Faktor

Annatto: Pflanzenfarbstoff aus den Samen einer Tropenpflanze

Ätherische Öle: Öl aus Pflanzenteilen, beispielsweise aus:
Avocadoöl: Pflanzenöl aus der Avocadofrucht
Balsam: pflanzliche Mischung aus Harzen und ätherischen Ölen
Benzoesäure: organische Säure, als Konservierungsmittel verwendet
Capryltriglycerid: aus Kokosöl gewonnener Weichmacher
Carrageen: natürliches Verdickungsmittel aus getrocknetem Irischem Moos
Cetylalkohol: Bestandteil von pflanzlichen Ölen
Cetylpalmitat: Bestandteil von Palm- und Kokosöl
Cocamid DEA: aus Kokosöl gewonnenes Verdickungsmittel
Decyloleat: wird aus Talg oder Kokosöl gewonnen
Dinatrium-Monolaneth-5-Sulfosuccinat: wird aus Lanolin gewonnen und zur Verbesserung der Haarstruktur angewendet
Erdnußöl: pflanzliches Öl aus Erdnüssen
Gehärtetes Rizinusöl: wachsartige Substanz, die aus Rizinusöl gewonnen wird
Glycerylstearat: organischer Emulgator, der aus Glycerin gewonnen wird
Imidazolidinyl-Harnstoff: chemisches Konservierungsmittel, das als Produkt des Eiweißstoffwechsels (Hydrolyse) gewonnen wird
Kakaobutter: Nebenprodukt bei der Kakaoherstellung
Kaliumsorbat: aus der Sorbinsäure der Vogelbeeren
Kampfer: Pulver aus dem Kampferbaum
Kokosöl: wird aus den Kernen der Kokosnuß gepreßt
Lanolinalkohol: ein Bestandteil des Lanolins, der als Weichmacher und Emulgator wirkt
Laureth-3: organische Substanz, die aus Kokos- und Palmöl gewonnen wird
Mandelkleie: aus den Preßrückständen bei der Herstellung von Mandelöl

Mandelöl: aus den Kernen/Samen der süßen Mandeln
Melissenöl: aus den Blättern der Melisse
Methylglucosid-Sesquistearat: organischer Emulgator, der aus natürlichem Einfachzucker gewonnen wird
Milchsäure: natürliche organische Säure in fast allen Pflanzen und in saurer Milch
Mineralöl: organischer Weichmacher und Gleitmittel
Natrium PCA: natürlicher Feuchtmacher, der in der Haut vorkommt, wo er als natürlicher Feuchtigkeitsspender wirkt
Natriumcetylsulfat: Waschmittel und Emulgator, aus Kokosöl gewonnen
Natriumlaurethsulfat: Waschmittel, das aus Kokosöl gewonnen wird
Natriumlaurylsulfat: Waschmittel, das aus Kokosöl gewonnen wird
Olivenöl: natürliches Öl, das aus Oliven gewonnen wird
POE (20) Methylglucosid-Sesquistearat: organischer Emulgator aus natürlichem Einfachzucker
Parfümöle: aus Blumen, Gräsern, Wurzeln und Stengeln gewonnene Öle, die einen angenehmen oder wohlriechenden Geruch ausströmen
PEG-Lanolin: Weichmacher und Emulgator aus Lanolin
Pektin: aus Zitrusfrüchten und Apfelschalen gewonnen
Rizinusöl: Weichmacheröl, das durch Pressen von Rizinuskernen gewonnen wird
Safloröl-Hybrid: natürlicher Weichmacher aus einer speziell gezüchteten Saflordistelart
Sesamöl: Öl der gepreßten Sesamsamen
Sorbinsäure: natürliche Säure aus Vogelbeeren, Konservierungsmittel
Stearinsäure: aus Knochenfett, Talg und Palmöl
Tocopherol: natürliches Vitamin E

Undecylenamid DEA: natürliches Konservierungsmittel, das aus Rizinusöl gewonnen wird
Vaseline: aus Mineralöl gewonnene geruch- und geschmacklose fettige Substanz
Wasser: *das* universelle Lösungsmittel und Hauptbestandteil aller lebendigen Substanzen
Weizenkeimöl: aus Weizenkeimen gewonnenes Öl
Ziegenmilchmolke: proteinreiche Molke aus Ziegenmilch
Zitronensäure: natürliche organische Säure, die in vielen Zitruspflanzen vorkommt

Medikamente können Ihrer Schönheit schaden

Das Verschreiben von Medikamten ist in bestimmten Fällen notwendig. Aber die Ärzte vergessen häufig, die möglichen Nebenwirkungen zu erwähnen: Der Doktor ist selten, der seiner Patientin die Pille verordnet und ihr sagt, daß sie davon Hautauschlag oder Haarausfall bekommen kann; aber viele Frauen merken das auch allein sehr schnell. Viele Medikamente können Anlaß zu Problemen mit Ihrer Haut und Ihrem Aussehen geben.

Noch Fragen zu Kapitel XX?

»Was halten Sie von Jojobaöl zur Schönheitspflege?«
Sehr viel. Ich persönlich halte es sogar für eines der besten Schönheitsmittel überhaupt. Jojobaöl gibt es als Öl, Creme, Seife, Shampoo – und es wirkt wahre Wunder.
Z. B., um die Haut vor dem Austrocknen zu schützen: Ver-

wenden Sie einige Tropfen Jojobaöl, bevor Sie Ihr Make-up auftragen. Massieren Sie das Öl sanft ein, insbesondere an den Stellen um Ihre Augen, wo sich Fältchen gebildet haben. Aber Vorsicht: Direkten Kontakt mit den Augen vermeiden, und falls eine Reizung auftritt, sofort das Öl absetzen. Lassen Sie das Öl nachts einwirken, während Sie schlafen, um die Haut geschmeidig zu machen. Dabei ist es ausreichend, eine dünne Ölschicht auf Gesicht und Nacken zu verteilen – nach gründlicher Reinigung, versteht sich.

Jojobaöl kann auch verwendet werden, um die Haut nach dem Duschen wieder weich zu machen (Sie benötigen dazu nur wenige Tropfen) oder als luxuriöses Badeöl (ebenfalls nur einige Tropfen). Auf trockene, aufgesprungene oder frisch rasierte Haut sollte es direkt aufgetragen werden.

Reiben Sie nach dem Haarewaschen einige Tropfen des Öls in Ihr Haar und in die Kopfhaut ein (anschließend nicht ausspülen). Bei täglicher Anwendung verleihen Sie auf diese Weise selbst dem sprödesten Haar wieder seinen natürlichen Glanz.

»Meine Nägel wachsen nicht. Ich habe schon alle möglichen Vitamine ausprobiert, aber sie wirken nicht. Was kann ich denn noch tun?«

Es ist möglich, daß Sie Probleme mit der Schilddrüse haben; gehen Sie deshalb zum Arzt und lassen Sie das überprüfen (siehe Seite 515).

In der Zwischenzeit versuchen Sie es einmal mit Silica (Kieselsäure) oder mit Schachtelhalm (*Equisetum arvense*). Diese Pflanze hat einen hohen Gehalt an Kieselsäure, die schnell in leicht verwertbares Kalzium umgewandelt wird; das gibt Nahrung für Nägel, Haut, Haar, Knochen und Bindegewebe.

XXI
Bleiben Sie jung, energiegeladen und sexy

Verzögerung des Alterungsprozesses

Das Altwerden wird dadurch verursacht, daß die Zellen degenerieren. Unser Körper besteht aus Millionen dieser Zellen; jede hat eine Lebensdauer von höchstens zwei Jahren. Aber bevor die Zelle abstirbt, reproduziert sie sich selbst. Warum, fragen Sie vielleicht, sehen wir dann jetzt nicht mehr so aus wie vor zehn Jahren? Das liegt daran, daß die Zelle bei jeder der aufeinanderfolgenden Reproduktionen eine Veränderung durchmacht, im Grunde einen Abbau. Und so, wie sich unsere Zellen verändern und abbauen, werden wir alt.

Sie können sechs bis zwölf Jahre jünger aussehen und sich auch so fühlen.

Die erfreuliche Nachricht ist, daß alternde Zellen wieder verjüngt werden können, wenn sie Substanzen bekommen, die sie direkt ernähren – etwa Nukleinsäuren.
DNS (Desoxyribonukleinsäure) und RNS (Ribonukleinsäure) sind unsere Nukleinsäuren. Die DNS ist im wesentlichen eine Art chemische Kochplatte für neue Zellen. Sie sendet RNS-Moleküle wie eine Mannschaft gut ausgebildeter Arbeiter aus, um neue Zellen zu bilden. Wenn die DNS keine Befehle mehr an die RNS gibt, endet der Neuaufbau der Zellen – und damit das Leben. Wenn Sie den Körper gut mit Nukleinsäuren ver-

sorgen, können Sie sechs bis zwölf Jahre jünger aussehen, als Sie sind, und sich auch so fühlen.
Wir brauchen 1 bis 1,5 g Nukleinsäuren täglich. Obwohl der Körper seine eigenen Nukleinsäuren produzieren kann, werden sie zu schnell in weniger nützliche Bestandteile gespalten und sollten deshalb aus äußeren Quellen ergänzt werden, um den Alterungsprozeß zu verlangsamen.
Zu den Nahrungsmitteln, die reich an Nukleinsäuren sind, gehören Weizenkeime, Kleie, Spinat, Spargel, Pilze, Fisch (besonders Sardinen, Lachs und Sardellen), Hühnerleber, Haferflocken, Zwiebeln und bestimmte Arten von Nährhefe.
Als ich vor Jahren anfing, eine an Nukleinsäuren reiche Kost und zusätzlich RNS-DNS-Präparate zu mir zu nehmen, bemerkte ich bald einen drastischen Unterschied zwischen meinem Aussehen und meinem Lebensgefühl. Ich hatte mehr Energie, und meine Haut sah verjüngt und gesünder aus. Viele meiner Patienten und Freunde haben damit ähnliche Erfahrungen gemacht. Eine an Nukleinsäuren reiche Ernährung und zusätzlich RNS-DNS-Präparate wird zwar den Alterungsprozeß nicht umkehren, aber mit Sicherheit hinauszögern.

Vorsicht: Gicht und bestimmte arthritische Erkrankungen könnten durch nukleinsäurereiche Kost verschlimmert werden. Wenn Sie an einer solchen Erkrankung leiden, fragen Sie Ihren Arzt, bevor Sie sich dazu entschließen.

Weitere alterungsverzögende Präparate

SOD (Superoxiddismutase) ist einer der erfolgreichsten Mitstreiter in der Schlacht gegen das Altern (siehe Seite 471). Dieses Enzym stärkt den Körper gegen die Attacken der Freien Radikalen, die den Alterungsprozeß dadurch beschleu-

nigen, daß sie gesunde Zellen zerstören und das Kollagen (den »Zement«, der die Zellen zusammenhält) angreifen.
Wenn wir altern, produziert der Körper weniger SOD, und darum können zusätzliche Gaben – zusammen mit einer natürlichen Ernährung, die die Bildung der Freien Radikalen einschränkt – dazu beitragen, unsere produktiven Jahre, in denen wir voller Energie sind, zu verlängern. Es ist wichtig anzumerken, daß SOD sehr schnell inaktiv werden kann, wenn lebensnotwendige Mineralstoffe wie Zink, Kupfer und Mangan nicht ausreichend vorhanden sind.
Grapefruitkernextrakt wird ebenfalls als hochwirksam zur Radikalbekämpfung und als alterungshemmendes Zusatzmittel gepriesen. Es enthält *Proanthocyanidine*, das sind Bioflavonoide, die die Aktivität von Vitamin C erheblich steigern, indem sie seinen Eintritt in die Zellen erleichtern. Grapefruitkernextrakt fördert die Stärkung der Zellmembranen und schützt die Zellen vor Schäden durch Oxidation. Er kann die Durchblutung verbessern, die Kapillargefäße stärken und zum Schutz der Kollagenfasern (die für Zellwachstum und -regeneration notwendig sind) gegen den Schaden, den die Freien Radikalen im Laufe der Jahre anrichten, beitragen. Proanthocyanidine sind auch in der Schale von Weintrauben, in Heidelbeeren, Preiselbeeren, schwarzen Johannisbeeren, in grünem und schwarzem Tee vorhanden.
Als Mittel zur Alterungsverzögerung empfehle ich, 1 bis 2 Kapseln Grapefruitkernextrakt, 30 bis 100 mg, täglich zu nehmen.
Coenzym Q_{10} ist ein Wirkstoff, den der Körper selbst aufbauen kann, aber er wird auch aus der Nahrung gewonnen; die Zellen benötigen das Coenzym Q_{10} für den Atmungsvorgang, und Defizite sind eine normale Begleiterscheinung des Alterns. Untersuchungen haben sogar gezeigt, daß verminderte Werte dieses Coenzyms (das mit Vitamin E viele antioxidative Ei-

genschaften gemeinsam hat) direkt zur Alterung beitragen können und daß eine Steigerung der Werte diesen Vorgang nicht nur verzögert, sondern auch:

- das Risiko von Herzinfarkt vermindert (fördert die Gewebezellatmung im Herzmuskel, unterstützt die Schutzwirkung gegen entzündliche Prozesse im Herzen, die durch Viren ausgelöst werden, beugt Herzarrhythmien vor, reduziert Verletzungen des Myokards infolge von Herz-Bypass-Operationen, vermindert die Häufigkeit von Angina-pectoris-Anfällen)
- das Immunsystem anregt
- die Behandlung von Zahnfleischerkrankungen unterstützt
- den Blutdruck senkt
- die Toxizität von Medikamenten verringert, die zur Behandlung zahlreicher altersbedingter Erkrankungen verwendet werden.

Als Zusatzpräparat empfehle ich 1 Kapsel zu 30 mg zweimal täglich zum Essen.
DHEA (Dehydroepiandrosteron) ist ein natürliches Nebennierenhormon, das am reichlichsten vorkommende Steroidhormon im Körper; seine Produktion nimmt mit dem Alter ab (Steroide sind eine Gruppe von Verbindungen, die das emotionale Gleichgewicht steuern und unter anderem die Fähigkeit des Körpers steigern, mit Streß umzugehen). Im Alter von etwa 45 Jahren erzeugt unser Körper nur noch die Hälfte des DHEA, das er mit 20 produzierte. Mit 70 ist die Produktion dann praktisch auf Null gesunken. Führende Wissenschaftler bringen den Abfall der Hormonwerte, wie DHEA, mit dem körperlichen und geistigen Verfall durch den normalen Alterungsprozeß in Verbindung. Durch die Erhöhung des DHEA-Spiegels auf jugendliche Werte können viele alterungsbedingte

Probleme verhindert oder sogar rückgängig gemacht werden. Senioren, denen man DHEA verabreicht hatte, berichteten von gesteigertem Wohlbefinden, Energiezuwachs sowie Zunahme an straffem Gewebe und zeigten eine erhöhte Produktion von Geschlechtshormonen.
Es ist erwiesen, daß DHEA das Immunsystem stärkt, die Fettproduktion, die zur Fettleibigkeit beiträgt, verzögert, Frauen nach den Wechseljahren vor Herzerkrankungen schützt, Ermüdungserscheinungen entgegenwirkt, die intellektuelle Leistungsfähigkeit erhöht sowie das emotionale Gleichgewicht und die Streßreaktion unterstützt.
Neuere Forschungen deuten darauf hin, daß DHEA ein vielversprechendes Mittel gegen Osteoporose und Depressionen sein könnte; zudem reduziert es die Symptome von Lupus, einer bisher unheilbaren Autoimmunstörung. Wer an Lupus leidet, sollte in jedem Fall über die Möglichkeiten einer DHEA-Therapie mit seinem Arzt sprechen.
Wenn Sie älter als 40 Jahre sind, sollten Sie Ihren DHEA-Spiegel vom Arzt bestimmen lassen. Die übliche Dosierung beträgt 1 Tablette zu 25 mg täglich für Frauen über 40, und 1 Tablette zu 50 mg täglich für Männer über 40. Als Zusatzpräparat sollten Sie DHEA mit Apothekenqualität wählen, um die Reinheit des Erzeugnisses zu gewährleisten.

Vorsicht: DHEA ist ein Hormon und kann theoretisch das Wachstum hormonbedingter Krebserkrankungen anregen. Wenn Sie eine Krankengeschichte mit Prostata- oder Brustkrebs haben, ist es *nicht* ratsam, DHEA zu verwenden.

Pregnenolon wird im Gehirn und in der Nebennierenrinde aus Cholesterin gebildet und wirkt als Vorstufe für die Produktion von DHEA, Östrogen, Testosteron, Progesteron und anderen Hormonen.

Es wird als allgemeines Antialterungsmittel für Männer und Frauen gepriesen, da die Pregnenolonwerte um die 30 eine Spitze erreichen und danach absinken. Neuere Untersuchungen deuten darauf hin, daß zusätzliche Gaben eine Steigerung der Konzentrationsfähigkeit und des Gedächtnisses bewirken, antidepressive und streßreduzierende Wirkung haben und die Symptome bei rheumatischer Arthritis, Lupus und multipler Sklerose vermindern können.
Die übliche Dosierung dieses Zusatzpräparats beträgt 5 bis 10 mg täglich.

Vorsicht: Pregnenolon kann den Sexualhormonspiegel anheben und in Verbindung mit anderen Mitteln zu Nebenwirkungen führen. Es sollte keinesfalls von Schwangeren genommen werden. Holen Sie den Rat eines erfahrenen Arztes ein, bevor Sie zu diesem Hormon greifen.

So bleiben Sie länger jung

In Kombination mit einer ausgewogenen Ernährung ist ein gutes Nährstoffprogramm mit den folgenden Präparaten erfolgversprechend, damit Sie nicht nur jünger aussehen, sondern sich auch so fühlen und es bleiben können:
MVP (siehe Seite 338 f.)
Wenn Sie über 40 sind, nehmen Sie zusätzlich:
400 I. E. Vitamin E, morgens und abends
500 mg Vitamin C mit Bioflavonoiden, morgens und abends
1 Kapsel Coenzym-Q_{10}-Komplex, täglich
100 mg RNS-DNS, in Tablettenform, einmal täglich
125 µg Superoxiddismutase, täglich
60 mg Ginkgo biloba, 1 bis 3 Standard-Kapseln, täglich

500 mg Cayennepfeffer, 1 bis 3 Kapseln, täglich
Für Frauen: Soja-Isolat-Komplex mit 1000 mg Kalzium und 500 mg Magnesium, einmal täglich
Für Männer: Soja-Isolat-Komplex mit 500 mg Kalzium und 250 mg Magnesium, einmal täglich
Johanniskaut-Polyphenol-Komplex, einmal täglich bei Bedarf.

So erhalten Sie sich ein hohes Energieniveau

Ob Sie sich wohl fühlen oder nur gut aussehen wollen – in jedem Fall sind Bewegung, eine ausgewogene Ernährung und die richtigen Nahrungsergänzungsmittel Ihr Freifahrtschein zu Fitneß und Energie.
Wenn Ihnen Joggen nicht liegt oder die Laufschuhe zu teuer sind, wenn Ihnen Tennis ebenfalls nicht behagt und Sie nicht gern schwimmen, wenn es kühl ist, oder wenn Sie Freiübungen hassen, dann habe ich die perfekte Übung für Sie: Seilspringen.
Ein Springseil ist nicht teuer, aber praktisch, weil Sie es überallhin mitnehmen können, und es macht viel Spaß. Und vor allem: Es funktioniert! Hinsichtlich des Kalorienverbrauchs kann ein Springseil mehr bringen als Radfahren, Tennis und Schwimmen. Ein Durchschnittsmensch von etwa 70 Kilo Gewicht kann in einer Stunde Seilspringen 720 Kalorien verbrennen (120 bis 140 Schwünge in der Minute). Wenn Sie bedenken, daß eine Stunde Tennis nur 420 Kalorien verbraucht, dann können Sie sich vorstellen, wie gut Seilspringen für Sie sein kann.
Um sich ein hohes Energieniveau zu erhalten, sollten Sie zu jeder Mahlzeit eine Kombination aus zwei eiweißspendenden

Nahrungsmitteln oder ein Proteingetränk zu sich nehmen, täglich mindestens 6 Gläser Wasser (eine halbe Stunde vor oder nach dem Essen) trinken und folgende Lebensmittel vermeiden: raffinierten Zucker, weißes Auszugsmehl, Tabak, Alkohol, Tee, Kaffee, süße Getränke, industriell bearbeitete Lebensmittel und fritierte Speisen.

Ein Proteingetränk, das Sie in Schwung bringt

1 Eßlöffel Sojaeiweißpulver
1 Eßlöffel Lecithingranulat
1 Eßlöffel Molke
2 Eßlöffel Acidophilus-Flüssigkeit (ohne Milch)
3–4 Eiswürfel nach Beliebn

Alle Zutaten mit magerer oder fettfreier Sojamilch, Wasser oder Saft (und nach Wunsch mit 3 bis 4 Eiswürfeln) im Mixer 1 Minute lang rühren. Geben Sie frisches oder tiefgefrorenes Obst dazu, wenn Sie mögen (eine geschälte, gefrorene Banane schmeckt hervorragend).

Zusätzliche Energiespender

Frühstück

MVP (siehe Seite 338 f.)
400 I. E. Vitamin E (trockene Form)
Coenzym-Q_{10}-Komplex
Für Frauen: Soja-Isolat-Komplex mit 1 000 mg Kalzium und 500 mg Magnesium
Für Männer: Soja-Isolat-Komplex mit 500 mg Kalzium und 250 mg Magnesium

Abendessen
MVP (siehe Seite 338 f.)
Coenzym-Q_{10}-Komplex
Für Frauen: Soja-Isolat-Komplex mit 1000 mg Kalzium und 500 mg Magnesium
Für Männer (über 45): Kombinationspräparat aus Sägepalmfrucht, Pygeum, Zink, Kürbiskernöl, 2 Kapseln zum Essen

Vitamine und Sex

Bedenken Sie eines: Wenn Sie sich nicht rundum wohl fühlen, wird sich das auf Ihre sexuelle Energie ebenso auswirken wie auf alle anderen Lebensbereiche.
Es wurde schon vielfach auf den Zusammenhang zwischen Vitamin E und dem Sexualleben hingewiesen. Studien haben nachweislich ergeben, daß dieses Vitamin die Fruchtbarkeit bei Männern und Frauen steigert und bei der Wiederherstellung der männlichen Potenz hilfreich ist.
Daß es den Sexualtrieb bei Männern und Frauen stark beeinflußt, ist nicht wissenschaftlich erwiesen, obwohl ich viele Leute kennengelernt habe, die Vitamin E nehmen und davon überzeugt sind.

Der höchste Anteil von Zink im Körper findet sich beim Mann in der Prostata.

Zink ist ein weiterer erwähnenswerter Nährstoff, der sich auf das Sexualleben auswirkt. Das meiste Zink im männlichen Körper findet sich in der Prostata, und ein Zinkdefizit kann zur Verkümmerung der Hoden und zu Prostataproblemen führen.

Denken Sie also daran, daß Vitamine, die Ihr allgemeines Energieniveau heben (siehe Seite 475 f.), auch viel für Ihr Liebesleben tun können.

Ernährung und Liebesleben

Wenn Sie Ihre Libido steigern und Ihr Liebesleben verbessern wollen, können Sie ein paar von den folgenden Nahrungsmitteln, Kräutern und Gewürzen in Ihre tägliche Ernährung aufnehmen:
Austern (hoher Zinkgehalt), Avocado, Bierhefe, Gerste, Ginkgo biloba, Ginseng, Hafer (*Avena sativa*), Hühnereier (befruchtet), Kardamom, Kava-Kava, Koriander, Möhren, Pinienkerne, Quitte, Sarsaparilla (Nonnenklosterwurzel), Shiitake-Pilz, Sojaprodukte, Spargel, Vollkornprodukte, Weizenkeime, Yohimbe (siehe Seite 283), Zimt.

Zusätzliche Präparate

MVP (siehe Seite 338 f.)
400 I. E. Vitamin E (trockene Form), ein- bis dreimal täglich
15 bis 50 mg Zink (chelatkomplexgebunden), täglich
60 mg Ginkgo-biloba-Komplex, zweimal täglich
Für Frauen über 40: 25 mg DHEA, täglich
Für Männer über 50: 50 mg DHEA, täglich
Für Männer 45 Minuten vor dem Sex: 3 bis 6 g Arginin

Noch Fragen zu Kapitel XXI?

»Ich habe gehört, daß Octacosanol die männliche Potenz sehr anregen kann. Was meinen Sie dazu?«

Ich denke, daß das sehr von dem betreffenden Mann abhängt. Octacosanol ist eine natürliche Substanz, die in winzigen Mengen in vielen Pflanzenölen, Alfalfa, Weizen, Weizenkeimen und anderen Stoffen enthalten ist, und es setzt tatsächlich viel Energie frei und steigert Kraft und Ausdauer. In Laborversuchen zeigte es positive Wirkungen bei Fortpflanzungsproblemen.
Wenn Sie Octacosanol ausprobieren wollen, seien Sie nicht ungeduldig; es dauert oft vier bis sechs Wochen, bis eine günstige Wirkung erkennbar wird.
Denken Sie auch immer daran, daß eine energiespendende Ernährung mit rohen oder nur leicht gekochten Lebensmitteln, die reich an Vitamin B und Aminosäuren sind, zu einem befriedigenden Sexualleben beiträgt.

»Ich bin eine aktive, glücklich verheiratete 45 Jahre alte Frau, aber meine Libido scheint nachgelassen zu haben. Welche natürlichen Mittel zur Aktivierung des Liebeslebens würden Sie empfehlen?«
Zusätzlich zu meinem MVP-Vitaminprogramm (siehe Seite 338 f.) würde ich Ihnen raten, mehr Sojaprodukte in Ihren Ernährungsplan aufzunehmen. Sojabohnen sind reich an pflanzlichen Östrogenen, die man Isoflavone nennt, und können manche der Symptome im Zusammenhang mit den Wechseljahren lindern, die häufig die Libido beeinträchtigen. Lassen Sie doch einmal Ihre DHEA-Werte testen. Falls sie zu niedrig sind, könnte eine zusätzliche Gabe von 25 mg DHEA täglich sich positiv auf Ihre Libido auswirken. Außerdem empfehle ich Ihnen, die Pflanze Damiana auszuprobieren, die als Aphrodisiakum gilt. Nehmen Sie 1 Kapsel ein- bis dreimal täglich vor dem Essen. Dazu noch ein wenig Kerzenlicht, und der Abend wird Ihnen möglicherweise eine angenehme Überraschung bringen.

»Was bezeichnet man eigentlich als ›Spanische Fliege‹? Ist das ein natürliches Aphrodisiakum?«
Weit gefehlt! Was unter der Bezeichnung »Spanische Fliege« läuft, ist eigentlich *Cantharides*, ein Stoff, der aus Käferpanzern gewonnen wird. Er bewirkt ein Jucken, aber nicht unbedingt im Genitalbereich. Ganz im Gegenteil, es handelt sich dabei um eine giftige Substanz, deren Wirkung alles andere als wohltuend ist. Man berichtet von Krampfanfällen und Nierenstörungen; außerdem soll es das Urinieren praktisch unmöglich machen – Männer haben dabei von äußerst schmerzhaften Erektionen berichtet.
Was tatsächlich unter der Bezeichnung »Spanische Fliege« legal im Handel ist, sind zumeist nur getrocknete Kräuter, nicht viel wirksamer als Petersilie. Sparen Sie sich lieber das Geld für ein romantisches Abendessen! So altmodisch es klingen mag, aber ich habe das Gefühl, daß ein Dinner bei Kerzenlicht noch allemal eine stärkere erotische Wirkung ausübt als Käferpanzer!

»Ich habe von einem Aphrodisiakum namens ›DMG‹ gehört. Kennen Sie es, und was halten Sie davon?«
Auch ich habe davon gehört, aber für die Wirksamkeit kann ich nicht garantieren. DMG steht für Dimethylglycin, ein Derivat der Aminosäure Glycin, die in vielen Samen und Getreidekörnern vorkommt. DMG intensiviert die Sauerstoffzufuhr ins Blut und in die Zellen. Diejenigen, die ihm eine aphrodisische Wirkung zuschreiben, behaupten, durch die erhöhte Sauerstoffzufuhr im Gewebe würde auch die Sexualfunktion gesteigert. DMG ist als Nahrungsergänzung erhältlich, und wenn Sie es mal ausprobieren wollen, bringt es zwar vielleicht nicht die erhoffte Ekstase – aber zumindest tut es nicht weh!

»Meine Großmutter sagte immer, daß Süßkartoffeln und Karotten die Fruchtbarkeitsnahrung der Frauen seien. Sie verzehrte sie häufig und hatte neun Kinder. War das ein Zufall?«
Vielleicht war es das, vielleicht auch nicht. Es hat sich gezeigt, daß Karotten und Süßkartoffeln (Yamswurzeln) eine ähnliche chemische Struktur aufweisen wie Östrogen, das wichtige weibliche Fruchtbarkeitshormon. In der Tat werden Pregnenolon-Präparate aus der wilden Yamswurzel hergestellt.

»Ein Bekannter hat mir von einem Präparat erzählt, das meine Energie anheben, Leberflecken zurückbilden und das Gedächtnis verbessern könnte – aber ich habe vergessen, wie es heißt. Haben Sie ein Ahnung?«
Ich würde auf DMAE (Dimethylaminoethanol) tippen. Das ist ein gut verträglicher natürlicher Wirkstoff, der das Acetylcholin aktivieren kann, welches für die Steigerung der Gedächtnis- und Denkfunktionen zuständig ist. DMAE kann die Blut-Hirn-Schranke überwinden und direkt in die Gehirnzellen gelangen, wo es gebraucht wird. Außerdem ist es ein wirksames Antioxidans. Ich nehme täglich ein Kombipräparat aus DMAE, Ginkgo biloba, Phosphatidylserin, Inosit und Cholin, und ich kann das sehr empfehlen.

XXII
Auch Haustiere brauchen gute Kost

Vitamine für Ihren Hund

Hunde brauchen genauso wie Menschen Vitamine. Ihr Bedarf ist natürlich ein anderer als bei uns, aber sie benötigen auch alle Nährstoffe.
Ein ausgewachsener Hund braucht 4,4 g Eiweiß täglich, dazu 1,3 g Fett, 0,4 g Linol- oder Arachidonsäure und 15,4 g Kohlenhydrate. Welpen benötigen das Doppelte.
Proteine sind wichtig für das Wachstum und die Regenerierung Ihres Hundes. Am besten sind Proteine mit einem hohen biologischen Wert, wie Eier, Muskelfleisch, Fisch, Sojabohnen, Milch und Hefe. Wenn Sie Ihrem Hund Eier geben, dann bitte nur gekochte. Rohes Eiweiß enthält Avidin, das verhindert, daß Biotin aufgenommen wird. Milch, obwohl sie gut für Hunde ist, verursacht oft Durchfall, deswegen sind Joghurt und Hüttenkäse besser geeignet.
Kohlenhydrate verwerten Hunde für die Energie, aber sie sollten nicht mehr als 50 bis 60 Prozent ihrer Nahrung ausmachen.
Fette, die am höchsten konzentrierte Energiequelle, liefern essentielle Fettsäuren für gesunde Haut und gesundes Fell. Bei einem Mangel verlangsamt sich das Wachstum der Welpen und läßt ihr Fell stumpf und die Haut schuppig werden. Ein Teelöffel Safloröl oder Maisöl im Trockenfutter für den Hund kann Abhilfe schaffen.

Unausgewogene Zusätze können Ihrem Hund schaden.

Kalzium und Phosphor sollten in einem Verhältnis von 1,2:1 im Hundefutter enthalten sein. Wenn das Verhältnis nicht ausgeglichen ist, findet keine normale Mineralisation in den Knochen des heranwachsenden Welpen oder des ausgewachsenen Hundes statt. Damit diese beiden Mineralstoffe richtig resorbiert werden, muß auch genügend Vitamin D vorhanden sein. Weil das Gleichgewicht so wichtig ist, achten Sie auch darauf, daß die zusätzlichen Mittel, die Sie geben, ausgewogen sind. Zuviel Knochenmehl oder Lebertran kann zu Problemen führen, die genauso schwerwiegend sind wie die, die Sie damit bekämpfen wollen.

Lebertran sollte nicht ständig gegeben werden – sonst kommt es zu einem Überschuß an Vitamin D (wenn die Nahrung genügend Kalzium und Phosphor enthält, braucht Ihr Hund sehr wenig Vitamin D; schon das Zehnfache des Tagesbedarfs an Vitamin D kann für Hunde giftig sein).

Alle betont fleischhaltigen Mahlzeiten sind nicht gut für Ihren Hund, weil das Verhältnis zwischen Kalzium und Phosphor falsch ist und die Vitamine A, D und E nicht ausreichend vorhanden sind.

Flöhe können Sie mit Bierhefe wirksam bekämpfen.

Bierhefe, unter das Hundefutter gemischt, verhindert Flöhe; das gilt auch für Katzen. Flöhe mögen den Geruch nicht, den der Hund abgibt, wenn er Bierhefe gefressen hat.

Geben Sie Ihrem Hund nicht zusätzlich Vitamin A, D oder Niacin, außer wenn Sie sicher sind, daß ein Mangel besteht oder wenn der Tierarzt es empfiehlt. Sie können eine schädliche Wirkung auf das Tier haben (siehe Seite 495, »Vorsicht«).

Spezielle Kost für Ihren Hund bei Arthritis und Gewebeschwäche

Anders als Menschen stellen Hunde ihr eigenes Vitamin C her, aber neuere Studien haben gezeigt, daß zusätzliches Vitamin C wirkungsvoll bei der Behandlung von Arthritis und Gewebeschwäche sein kann. Ich empfehle jedoch, daß Sie mit einem Tierarzt sprechen, bevor Sie mit einer Vitaminbehandlung beginnen. Fragen Sie nach diesem Programm:
500 bis 1 000 mg Vitamin C (Natriumascorbat oder eine andere Form von gepuffertem Vitamin C; reine Ascorbinsäure kann zu Magenverstimmung führen)
4 bis 5 Alfalfa-Tabletten (entzündungshemmend)
100 bis 200 I. E. Vitamin E (flüssig oder als Pulver)
25 bis 50 µg Selen (je nach Größe des Hundes)
500 mg Glucosamin
Täglich unter das Futter mischen.

Krebsprophylaxe für Ihren Hund

Jeder vierte Hund bekommt Krebs, und etwa 50 Prozent aller Hunde über zehn Jahre sterben an Krebs. Ein Hund mit intaktem Immunsystem läuft am wenigsten Gefahr, diese Krankheit zu bekommen. Ich gebe Ihnen hier einen täglichen Nährstoffplan für ergänzende Zusätze, der vorbeugend wirkt. Beachten Sie, daß die Dosierungen für mittelgroße Hunde gedacht sind. Halbieren Sie die Mengen für kleine Hunde und verdoppeln Sie sie, wenn Ihr Hund sehr groß ist. Wenn Ihr Hund bereits ein Multivitamin-Mineralstoffpräparat bekommt, achten Sie darauf, daß Sie nicht doppelt dosieren.

1 000 bis 2 000 mg Vitamin C
200 I. E. Vitamin E
15 I. E. Beta-Carotin (für Hunde aller Größen)
25 µg Selen (das Doppelte für Hunde über 20 Pfund)

Antioxidantien für die Gesundheit Ihres Tieres

Hunde und Katzen brauchen genauso viel an Antioxidantien wie Menschen, wenn nicht sogar mehr. Denken Sie einmal nach: Sind die Tiere nicht stärker als die meisten Menschen äußeren chemischen Einwirkungen ausgesetzt, allein schon deshalb, weil sie kleiner sind und am Boden chemische Stoffe in stärkerer Konzentration einatmen? Ihre Gewohnheit, sich selbst durch Lecken zu reinigen, erhöht das Risiko toxischer Einflüsse noch, ganz zu schweigen von den chemisch behandelten Flohhalsbändern oder den ungesunden »Happen«, die die Tiere oft im Park oder auf der Straße ergattern.

Vitamin C

Obwohl Hunde und Katzen ihr Vitamin C selbst herstellen können, reichen die Mengen nicht aus, um Krankheiten zu verhindern bzw. signifikante Gesundheitsvorteile zu liefern. Wenn Sie daher die Kost Ihres Lieblings mit dem wirkungsvollen Antioxidans Vitamin C aufbessern, können Sie das Krebsrisiko herabsetzen, das Immunsystem aktivieren, die Wundheilung stimulieren, das Risiko von grauem Star vermindern, Allergien lindern und Zystitis (Blasenentzündung) vorbeugen und heilen. Vitamin C ist außerdem wichtig für eine gute Knochenbildung und hilft bei der Vermeidung von Herzkrankheiten.

Tagesdosierung

- Für ausgewachsene Hunde: 500 bis 1 000 mg Vitamin C
- Für ausgewachsene Katzen: 50 bis 300 mg Vitamin C

Um Magenverstimmungen zu vermeiden, empfiehlt sich Natriumascorbat oder eine andere Form von gepuffertem Vitamin C. Besondere Hunde- und Katzenpräparate sind in Tierhandlungen oder über Ihren Tierarzt erhältlich.

Vitamin A

Obwohl Hunde und Katzen das Vitamin A unterschiedlich in den Stoffwechsel aufnehmen, liefert es für beide einen guten Schutz gegen die Freien Radikalen, erhöht die Immunität, fördert das Wachstum, die Gesundheit von Haut und Fell, die Fruchtbarkeit, verbessert das Sehvermögen und wirkt vorbeugend gegen Infektionen im Blasen-, Atmungs- und anderen Bereichen.

Katzen sind im Unterschied zu Hunden und Menschen nicht in der Lage, Beta-Carotin in Vitamin A umzuwandeln, und müssen es daher aus Retinol (einer tierischen Quelle) erhalten. Vergewissern Sie sich, daß auf der Packung des Hundefutters, das Sie verwenden, Vitamin A angegeben ist, aber kein Natriumnitrit (weil es Vitamin A entzieht). Solange Sie keinen ernsten Mangel vermuten, kann ein bißchen Leber eine ausreichende Ergänzung für die Kost Ihres Tieres sein, sollte aber bei Katzen nicht mehr als 25 Prozent der üblichen Mahlzeit ausmachen und nicht öfter als drei- bis viermal die Woche gefüttert werden.

Obwohl Hunde das Vitamin A so verarbeiten, daß sie höhere Dosierungen vertragen als Menschen (erst ein Überschuß von 30 Prozent sammelt sich in der Leber an, der Rest wird durch die Nieren ausgeschieden), setzt man die toxische Menge

gleich hoch an wie beim Menschen, und eine übermäßige Zufuhr kann zu ernsten Problemen führen. Zusätzliche Gaben helfen aber bei der Vorbeugung von progressiver Retinalatrophie (PRA), einer genetischen Netzhauterkrankung, und bei vielen Hautproblemen.
Einen Vitamin-A-Mangel bei Ihrem Hund können Sie feststellen, wenn Sie ihm ein Haar ausreißen und es am Ende eine klebrige Masse aufweist. Fragen Sie Ihren Tierarzt, ob Sie mehr Vitamin A geben sollen.

Vitamin E

Dieses antioxidative Vitamin hat eine starke Wirkung auf das Immunsystem und bietet den Haustieren guten Schutz gegen umweltbedingte Schadstoffe und Toxine. Das ist besonders für Tiere, die in Großstädten leben, wichtig. Gestreßte oder besonders großrassige Hunde sind anfälliger für Herzerkrankungen und können von zusätzlichem Vitamin E nur profitieren. Es hilft auch, Katzen vor Steatitis zu schützen, einer durch reine Fischnahrung hervorgerufenen Störung, die dem Körper dieses wichtige Vitamin entzieht. Wenn Ihre Katze eine an mehrfach ungesättigten Fetten reiche Kost bekommt (z. B. viel Dosenthunfisch), dann braucht sie wahrscheinlich mehr Vitamin E.

Tagesdosierung

- Für ausgewachsene Hunde: 100 bis 400 I. E. Vitamin E (je nach Größe)
- Für ausgewachsene Katzen: 10 bis 15 I. E. Vitamin E (für ältere, trächtige oder säugende Katzen kann die Dosierung auf 15 bis 30 I. E. täglich erhöht werden, in 2 Gaben zu den Mahlzeiten).

Selen

Selen hat gemeinsam mit Vitamin E die Wirkung, daß es das Immunsystem stärkt sowie gegen Herzkrankheiten und Krebs vorbeugt. Zusammen mit Jod sorgt es für eine normale Schilddrüsenfunktion. Die meisten Hunde und Katzen bekommen mit dem Futter ausreichende Mengen Selen aus Fisch, rotem Fleisch, Innereien, Eiern und Hühnerfleisch. Als zusätzliche Gaben sind höchstens ein paar Mikrogramm erforderlich, und die Dosierung sollte vom Tierarzt je nach Gewicht und besonderem Nährstoffbedarf des Tieres festgelegt werden.

Zink

Dieses hervorragende Mineral wirkt am besten mit entsprechenden Mengen Kalzium, Phosphor und Vitamin A und ist wesentlich für die Enzymproduktion. Zink unterstützt das Immunsystem, fördert die Wundheilung und die Ausscheidung von Giftstoffen aus dem Körper, schützt vor Krebserkrankungen und ist notwendig für ein gesundes Fell, gesunde Haut und Krallen. Hunde und Katzen bekommen ihr Zink über die Nahrung aus Lamm-, Schweine- und Rindfleisch, Leber, Bierhefe und Bohnen. Wenn Ihr Katzenfutter reich an Soja ist (prüfen Sie die Packung), braucht das Tier vielleicht mehr Zink.

Tagesdosierung

- Für ausgewachsene Hunde: 10 bis 30 mg Zink (je nach Größe)
- Für ausgewachsene Katzen: 0,25 bis 0,5 mg Zink

Vitamine für Ihre Katze

Katzen brauchen Vitamine, genau wie Menschen und Hunde, aber über ihren Bedarf an Nährstoffen weiß man noch nicht allzuviel, festgesetzte Mengen gibt es nicht.

Kuhmilch ist unzureichend für heranwachsende Kätzchen.

Der Eiweißbedarf ist hoch bei Katzen, erheblich höher als bei Menschen und Hunden. Ausgewachsene Katzen brauchen täglich 3 g pro Pfund ihres Körpergewichtes. Und die kleinen Kätzchen brauchen täglich 8,6 g pro Pfund Körpergewicht. Katzen können überschüssiges Eiweiß nicht speichern und müssen ihren Bedarf jeden Tag durch die Nahrung decken. Muskelfleisch, Innereien, Geflügel, Fisch, Käse, Eier und Milch sind gute Quellen dafür. Eier sollten gekocht sein, oder es sollte nur das Eigelb verfüttert werden. Wenn Sie einer Katze Milch geben, nehmen Sie Trockenpulver in doppelter Konzentration wie für ein Menschenbaby; Kuhmilch ist nicht nahrhaft genug für ein kleines Kätzchen.
Kohlenhydrate sind im Katzenfutter nicht unbedingt notwendig, aber sie werden als Energiequelle genutzt. Wenn Fett und Eiweiß ausgeglichen sind, kann das Futter zu einem Drittel aus Kohlenhydraten bestehen.

Geben Sie Ihrer Katze das Fett, das Sie selbst vermeiden sollten.

Fette sind die größte Energiequelle für Katzen. Anders als der Mensch kann eine Katze Futter mit bis zu 64 Prozent Fett aufnehmen, ohne daß sich Anzeichen für Gefäßprobleme einstellen. Nur weil Fette teurer als Kohlenhydrate sind, haben die meisten Sorten von Katzenfutter einen niedrigen Anteil davon. Sie können Ihrer Katze das Fett geben, bei dem Sie selbst sich zurückhalten sollten – Butter, tierische und pflanzliche Fette. Was die Katzen angeht, so sind die mehrfach ungesättigten Fettsäuren nicht gut für sie. Zuviel davon beeinträchtigt die Aufnahme von Vitamin E und kann die Fettdepots der Katze abbauen.

Obwohl die Bedarfsmengen an lebenswichtigen Vitaminen für Katzen nicht festgelegt sind, sind bestimmte Vitamine im Katzenfutter wichtig. Beispielsweise brauchen Katzen mit ihrem Futter Vitamin A. Ihr Bedarf ist viel höher als der von Hunden, denn anders als diese können sie das Vitamin A nicht selbst aus Carotin herstellen; andererseits kann zuviel Vitamin A zu Knochenverformungen führen. Leber als Zusatz zur Nahrung (nicht als einziges Futter) ist empfehlenswert, ebenso ein ausgewogenes Präparat aus Vitaminen und Mineralstoffen. Auch Fisch, Butter, Milch und Käse haben viel Vitamin A.

Die Vitamine des B-Komplexes sind wichtig für die Nerven, das Fell und die inneren Gewebe der Katze. Vitamin B_6 (Pyridoxin) hilft vorbeugend gegen Blasensteine, die ein ernstes Problem bei kastrierten Katern darstellen. Im allgemeinen brauchen Katzen doppelt so viel Vitamin B (und sogar viermal so viel Vitamin B_6) wie Hunde, und wenn Sie einer Katze über längere Zeit Hundefutter geben, kann das zu einem Mangel an Vitaminen des B-Komplexes führen. Sie sollten auch wissen, daß Vitamin B_1 (Thiamin) durch eine in rohem Fisch vorhandene Substanz zerstört werden kann (zum Thema Lebensmittel mit viel Vitamin B siehe Seite 69 bis 117).

Nur Fisch allein ist nicht gesund für Katzen.

Es kann zu einem Vitamin-E-Mangel kommen, wenn die Katze allzuviel Fisch frißt (vor allem roten Thunfisch). Appetitmangel, Fieber, Schmerzen und wenig Bewegungsdrang sind die typischen Folgen. Wenn das passiert, gehen Sie zum Tierarzt und füttern Sie keinen Thunfisch mehr, wenn ihm nicht Vitamin E zugesetzt wurde; geben Sie auch keinen zusätzlichen Lebertran.

Das Verhältnis von Kalzium und Phosphor sollte bei Katzenfutter etwa 1:1 sein, dazu muß ausreichend Vitamin D vorhanden sein. Da die Hersteller von Katzenfutter in Dosen im allgemeinen bestrahlte Hefe, eine Vitamin-D-Quelle, zusetzen, sind zusätzliche Gaben dieses Vitamins unnötig und unter Umständen sogar gefährlich (siehe Seite 495, »Vorsicht«.)

Ein Multivitaminpräparat mit Eisen – speziell für Katzen hergestellt – wird oft gegen Katzenanämie gegeben. Diese Krankheit ist selten bei Katzen, die eine ausgeglichene Kost mit gekochtem und rohem Muskelfleisch, Innereien, Geflügel und Fisch, vitaminreichen Getreideflocken und Gemüse bekommen.

Denken Sie daran, daß trächtige oder säugende Katzen zwischen 300 und 425 g täglich fressen und zwei- bis dreimal so viel Vitamine brauchen wie eine durchschnittliche Katze von 5 bis 7 Pfund.

Alternative Heilmittel, die für Katzen unverträglich sind

Katzen reagieren aufgrund ihrer biologischen Eigenart anders auf bestimmte Arzneimittel und Kräuter. Z. B. bewirkt Morphium, das sonst eine beruhigende, schmerzstillende Droge ist, bei Katzen eine gesteigerte Erregung. Auch viele andere in

der Alternativmedizin häufig verwendete Substanzen, die beim Menschen Wunder wirken, können Ihrer Katze schaden. Alle Verbindungen, die Benzol, Benzylalkohol oder phenolhaltige ätherische Öle wie Thymian-, Zimt- oder Teebaumöl enthalten, können für Katzen giftig sein. Sie sollten nicht oral verabreicht oder auf der Haut verwendet werden, da die Katze sie ableckt.
Andere pflanzliche Stoffe, die man bei Katzen vermeiden sollte, sind z. B. solche, die viel Silberweide enthalten, auch Cumarin (roten Klee) und Süßholz (Lakritze, *Glycyrrhiza globra*). Knoblauch (*Allium sativum*), ein naher Verwandter der Zwiebel (*Allium cepa*), kann bei Katzen eine Anämie verursachen, wenn er lange Zeit zur Bekämpfung von Flöhen verwendet wird. Fragen Sie einen erfahrenen Tierheilkundler, bevor Sie neue alternative Methoden an Ihrem Liebling ausprobieren.

Noch Fragen zu Kapitel XXII?

»Ich nehme selbst Coenzym Q_{10}. Kann ich das auch meiner Hündin geben, die schon in die Jahre gekommen ist (sie ist zehn)?«
Ja, das würde ich Ihnen sehr empfehlen. Coenzym Q_{10} ist ein unbedenklicher, ungiftiger, lebenswichtiger Nähr- und Vitalstoff, ohne den die Zellen nicht richtig arbeiten könnten. Wenn Hunde älter werden, stellen sie weniger Co-Q_{10} her, und darum wäre es jetzt sinnvoll, es zusätzlich zu geben. Es stärkt das Herz, das Immunsystem und die Streßanpassung. Co-Q_{10} ist als Pulverkapsel oder Gelatinekapsel (mit größerer Wirksamkeit) erhältlich. Für kleine und mittelgroße Hunde empfehle ich 10 mg täglich. Wenn Ihre Hündin zu einer der groß-

gewachsenen Rassen gehört und eine Riesin ist, können Sie ihr täglich 30 mg ins Futter beimischen.

»Jedesmal wenn wir unseren Siamkater mit aufs Land nehmen, fängt er an zu niesen, kratzt sich und läßt Haare. Könnte das eine Allergie sein? Und wenn ja, was können wir ihm geben?«

Das hört sich an, als hätte Ihr Liebling eine allergische Reaktion auf etwas in Ihrem Landhaus, z. B. Staub, Schimmel, Sporen in der Luft. Ich empfehle Ihnen, ihm zusätzlich zum Futter 100 mg Vitamin C zu geben, das ein natürliches Antihistaminikum ist – und zwar schon mindestens einen Monat, bevor Sie verreisen, und auch in der ganzen Zeit, während Sie dort sind. Das wird Ihnen allen die Zeit leichter machen. Vitamin-C-Präparate für Katzen sind in Tierhandlungen oder beim Tierarzt zu bekommen. Ich weiß, daß Tierbesitzer oft ihre Vitaminpräparate mit den Tieren teilen wollen, aber eine Tablette, die für Sie gerade richtig sein mag, kann für Ihren Kater zuviel sein – und wenn es reine Ascorbinsäure ist, könnte das die Speiseröhre des Tieres verätzen.

XXIII Nachteile, über die Sie Bescheid wissen sollten

Vorsicht

Obwohl wir alle wissen, daß Vitamine gut für uns sind, gibt es Zeiten, Bedingungen und Gegebenheiten im Stoffwechsel, bei denen Vorsicht und besondere Maßnahmen angebracht sind. Ich empfehle, daß Sie die folgende Liste sorgfältig durchlesen, damit es Ihnen gut geht und Sie so viel wie möglich von den Vitaminen profitieren.

- Eine chronische Hypervitaminose an A kann bei Patienten auftreten, die wegen Hauterkrankungen mit Megadosierungen behandelt werden. Verwenden Sie statt dessen Beta-Carotin.
- Ein Mangel an Vitamin A kann zu Einbußen bei Vitamin C führen.
- Hohe Dosierungen von Vitamin A können zu Mißbildungen führen, speziell, wenn sie im ersten Drittel der Schwangerschaft genommen werden. Schwangere sollten daher besser Beta-Carotin nehmen.
- Eine Überdosis Vitamin B_1 (Thiamin) kann die Schilddrüse und die Bauchspeicheldrüse (Insulinproduktion) beeinflussen und zu einem Mangel an Vitamin B_6 und dem Verlust von anderen Vitaminen der B-Gruppe führen.
- Die Langzeiteinnahme eines einzelnen Vitamins der Gruppe B kann dazu führen, daß einige von den anderen Vitaminen erheblich abgebaut werden.

- Schwangere Frauen sollten mit ihrem Arzt reden, bevor sie Dosierungen von mehr als 50 mg Vitamin B_6 (Pyridoxin) einnehmen.
- Vitamin B_6 sollte nicht genommen werden, wenn Schüttellähmung (Parkinson-Krankheit) mit Medikamenten wie Levadopa (L-Dopa) behandelt wird.
- Große Mengen an Vitamin B_2 (Riboflavin) können zu einer Empfindlichkeit gegen Sonnenlicht führen, besonders wenn sie ohne zusätzliche Antioxidantien genommen werden.
- Da Vitamin D die Aufnahme von Kalzium fördert, kann zuviel gespeichertes Vitamin D auch einen erhöhten Blutkalziumspiegel zur Folge haben.
- Essen Sie kein rohes Eiklar (der weiße Bestandteil des Hühnereis). Es kann das Biotin im Körper inaktivieren.
- Es ist gut möglich, daß große Mengen Vitamin C die gerinnungshemmende Wirkung des Blutverdünners Warfarin (Handelsname Conmadin®) umkehren.
- Diabetiker und Herzpatienten sollten sich mit ihrem Arzt beraten, weil Vitamin C eine niedrigere Dosierung von Tabletten notwendig machen kann.
- Große Mengen von Vitamin C spülen B_{12} und Folsäure fort; achten Sie also darauf, daß Sie mindestens die empfohlene Tagesmenge von beidem zu sich nehmen.
- Übermäßige Mengen an Cholin, über lange Zeit genommen, können zu einem Mangel an Vitamin B_6 führen.
- Wenn Sie eine Herzerkrankung haben, sprechen Sie mit Ihrem Arzt über die richtige Menge an Vitamin D.
- Vitamin E sollte mit Vorsicht von jedem genommen werden, der eine überaktive Schilddrüse, Diabetes, Bluthochdruck oder rheumatische Herzerkrankungen hat. Wenn Sie davon betroffen sind, beginnen Sie mit einer sehr niedrigen Dosierung und steigern Sie nach und nach jeden Monat um

100 I. E., bis Sie bei 400 bis 800 I. E. täglich angekommen sind.

- Wer rheumatische Herzbeschwerden hat, sollte wissen, daß zwischen den beiden Seiten des Herzens eine Unausgeglichenheit besteht und daß große Mengen an Vitamin E dieses Ungleichgewicht verstärken und den Zustand verschlimmern können. Fragen Sie deshalb vorher immer den Arzt, wenn Sie Vitamin E nehmen wollen.
- Vitamin E kann den Blutdruck bei Personen mit Hochdruck noch steigern, aber wenn die Einnahme in kleiner Dosierung begonnen und dann langsam gesteigert wird, kommt es schließlich sogar zu einer Senkung des Blutdrucks, weil das Vitamin harntreibende Wirkung hat.
- Diabetiker konnten ihren Insulinspiegel mit Vitamin E senken – sprechen Sie darüber mit Ihrem Arzt.
- Auch die Verringerung der Dosierung von Vitamin E sollte schrittweise vor sich gehen.
- Ein übermäßiges Einnehmen von Folsäure kann die Symptome der perniziösen Anämie verdecken.
- Große Mengen an Folsäure über lange Zeit sind nicht zu empfehlen bei Menschen, die zu Krämpfen neigen oder hormonbedingte Krebserkrankungen haben.
- Große Mengen an Vitamin K können sich ablagern, die Zahl der roten Blutkörperchen verringern und Anämie verursachen.
- Zusätzliche Folsäure ist kontraindiziert bei Menschen, die krampflösende Mittel nehmen.
- Patienten, die Blutverdünnungsmittel nehmen, sollten wissen, daß synthetisches Vitamin K eine Gegenwirkung zu dem Medikament haben kann. Umgekehrt verhindert das Medikament die Aufnahme von natürlichem Vitamin K.
- Zuviel Vitamin K kann zu Schweißausbrüchen und Hitzewallungen führen.

- Niacin sollte bei schwerer Zuckerkrankheit, grünem Star, Geschwüren im Verdauungstrakt, unzureichender Leberfunktion oder Gicht mit Vorsicht genommen werden.
- Geben Sie Ihrem Hund oder Ihrer Katze kein Niacin; es führt zu Hitzewallungen und Schwitzen und verursacht großes Unbehagen bei dem Tier. Geben Sie kein Vitamin A oder D zusätzlich ins Futter, wenn der Tierarzt es nicht ausdrücklich verordnet hat.
- Übermäßige Mengen an PABS (Paraaminobenzoesäure) können bei manchen Menschen negative Wirkungen auf Leber, Nieren und Herz haben.
- Eisen sollte nicht genommen werden bei Sichelzellenanämie, Hämochromatose und Thalassämie.
- Wenn Ihr Eisenpräparat ein Eisensulfat ist, geht Ihnen Vitamin E verloren.
- Große Mengen von Koffein können die Eisenaufnahme behindern.
- Wer unter unzureichender Nierenfunktion leidet, sollte täglich nicht mehr als 3 000 mg Magnesium nehmen.
- Zuviel Mangan verringert die Verwertung des Eisens durch den Körper.
- Große Mengen an Mangan können bei manchen Menschen motorische Störungen und Schwäche hervorrufen.
- Eine Kost mit viel Fett steigert die Phosphoraufnahme und senkt den Kalziumspiegel.
- Wenn Sie Cortison-Medikamente einnehmen, können Sie Kalium verlieren und Natrium speichern. Sprechen Sie mit dem Arzt über geeignete Zusatzdosierungen.
- Übermäßiges Schwitzen kann zu einem Natriumdefizit führen.
- Zuviel Natrium kann zu einem Verlust an Kalium führen.
- Übermäßige Zinkaufnahme kann zu Verlusten an Eisen und Kupfer führen.

- Wenn Sie zusätzlich Zink nehmen, achten Sie darauf, daß Sie auch ausreichend Vitamin A bekommen.
- Wer an der Wilsonschen Krankheit (einer erblichen Stoffwechselanomalie) leidet, kann für eine Kupfervergiftung anfällig sein.
- Zuviel Kobalt kann eine unerwünschte Vergrößerung der Schilddrüse verursachen.
- Wer Medikamente für die Schilddrüse einnimmt, sollte wissen, daß auch Kelp diese Drüse beeinflußt. Für den Fall, daß Sie beides eingenommen haben, ist es ratsam, mit Ihrem Arzt darüber zu reden und einen neuen Test machen lassen. Vielleicht können Sie mit weniger Medikamenten auskommen, als Sie denken.
- Große Mengen von rohem Kohl können zu einem Jodmangel führen und die Thyroxin-Produktion bei Menschen mit niedriger Jodaufnahme beeinträchtigen.
- Austernschalen, Dolomit und Knochenmehl sind zwar gute Kalziumlieferanten, können aber Blei und andere giftige Substanzen enthalten.
- Wer viel Kaffee, Tee und auch Cola-Getränke trinkt, sollte wissen, daß große Koffeinmengen zu einem Mangel an Inosit führen.
- Informieren Sie Ihren Arzt, wenn Sie große Mengen an Vitamin C nehmen. Vitamin C kann die Ergebnisse von Labortests (Zucker in Blut und Urin) verändern und bei Stuhlproben zu einem falschen, negativen Befund führen.
- Unternehmen Sie vier Stunden nach der Einnahme von Vitamin A keine anstrengenden körperlichen Aktivitäten, wenn Sie eine optimale Resorption erzielen wollen.
- Kupfer neigt dazu, sich im Blut anzusammeln und die Zinkdepots im Gehirn zu entleeren.
- RNS-DNS-Präparate (Nukleinsäuren) steigern den Harn-

säurespiegel im Blutserum und sollten nicht von Menschen genommen werden, die unter Gicht leiden.

- Tyrosin und Phenylalanin können den Blutdruck steigern und sollten nicht zusammen mit Monoaminoxidase-hemmenden oder anderen antidepressiven Mitteln genommen werden. Diese Aminosäuren sind auch verboten für Menschen, die unter bösartigen pigmentierten Melanomen leiden.
- Wer Monoaminoxidase-Inhibitoren nimmt, sollte Lebensmittel, die viel Tyramin enthalten (z. B. Käse, Wein), vermeiden und daran denken, daß der Tyramingehalt von Nahrungsmitteln allgemein mit der Reife zunimmt.
- PABS ist kontraindiziert bei Einnahme von Methotrexat, einem Mittel gegen Krebs.
- Wenn Sie Grapefruitsaft zusammen mit Allergiemedikamenten, die Terfenadin enthalten, trinken, kann das zu Herzrhythmusstörungen und erhöhtem Herzinfarktrisiko führen.
- Folsäure schränkt die krampflösende Wirkung von Phenytoin ein.
- Antibiotika werden in ihrer Wirkung eingeschränkt, wenn Sie zusätzliche Nährstoffpräparate nehmen. Nehmen Sie Ihre Zusatzpräparate mindestens eine Stunde vor oder zwei Stunden nach den verschriebenen Antibiotika ein.
- Kalzium kann die Wirkung von Tetracyclin beeinträchtigen.
- Hohe Dosierungen von Vitamin D oder Kalzium-Ascorbinat sind verboten, wenn Sie das Herzmittel Digoxin nehmen.
- Breitbandantibiotika sollten nicht zusammen mit hohen Dosierungen von Vitamin A genommen werden.
- Vitamin A sollte nicht zusammen mit dem Aknewirkstoff Isotretinoin genommen werden.
- Cholin ist nicht zu empfehlen in der depressiven Phase bei

manischer Depression, denn es kann diese besondere Form der Erkrankung noch verschlimmern.

- Papaya und rohe Ananas sind nicht zu empfehlen, wenn jemand unter Geschwüren leidet.
- Die Kräuterpflanzen Heidelbeere, Klette, Damiana, Wacholder, Pfefferminze, Salbei, Weide und Schafgarbe können die Eisenaufnahme beeinträchtigen.

Noch Fragen zu Kapitel XXIII?

»Stimmt es, daß Lakritze für Personen, die Medikamente gegen Bluthochdruck einnehmen, gefährlich sein kann?«
Erstaunlicherweise ja. Tatsächlich können zwei oder mehr Lakritzstangen aus »natürlicher« Lakritze die Wirkung zahlreicher blutdrucksenkender (und harntreibender) Arzneimittel beeinträchtigen, da sie die erneute Einlagerung von Natrium, die Ausscheidung von Kalium und das Zurückhalten von Wasser begünstigen.

»Man hat mir geraten, Speisen zu vermeiden, die Glutamat enthalten. Seither lese ich sehr genau die Packungsaufschriften und vermeide es im allgemeinen, chinesisch essen zu gehen. Muß Natriumglutamat auf allen Nahrungsmitteln, die es enthalten, ausgewiesen werden?«
Nach der bestehenden Gesetzeslage müssen alle Lebensmittelerzeugnisse, die Glutamat enthalten, auf der Packung entsprechend gekennzeichnet sein. Achten Sie auf die Bezeichnungen Glutaminsäure (E 620), Mononatriumglutamat, Natriumglutamat (E 621), Monokaliumglutamat, Kaliumglutamat (E 622), Calciumdiglutamat, Calciumglutamat (E 623), Monoammoniumglutamat, Ammoniumglutamat (E 624), Ma-

gnesiumdiglutamat, Magnesiumglutamat (E 625). Neuere Forschungen haben aber gezeigt, daß Natriumglutamat auch natürlich in bestimmten Lebensmitteln, wie Tomaten und Käse, vorkommt. Das würde mit anderen Worten bedeuten, daß ein Essen beim Italiener genausoviel Glutamat enthalten kann, wie wenn Sie zum Chinesen gehen! Vielleicht interessiert es Sie auch zu erfahren, daß asiatisches Essen häufig natürliche chemische Substanzen wie Salicylate und Amine enthält, die ebenfalls allergische Reaktionen verursachen können.

XXIV
Fakten auf einen Blick

Abkürzungen für Nahrungsergänzungspräparate

Viele Präparate werden heute mit Kurzbezeichnungen versehen, so daß man bei den vielen verschiedenen Buchstabenkombinationen bald nicht mehr durchblickt. Die folgende Liste häufiger Buchstabencodes soll Ihnen bei der Auswahl der für Sie geeigneten Präparate helfen.

AHS (**A**lpha**h**ydroxy**s**äuren): Hautschälmittel, werden eingesetzt, um alte Zellverklebungen zu lösen und das Wachstum neuer Zellen zu fördern.

AKG (**Alk**yl**g**lycerol): krankheitsbekämpfende Verbindung in Haifischleberöl.

BHS (**B**eta**h**ydroxy**s**äuren): Hautschälmittel, werden eingesetzt, um alte Zellverklebungen zu lösen und das Wachstum neuer Zellen zu fördern.

CLA (engl. *Conjugated Linoleic Acid*, konjugierte Linolsäure): reduziert das Körperfett, fördert die Gewichtsabnahme, erhöht den Muskeltonus; erhöhter Schutz gegen viele Arten von Krebs.

CO-Q_{10} (**Co**enzym **Q_{10}**): stärkt das Herz, heilt Zahnfleischerkrankungen, senkt den Blutdruck.

DGL (engl. *Deglycyrrhizinated Licorice*, entglycyrrhiziniertes Süßholz): natürlicher Puffer gegen Magensäure; lindert Schmerzen, die durch Darmgase oder Geschwüre hervorgerufen werden; reduziert arthritische Schmerzen.

DHS (**D**ocosa**h**exaen**s**äure): essentielle Fettsäure, die gegen Depressionen und Gedächtnisverlust wirkt und die Sehkraft fördert.

DHEA (**De**h**y**dro**e**pi**a**ndrosteron): ein natürliches Hormon, wirkt stärkend auf das Immunsystem; kann bei der Behandlung von Symptomen von Lupus, rheumatoider Arthritis und anderen Autoimmunerkrankungen helfen.

DMAE (**Dim**ethyl**a**mino**e**thanol): erhöht die geistige Leistungsfähigkeit; natürliche Alternative zu Ritalin bei Kindern, die übermäßig viel Aufmerksamkeit fordern.

DNS (**D**esoxyribo**n**ukleins**ä**ure) und **RNS** (**R**ibo**n**uklein**s**äure): kommen in jeder Körperzelle vor und sind wesentlich für Zellerneuerung und Zellwachstum; diese Nukleinsäuren können den Alterungsprozeß verzögern oder sogar umkehren.

EV.EXT-33: patentierter Ingwerextrakt; wirkt schmerz- und entzündungshemmend.

FOS (**F**ructo-**O**ligo**s**accharid): komplexer Pflanzenzucker; fördert die Immunreaktion; normalisiert den Blutzuckerspiegel; steigert den Anteil nützlicher Darmbakterien; schützt vor Magendarmgeschwüren.

GLS (**G**amma**l**inolen**s**äure): Fettsäure, die in Nachtkerzen- und Borretschöl vorkommt; wird zur Behandlung von Arthritis verwendet.

HCS (**H**ydro-**C**itronen**s**äure): natürlicher Appetitzügler.

HMB (**B**eta-Hydroxy-beta-**M**ethyl**b**utyrat): Zusatzpräparat, das im Sport verwendet wird; wirkt muskelaufbauend, fettverringernd.

5-HTP (**5-H**ydroxy**t**rypto**p**han): der essentiellen Aminosäure Tryptophan ähnliche Verbindung; wirkt appetitzügelnd, lindert Depressionen und fördert einen erholsamen Schlaf.

IHN (**I**nosit**h**exa**n**icotinat): Niacinpräparat, ohne Nebenwirkung (Hautrötung); wirkt vorbeugend gegen Herzerkrankungen, da es den Bluttriglyceridspiegel senkt und die (»guten«) HDL-Cholesterinwerte anhebt; wirkt gedächtnisstärkend.

MCP (**M**odifiziertes **C**itrus**p**ektin): Kohlenhydrat aus den Zellwänden von Zitrusfrüchten; kann die Ausbreitung von Krebszellen verzögern.

MCT (engl. M*edium-Chain* T*riglycerides*, mittelkettige Triglyceride): gesättigte Fette, die im Körper rasch verbrennen; bewirken keine Gewichtszunahme oder Anhebung des Blutcholesterinspiegels; verbessern das sportliche Durchhaltevermögen; können beim Abnehmen helfen.

MSM (**M**ethyl**s**ulfonyl**m**ethan): organischer Schwefel; vermindert allergische Symptome; fördert die Wundheilung; lindert Schmerzen und Entzündung bei Arthritis.

NAC (**N**-**A**cetyl**c**ystein): erhöht den Anteil von Glutathion, einer Aminosäure mit antioxidativer Wirkung (das Antioxidans, das im Körper am häufigsten vorkommt); unterstützt die Behandlung von Ohrinfektionen; unterstützt rasche Erholung nach sportlicher Überanstrengung; schützt vor krebserregenden chemischen Substanzen im Zigarettenrauch.

NADH (**N**icotinamid-**A**denin-**D**inucleotid): schützt das Gehirn vor Alterung, fördert die Gedächtnisfunktion, lindert Symptome der Alzheimer- und Parkinson-Krankheit, unterstützt Körpertraining.

PC (**P**hosphatidyl**c**holin): unterstützt die Leberfunktion; kann Leberschäden regenerieren helfen.

PCO (**P**roantho**c**yanidine): Antioxidantien, die in Rinde, Stengeln, Blättern und äußerer Schicht mancher Pflanzen vorkommen; schützen das Kollagen vor Oxidationsschäden (Freien Radikalen); wirken durchblutungsfördernd, wirken der Hautalterung entgegen.

PS (**P**hosphatidyl**s**erin): steigert das Erinnerungsvermögen und die Konzentrationsfähigkeit.

PSK: *Coriolus-versicolor*-Extrakt, aus einem Speisepilz gewonnen; aktiviert und normalisiert die Immunfunktion und unterstützt die Wirkung von Krebstherapien.

SAM (**S**-**A**denosyl-L-**M**ethion): wirkt als natürliches Antidepressivum und Entzündungshemmer; lindert Schmerzen bei Osteoarthritis (Knochenarthritis).

SOD (**S**uper**o**xid**d**ismutase): hochwirksames Antioxidans; verzögert den Alterungsprozeß.

TMG (**T**ri**m**ethyl**g**lycin): auch als Betain bekannt; verwandelt das schädliche Homocystein in eine gesundheitsfördernde Aminosäure, senkt das Risiko für Herzerkrankungen und wirkt vorbeugend gegen bestimmte Krebsformen sowie gegen die Alzheimer-Krankheit.

»Gute« Fette auf einen Blick

Es herrscht eine Menge Verwirrung über »gute« und »schlechte« Fette, und ich hoffe, daß ich Sie durch meine Ausführungen im VI. Kapitel ausreichend darüber aufklären konnte. Wenn Sie schnell herausfinden wollen, welche Fette für Sie gut sind, könnte Ihnen die folgende Liste der »gesunden« Fette dabei helfen:

Borretschöl: enthält Gammalinolensäure (GLS); wirkt entzündungshemmend und schmerzlindernd bei Arthritis, stärkt die Nebennierendrüsen; hilft, den weiblichen Zyklus zu regulieren und Menstruationsbeschwerden (prämenstruelles Syndrom) zu lindern.

Kürbiskernöl: reich an essentiellen Omega-3- und Omega-6-Fettsäuren, unterstützt die Verdauung und den Blutkreislauf; gut für Schwangere und stillende Mütter.

Leinsamenöl: eine der besten Quellen für Omega-3-Fettsäuren; wirkt wachstumshemmend auf krebsartige Tumoren und entzündungshemmend; unterstützt die Normalisierung der Hormonwerte.

Nachtkerzenöl: ebenfalls eine essentielle Fettsäure, die GLS (Gammalinolensäure) enthält; wandelt sich in hormonähnliche Verbindungen um; hilfreich zur Behandlung von Menstruationsbeschwerden, zur Erhaltung einer gesunden Haut, Senkung des Cholesterinspiegels und Regulierung von Bluthochdruck.

Olivenöl: reich an einfach ungesättigten Fettsäuren, die den Anteil an »gutem« Cholesterin steigern können; vermindert das Herzrisiko. Verwenden Sie zum Kochen kaltgepreßtes Olivenöl mit der Bezeichnung *extra vergine/natives Olivenöl.*

Rapsöl: ausgezeichnete Quelle für einfach ungesättigte Fettsäuren; kann die »guten« Cholesterinwerte erhöhen und das Herzinfarktrisiko senken.

Aminosäuren auf einen Blick

Diese Bausteine der Proteine sind für Ihre Gesundheit lebenswichtig. Vielleicht finden Sie es verwirrend, die verschiedenen Namen und die Vorzüge der einzelnen Aminosäuren auseinanderzuhalten. Eine ausführliche Beschreibung finden Sie im V. Kapitel.

Die folgende Liste gibt Ihnen einen kurzen Überblick:

Alanin: stärkt das Immunsystem, vermindert das Risiko von Nierensteinen, wirkt dem Blutunterzucker entgegen.

Arginin: erhöht die Anzahl der Spermazellen, beschleunigt die Wundheilung, steigert die sexuelle Leistungsfähigkeit des Mannes, erhöht den Muskeltonus.

Asparagin: fördert das Gleichgewicht im zentralen Nervensystem.

Cystein: beugt dem Haarausfall vor, vermindert die Schuppenflechte (Psoriasis), verbessert den Zustand von Haar, Haut und Nägeln, fördert die Fettverbrennung und den Muskelaufbau (wandelt sich bei Bedarf in Cystin um).

Glutamin: steigert die Leistungsfähigkeit des Gehirns, hilft bei Ermüdungserscheinungen, beschleunigt die Heilung von Geschwüren, fördert die Bildung und Erhaltung von Muskelgewebe, hebt die Stimmung, reduziert den Hunger auf Süßes und den Durst auf Alkohol (verwandelt sich im Gehirn in Glutaminsäure).

Glutaminsäure: steigert die Leistungsfähigkeit des Gehirns, unterstützt den Zucker- und Fettstoffwechsel, ist hilfreich bei der Behandlung von kindlichen Verhaltensstörungen, Epilepsie und Muskelschwund (wandelt sich bei Bedarf in Glutamin um).

Glycin: notwendig für die Funktionen des zentralen Nervensystems, unterstützt den Heilungsprozeß, wirkt der Magenübersäuerung entgegen, kann Anfälle verhindern (kann sich bei Bedarf im Körper in Serin umwandeln).

Histidin: bringt Linderung bei rheumatischer Arthritis, lindert Streß, steigert die Libido.

Lysin: verbessert das Konzentrationsvermögen, fördert die Fruchtbarkeit, wirkt vorbeugend gegen Herpesinfektionen.

Methionin: senkt den Cholesterinspiegel, hilft bei der Behandlung von Schizophrenie und der Parkinsonschen Krankheit, kann vor Tumoren schützen.

Ornithin: wirkt als muskelbildendes Hormon, potenziert die Wirksamkeit von Arginin.

Phenylalanin: wirkt stimmungsaufhellend (Antidepressivum) und appetitzügelnd, kann in bestimmten Formen als natürliches Schmerzmittel wirken.

Prolin: unterstützt die Wundheilung, verbessert die Lernfähigkeit

Serin: hilft bei der Schmerzlinderung, kann als natürliches antipsychotisches Mittel wirken.

Taurin: wirkt herzstärkend, wirkt vorbeugend gegen Makuladegeneration, unterstützt die Fettverdauung und die Aufnahme fettlöslicher Vitamine.

Threonin: notwendig für die Eiweißverwertung aus der Nahrung, kann die Symptome bei Patienten lindern, die an der Lou-Gehrig-Krankheit oder an amytrophischer Lateralsklerose (ALS) leiden.

Tryptophan: hilft bei Nervosität und Überängstlichkeit, fördert das Einschlafen, kann die Alkoholentwöhnung unterstützen.

Tyrosin: steigert den sexuellen Antrieb, wirkt lindernd bei Streß, kann als Appetitzügler und Stimmungsaufheller wirken.

Verzweigtkettige Aminosäuren: Leucin, Isoleucin, Valin (siehe oben).

Pflanzliche Antioxidantienlieferanten für ACE und Mineralstoffe

Vitamin A und Carotinoide: Alfalfa, Borretschblätter, Klettenwurzel, Cayennepfeffer, spanischer Pfeffer (Capsicum), Augentrost, Fenchelsamen, Hopfen, Schachtelhalm, Kelp-Alge, Zitronengras, Brennessel, Paprika, Petersilie, Pfefferminze, Himbeerblätter, roter Klee, Hagebutte, Salbei, Bärentraube, Brunnenkresse, Sauerampfer

Vitamin C: Alfalfa, Klettenwurzel, Cayennepfeffer, Vogelmiere, Augentrost, Fenchelsamen, Bockshornklee, Hopfen,

Schachtelhalm, Kelp, Pfefferminze, Königskerze, Brennessel, Haferstroh, Paprika, Petersilie, Wegerich, Himbeerblätter, roter Klee, Hagebutte, Helmkraut, Schafgarbe, Sauerampfer

Vitamin E: Alfalfa, Löwenzahn, Angelikawurzel (Dang Gui), Leinsamen, Brennessel, Haferstroh, Himbeerblätter, Hagebutte

Selen: Alfalfa, Klettenwurzel, Katzenminze, Cayennepfeffer, Kamille, Vogelmiere, Fenchelsamen, Bockshornklee, Knoblauch, Ginseng, Weißdornfrucht, Hopfen, Schachtelhalm, Zitronengras, Mariendistel, Brennessel, Haferstroh, Petersilie, Pfefferminze, Himbeerblätter, Hagebutte, Sarsaparilla, Bärentraube, Schafgarbe, Sauerampfer

Zink: Alfalfa, Klettenwurzel, Cayennepfeffer, Kamille, Vogelmiere, Löwenzahn, Augentrost, Fenchelsamen, Hopfen, Mariendistel, Königskerze, Brennessel, Petersilie, Hagebutte, Salbei, Sarsaparilla, Helmkraut, wilde Yamswurzel.

Mittel zur Aktivierung des Immunsystems

Das Immunsystem ist nicht nur Ihre wirkungsvollste Waffe gegen Krankheiten und das beste Instrument zur Erhaltung von Gesundheit und Wohlbefinden. Ein schneller Zugriff auf Informationen über Nährstoffe, Pflanzen und andere zusätzliche Mittel kann Ihnen das Leben erleichtern – und sogar verlängern! Die folgende Liste soll Sie dabei unterstützen:

Acidophilus
Ackerschachtelhalm
Beta-1,3-Glucan
Bioflavonoide
Chlorella-Alge
Coenzym Q_{10}
DHEA (Dehydroepiandrosteron)
Echinacea
Essentielle Fettsäuren

Gelbwurzel
Germanium
Ginseng
Glutathion
Grapefruitkernextrakt
Gugul
Haifischknorpel/Haifischleberöl
Kelp-Alge
Knoblauch
L-Arginin/L-Ornithin
Lorbeerbaumfrüchte
Mangan
Melatonin
Molke
Propolis
PSK (*Coriolus-versicolor*-Extrakt)
Quercetin
Rindertrachealknorpel
Selen
Shiitake-, Maitake- und Reishi-Pilz
Suma-Pflanze
Tragant
Vitamin A
Vitamin-B-Komplex
Vitamin C
Vitamin E
Zink

Nahrungsmittel, die krebsvorbeugend wirken

Karotten	höchster Gehalt an Beta-Carotin; wird gekocht leichter aufgenommen
Kürbis	ähnlich wie Karotten
Süßkartoffel	ähnlich wie Karotten
Kohl	Gemüse aus der Familie der Kreuzblütler; kann das Darmkrebsrisiko senken; 2 Eßlöffel gekochter Kohl täglich als wirksame Vorbeugung gegen Magenkrebs
Brokkoli	Gemüse aus der Familie der Kreuzblütler; enthält Indole und Isothiocyanate (Substanzen, die zur Vorbeugung und Schrumpfung bestimmter krebsartiger Tumoren beitragen); reich an Carotinoiden

Blumenkohl	wie Brokkoli und andere Kreuzblütler
Chinakohl	wie Brokkoli und andere Kreuzblütler
Grünkohl	wie Brokkoli und andere Kreuzblütler
Rosenkohl	wie Brokkoli und andere Kreuzblütler
Kohlrabi	wie Brokkoli und andere Kreuzblütler
Meerrettich	wie Brokkoli und andere Kreuzblütler
Radieschen	wie Brokkoli und andere Kreuzblütler
Rettich	wie Brokkoli und andere Kreuzblütler
Sellerie	wie Brokkoli und andere Kreuzblütler
Zuckermelone	reiche Quelle an Vitamin A, Beta-Carotin und Vitamin C; kalorienarm und ballaststoffreich, unterstützt die Ausscheidung von überschüssigem Natrium
Papaya	wie Zuckermelone
Spinat	ähnlich wie Zuckermelone
Obst und Gemüse	mit viel Vitamin A, C, E und Selen
Sojabohnen und Sojaprodukte	reich an vielen krebsbekämpfenden phytochemischen Substanzen
Zwiebel	reich an Quercetin (wird durch Kochen nicht zerstört); kann bösartige Zellen unterdrücken, bevor sie Tumoren bilden
Weizenkleie	hoher Ballaststoffanteil wirkt vorbeugend gegen Darmkrebs (empfohlen sind 350 g Ballaststoffe täglich)
Maiskleie	bietet Schutz gegen Karzinogene (krebserregende Stoffe), siehe auch Weizenkleie
Haferkleie	siehe Mais- und Weizenkleie
Reiskleie	siehe Mais- und Weizenkleie
Thunfisch	reich an Omega-3-Fettsäuren; unterstützt das Immunsystem in der Verhinderung und Verbreitungshemmung von Krebs (kann die Metastasenbildung zum Stillstand bringen, wenn ein Tumor aufgetreten ist)

Lachs	siehe Thunfisch
Makrele	siehe Thunfisch
Sardine	siehe Thunfisch

Nahrungsmittel, die krebsfördernd wirken

Speck	enthält Nitrite, also Zusätze, die mit natürlichen, in unserer Nahrung und im Körper vorhandenen Stoffen reagieren und Nitrosamine (hochwirksame krebserregende Substanzen) bilden
Frühstücksfleisch	siehe Speck
Wiener Würstchen	siehe Speck
Wurstwaren	siehe Speck
Räucherfisch	siehe Speck
Butter, Margarine, Mayonnaise, Öl	Es empfiehlt sich, nicht mehr als 30 Prozent der Kalorien durch Fette aufzunehmen. Personen, deren Kost zu mehr als 40 Prozent aus (gesättigtem wie ungesättigtem) Fett besteht, haben ein größeres Risiko, Darm-, Brust- und Prostatakrebs zu bekommen. Bei diesen Nahrungsmitteln stammen 100 Prozent der Kalorien vom Fett.
Kaffee (normal und koffeinfrei)	spielt eine Rolle bei Blasen- und Bauchspeicheldrüsenkrebs
Leber und fettes Fleisch	Umweltschadstoffe sammeln sich in der Leber und in den Fettzellen von Tieren
Tabak	Zigaretten, Zigarren, Pfeife, Kau- und Schnupftabak spielen – neben Lungenkrebs – auch eine Rolle in der Entstehung von Mund-, Kehlkopf-, Speise-

	röhren-, Bauchspeicheldrüsen- und Blasenkrebs. Rauchen (auch als Passivraucher) erhöht außerdem bei Frauen das Risiko von Gebärmutterkrebs.
Alkohol	erzeugt Leberkrebs und fördert Krebserkrankungen in Mund, Kehlkopf und Speiseröhre, insbesondere bei Rauchern.
Zusatzstoffe (E-Nummern)	von den in der EU zugelassenen 297 Zusatzstoffen (E-Nummern) sind 10 als gesundheitlich bedenklich anzusehen, d. h. sollten gemieden werden: Tartrazin (E 102), Amarsanth (E 123), Borsäure (E 284), Natriumtetracarbonat (E 285), Zinn-II-Chlorid (E 512), Gluconsäure (E 574), Polydextrose (E 1200), Erythrosin (E 127), Quillajaextrakt (E 999).

XXV
Wie findet man einen ernährungswissenschaftlich orientierten Arzt bzw. Heilpraktiker oder einen Ernährungswissenschaftler?

Wie Sie vorgehen

Wenn Sie einen auf Ernährung spezialisierten Arzt oder Heilpraktiker bzw. einen Ernährungswissenschaftler in Ihrer Nähe suchen, kann Ihnen die Liste der in diesem Kapitel erwähnten Stellen behilflich sein. Wenn Sie einen zugelassenen Arzt suchen, sollten Sie das bei Ihren Anfragen angeben, denn nicht jeder Ernährungsfachmann ist auch zugelassener Arzt.
Es gibt inzwischen zahlreiche Stellen und Organisationen im Gesundheitsbereich, die eine Homepage im Internet haben, über welche Sie Informationen über geeignete Ärzte in Ihrer Nähe erhalten können; falls Sie selbst keinen Internetanschluß haben, können Sie vielleicht über eine öffentliche Bibiliothek in Ihrer Nähe Zugang dazu bekommen.
Es wird ausdrücklich darauf hingewiesen, daß diese Angaben keinerlei Hinweise auf die Qualität der durch die erwähnten Dienste vermittelten Heilkundigen (bzw. ihrer Diagnosen, Behandlungen und fachlichen Kompetenz) darstellen bzw. so interpretiert werden dürfen. Falls Sie sich brieflich an eine der folgenden Stellen wenden, fügen Sie bitte Ihrer Anfrage einen mit Ihrer Adresse versehenen, frankierten Rückumschlag bei.

Wo Sie nachfragen sollten

- bei der Ärztekammer
- beim Hausarzt
- bei der Krankenkasse
- bei Gesundheitszentren und Gesundheitsämtern
- im Branchenverzeichnis

Nachwort

Da sich immer mehr Menschen bewußt werden, wie wichtig Nährstoffe und Nahrungsergänzungsmittel im Alltag für sie sind, und da die Unzufriedenheit am bestehenden System medizinischer Betreuung wegen der hohen Kosten und alarmierenden medikamentösen Nebenwirkungen ständig wächst, ist der Bedarf an klaren, praktisch anwendbaren Informationen im Sinne einer gesundheitlichen Selbstverantwortung enorm gestiegen.
Endlich bestätigt auch die konventionelle medizinische Forschung, was einige Ernährungsfachleute – zu denen auch ich mich rechne – schon seit langem wissen: daß eine optimale Ernährung den Weg zu optimalem Wohlbefinden ebnen kann. Und in dem Maße, in dem immer mehr Menschen länger leben – und fest entschlossen sind, dabei jugendlich, attraktiv und gesund zu bleiben –, ist ein Ratgeber über die uns heute zur Verfügung stehenden ernährungswissenschaftlichen Möglichkeiten ebenso wie die zu vermeidenden Fallgruben zu einer unabdingbaren Notwendigkeit geworden. Es ist meine Hoffnung, daß die vorliegende, umfassend überarbeitete und ergänzte Millenniumsausgabe dieses Bedürfnis zu erfüllen vermag.
Ob Sie das Buch nun von Anfang bis zum Ende durchgelesen oder nur hier und dort darin geblättert haben, wo es um Fragen geht, die Sie persönlich betreffen – ich glaube, sein Wert als Nachschlagewerk wird noch zunehmen, falls Ihre Lebensumstände sich ändern. Meine Absicht war es, ein umfassendes Nachschlagewerk zu liefern, das nicht nur die gegenwärtigen Fragen in bezug auf Vitamine und Nahrungsergänzungsmittel

beantwortet, sondern möglicherweise auch diejenigen, die erst in der Zukunft auftauchen werden. In dieser Neuauflage habe ich auf jede mir mögliche Weise versucht, die Gesundheitsfragen des kommenden Jahrhunderts auf der Basis der zum gegenwärtigen Zeitpunkt verfügbaren wissenschaftlichen Kenntnisse zu beleuchten. Im Laufe der Zeit werden Sie vielleicht einzelne Kapitel und Abschnitte – etwa jene über die Verzögerung des Alterungsprozesses – noch einmal nachlesen wollen. Auch die speziellen Vorschläge für die Ernährung und die Nahrungsergänzung werden wieder interessant, sobald sich Ihr Leben ändert. Mit anderen Worten, die Informationen und Ratschläge, die ich hier niedergeschrieben habe, sind dazu gedacht, daß Sie sie eingehend studieren und in Ihrem Leben praktisch anwenden. Sie gelten nicht nur für den heutigen Tag, sondern für viele, viele glückliche und gesunde Tage in der Zukunft.

Dr. Earl L. Mindell, R.ph., Ph.D.
Beverly Hills, Kalifornien

Glossar

Acetat	Salz der Essigsäure
Aceton	farbloses Lösungsmittel für Fette, Öle und Wachse, das durch Fermentierung gewonnen wird (Inhalation kann die Lunge reizen, große Mengen haben eine narkotische Wirkung)
Acidophilus-Milch	auch Reformjoghurt genannt; wird wie Joghurt hergestellt, jedoch mit dem *Lactobacillus acidophilus* anstelle anderer Joghurtkulturen
Allergen	Substanz, die eine allergische Reaktion hervorruft
Alzheimer-Krankheit	Krankheit mit fortschreitenden Verfallserscheinungen, wozu auch Gedächtnisschwund gehört; nach Hinweisen der jüngsten Forschung kann dem möglicherweise durch Cholin-Zusätze entgegengewirkt werden
Aminosäuren	organische Bausteine der Proteine; 23 Aminosäuren sind bekannt, aber nur neun sind essentielle (lebensnotwendige) Nährstoffe für den Menschen: Histidin, Isoleucin, Leucin, Lysin, Methionin, Phenylalanin, Threonin, Tryptophan und Valin
angeboren	bei der Geburt bestehender Zustand, der aber nicht vererbt ist
Anorexie	Appetitlosigkeit; *Anorexia nervosa*: Magersucht
Antibiotika	verschiedene Substanzen, die bakterienhemmend oder bakterienzerstörend wirken
Antigen	jede Substanz, die normalerweise nicht im Körper vorkommt und diesen zur Bildung von Antikörpern anregt
Antihistamin	Wirkstoff gegen das Histamin, das zu Allergien, Heuschnupfen und anderen Überempfindlichkeitsreaktionen führen kann

Antikoagulans Substanz, die die Blutgerinnung verzögert oder verhindert

Antikörper Schutzstoffe im Blut, die sich bilden, wenn artfremdes Eiweiß, Bakterien oder Toxine in die Blutbahn eindringen; Antikörper machen diese unschädlich und bauen sie ab

Antioxidans Substanz, die eine andere Substanz vor Oxidation schützt; wird z.B. Lebensmitteln zugesetzt, um die Verfärbung durch Sauerstoff zu verhindern

Antitoxin Antikörper, der als Reaktion auf ein Gift biologischen Ursprungs gebildet wird und dieses neutralisieren kann

Assimilation Umwandlung von aufgenommenen Nahrungsstoffen in lebendes Gewebe

Ataxie Verlust der koordinierten Bewegung durch eine Erkrankung des Nervensystems

ATP Molekül namens Adenosintriphosphat, der »Brennstoff« des Lebens; ein Nukleotid (Baustein der Nukleinsäure), das zusammen mit Vitamin B_1, B_2, B_3 und Pantothensäure biologische Energie erzeugt

Avidin Protein im Eiklar; kann Biotin inaktivieren

Bakteriophage Virus, das Bakterien infiziert

Base Substanz, die Säure neutralisiert (z.B. ist Natriumbikarbonat eine basische oder alkalische Substanz, die bei Übersäuerung der Nahrung eingesetzt wird)

Beriberi Mangelerkrankung (gravierender Vitamin-B-Mangel), schon Ende des 19. Jahrhunderts in Japan und auf Java als Folge von einseitiger Ernährung mit poliertem Reis erkannt

BHA butyliertes Hydroxyanisol; Konservierungsmittel und Antioxidans, das in vielen Produkten verwendet wird; wasserunlöslich; kann die Nieren vergiften

BHT butyliertes Hydroxytoluol; festes, weißes kristal-

	lines Antioxidans, das bei vielen Lebensmitteln verwendet wird, um den Verderb zu verhindern; kann noch giftiger für die Nieren sein als sein fast identischer chemischer Vetter BHA
Bioflavonoide	meistens aus den Schalen von Orangen und Zitronen gewonnen; diese zitronenartig schmekkenden Verbindungen sind notwendig für gesunde Wände der Blutgefäße und kommen in vielen Pflanzen, wie Zitrusfrüchten und Hagebutten, vor; auch Vitamin-P-Komplex genannt
B-Zellen	weiße Blutkörperchen, die im Knochenmark entstehen. Sie produzieren Antikörper auf Befehl der T-Zellen, die in der Schilddrüse hergestellt werden
Calciferol	geruchlose, geschmacklose, kristalline Substanz; nicht wasserlöslich, aber fettlöslich. Stellt die synthetische Form von Vitamin D (»Sonnenscheinvitamin«) dar und wird durch Bestrahlung von Ergosterol mit ultraviolettem Licht erzeugt
Carotin	gelborangefarbenes Pigment; kommt in vielen Pflanzen vor und kann im Körper in Vitamin A umgewandelt werden
Cellulose	organische Verbindung, aus der die pflanzlichen Zellwände aufgebaut sind
Chelatbildung	ein Vorgang, durch den Mineralstoffe in eine leichter verdauliche Form umgewandelt werden
Chelatkomplex	besondere Struktur einer Metall- bzw. Nichtmetallverbindung, nicht so fest wie andere chemische Verbindungen; Chelatkomplexe werden vom Körper genutzt, um umkehrbare Bindungen zwischen Metallen und chemischen Verbindungen des Körpers herzustellen
chronisch	lang andauernd, konstant, anhaltend
Coenzym	der überwiegende (Nichteiweiß-)Anteil eines Enzyms; meistens ein B-Vitamin
Dehydrierung	Zustand, der durch übermäßigen Wasserverlust im Körper entsteht

Dermatitis	Hautentzündung, Ausschlag
Desikkation	Trocknungsverfahren; Konservierung durch Austrocknen
DGE	Deutsche Gesellschaft für Ernährung e.V., Im Vogelsgesang 40, 60488 Frankfurt/Main (Tel: 069 / 976 803 - 0); Anerkannte Institution, die sich aus Naturwissenschaftlern und Medizinern zusammensetzt und Empfehlungen zur Nährstoffzufuhr und zur Ernährung allgemein herausgibt
DHS	Docosahexaensäure; gehört zu den langkettigen essentiellen Omega-3-Fettsäuren; wird im Körper aus Alphalinolensäure hergestellt und kommt hauptsächlich in Kaltwasserfischen vor (Makrele, Hering, Lachs, Forelle)
Dikalziumphosphat	Füllstoff für Tabletten, wird aus gereinigtem Mineralgestein gewonnen; eine hervorragende Quelle für Kalzium und Phosphor
diuretisches Mittel	harntreibendes Mittel
Divertikel	kleine Ausbuchtung an der Wand von Hohlorganen; krankhafte Divertikeln kommen manchmal am Verdauungstrakt und an Harnblase und Harnröhre vor
DNS	Desoxyribonukleinsäure; Nukleinsäurebaustein in den Chromosomen, der mitverantwortlich ist für die chemische Grundlage der Erbanlagen
Emphysem	krankhafte Ansammlung von Luft in Lücken eines Organs oder Körperteils oder aber von Gasen unter der Haut
emulgieren	vermengen von zwei Stoffen, die sich nicht mischen; meistens handelt es sich hierbei um Fett (Öl) und Wasser
endogen	von innen kommend, im Körper gebildet
Endorphin	körpereigenes Opiat
Enzym	Eiweißstoff, der in den lebenden Zellen vorkommt und chemische Veränderungen bewirkt; für alle Stoffwechselvorgänge notwendig

EPA Eicosapentaensäure, gehört zu den langkettigen essentiellen Omega-3-Fettsäuren; wird im Körper aus Alphalinolensäure hergestellt und kommt hauptsächlich in Kaltwasserfischen vor

Essigsäure wird als synthetischer Geschmacksstoff verwendet, einer der ersten Lebensmittelzusätze (Essig besteht aus ca. 4 bis 6 Prozent Essigsäure); natürliches Vorkommen in Käse, Kaffee, Weintrauben, Pfirsichen, Himbeeren und Erdbeeren; gilt als unbedenklich

exogen von außen kommend, durch äußere Ursachen erzeugt

FDA Food and Drug Administration, US-Behörde für die staatliche Überwachung von Lebens- und Arzneimitteln

Fibrin unlösliches Protein, bildet das zur Blutgerinnung notwendige Netz von Fasern

Freie Radikale Besonders reaktionsfähige Stoffe, die z.B. durch UV-Strahlung oder Umweltschadstoffe im Körper entstehen oder mit der Nahrung aufgenommen werden. Diese Freien Radikalen schädigen Körperzellen, indem sie Lipide wie Membranlipide oder Lipoproteine oxidieren. Zur Entgiftung Freier Radikalen gibt es enzymatische und nicht enzymatische Mechanismen (Antioxidantien wie Vitamin E, β-Carotin, Vitamin C und Selen). Mittlerweile gilt der Zusammenhang zwischen Lipoperoxidation und Atherogenese als gesichert.

Fructose Fruchtzucker, natürliche Zuckerart, die in Obst und Honig vorkommt; wird oft zur Konservierung von Lebensmitteln und als intravenöser Nährstoff verwendet

Füllstoff reaktionsträge Substanz, die als Streckungsmittel oder Trägersubstanz für ein Arzneimittel verwendet wird

Galactosämie Störung des Abbaus von Galactose; Milch als Nahrungsmittel wird nicht vertragen

Gamma-Oryszanol	ein Nebenprodukt der Reiskleie; trägt dazu bei, Fettgewebe abzubauen und mehr mageres Gewebe im Körper zu bilden
gesättigte Fettsäuren	bei Raumtemperatur im allgemeinen fest; kommen vor allem in Fetten tierischen Ursprungs vor und können den Cholesteringehalt im Blut erhöhen
GLS	Gammalinolensäure, gehört zu den Omega-3-Fettsäuren
Glukose	Blutzucker; entsteht dadurch, daß der Körper Kohlenhydrate abbaut; einer der wichtigsten Energielieferanten
Glutamin / Glutaminsäure	Aminosäure, kommt in allen vollständigen Proteinen vor; zumeist aus pflanzlichen Proteinen industriell hergestellt; dient als Salzersatz und Geschmacksverstärker
Gluten	Mischung aus zwei Proteinen (Gliadin und Glutenin), die in Weizen, Roggen, Hafer und Gerste vorkommen
Glykogen	aufgebaut aus Glukose; das wichtigste im Körper (vor allem in der Leber) gespeicherte Kohlenhydrat
Halluzinogen	chemischer Stoff, der Sinnestäuschungen hervorrufen kann
HDL	H*igh-*d*ensity* L*ipoprotein* (Lipoprotein hoher Dichte), transportiert Fette und Cholesterin durch den Blutstrom; »gutes« Cholesterin
Hesperidin	Teil des Vitamin-C-Komplexes
holistisch	den ganzen Menschen betreffend, z.B. holistische Behandlung
Homöostase	physiologisches Gleichgewicht des Körpers
homogenisieren	Verfahren in der Lebensmitteltechnologie, um zwei Stoffe eng zu vermengen, die an sich nicht mischbar sind; die Fettkügelchen eines Lebensmittels werden stark verkleinert, um ein Aufrahmen des Fettes zu verhindern und einen besseren Geschmack zu erreichen, so wird beispielsweise

	Milch bei hohem Druck durch enge Düsen gepreßt, so daß eine Zerkleinerung und Feinstverteilung der Fettkügelchen erreicht wird
Hormon	Substanz, die durch eine Drüse mit innerer Sekretion in das Blut abgegeben wird und andere Organe in ihrer Tätigkeit beeinflußt
Hydrierung (Härtung)	Anlagerung von Wasserstoff; industrieller Vorgang, der angewandt wird, um Fette (Margarine) chemisch zu härten; die durch diesen Prozeß erzeugten Trans-Fettsäuren können den Cholesterinspiegel anheben
hydrolysieren	in wasserlösliche Form überführen
Hypervitaminose	Überversorgung mit Vitaminen
Hypoglykämie	Unterzucker des Blutes
Hypovitaminose	Unterversorgung mit Vitaminen
I. E.	Internationale Einheit, Maßeinheit für fettlösliche Vitamine
idiopathisch	Erkrankung mit bisher unbekannten Ursachen
immun	unempfänglich gegen Erreger ansteckender Krankheiten und gegen bestimmte Gifte
Insulin	Hormon der Bauchspeicheldrüse, wichtig für den Zuckerstoffwechsel
Kalziumglukonat	organische Form von Kalzium
Kapillaren	Haargefäße, feinste Verästelungen der Adern
Karzinogen	krebserzeugende Substanz
Kasein	Milcheiweiß, das als Standard zur Bestimmung der Eiweißqualität geworden ist
Katabolismus	Abbau von Körpergewebe (Muskulatur; Knochen), die durch den Stoffwechsel herbeigeführte Umwandlung von Nährstoffen oder komplexen Stoffen in einfachere Verbindungen, wobei Energie freigesetzt wird
Katalysator	Substanz, die chemische Reaktionen beeinflußt, insbesondere beschleunigt, ohne daß sie sich selbst dabei verändert oder verlorengeht
Kelp	Meeresalge, in Reformhäusern als Parkelp erhältlich

Kollagen	der primäre organische Bestandteil von Knochen-, Knorpel- und Bindegewebe (wird durch Kochen zu Gelatine)
LDL	L*ow*-D*ensity* L*ipoprotein* (Protein von geringer Dichte); Substanz, die bei Oxidation »schlechtes« Cholesterin an den Arterienwänden ablagert
Linolsäure	die wichtigste der mehrfach ungesättigten Fettsäuren, Bestandteil von Lecithin, auch Vitamin F genannt; wichtigstes Mitglied der Omega-6-Familie; lebenswichtig, muß mit der Nahrung aufgenommen werden
Lipide	Oberbegriff für Fette und fettähnliche Substanzen (Lipoide), wie Wachse, Phosphatide u. a.
Lipofuszin	Alterungspigment in den Zellen
Lipoprotein	Träger von fettähnlichen Substanzen (Fetten, Ölen, Cholesterin); transportiert Lipide zwischen dem Dickdarm, der Leber und den Körperzellen; werden nach Gewicht klassifiziert (z.B. LDL und HDL)
lipotrop	eine abnorme oder übermäßige Fettansammlung in der Leber verhindernd
Megavitamintherapie	Behandlung von Krankheiten mit massiven Vitamindosierungen
mehrfach ungesättigte Fettsäuren	Fette pflanzlichen Ursprungs; können dazu beitragen, den Cholesterinspiegel des Blutes zu senken
Melanom	bösartige Erkrankung der Haut (Krebs)
Menière-Krankheit	eine Erkrankung des Innenohrs mit Ohrensausen, Schwerhörigkeit und Anfällen von Drehschwindel
Metabolismus	Stoffwechsel
Mucopolysaccharid	dicke, gallertartige Substanz, die an vielen Stellen des Körpers vorkommt; verklebt die Zellen miteinander und wirkt als Gelenkschmiere
Nebennieren	Drüsen oberhalb jeder Niere, die das Adrenalin erzeugen
Nitrate	Salze der Salpetersäure; Kalium- und Natrium-

	nitrat dürfen in beschränktem Maß zur Herstellung von Fleisch- und Wurstwaren verwendet werden
Nitrite	werden als Haltbarmacher in gepökeltem Fleisch verwendet; können in Verbindung mit natürlichem Magensaft und anderen chemischen Stoffen in der Nahrung die sogenannten Nitrosamine – gefährliche krebserregende Substanzen – bilden
Nitrosamine	können in Lebensmitteln beim Zusammentreffen von Nitriten und Aminen entstehen; gelten zum größten Teil als krebserregend und leberschädigend
Omega-3-Fettsäuren	Gruppe von essentiellen Fettsäuren, die im allgemeinen in der heutigen Ernährung ungenügend vorhanden sind; die wichtigste Omega-3-Fettsäure ist Alphalinolensäure
Omega-6-Fettsäuren	Gruppe von essentiellen Fettsäuren, die in der heutigen Ernährung reichlich vorhanden sind; die wichtigste Omega-6-Fettsäure ist die Linolsäure
orthomolekular	»das richtige Molekül zur richtigen Behandlung«; Zweig der vorbeugenden Medizin, die mit Nährstoff- und Vitamintherapie arbeitet
Oxalat	organischer chemischer Stoff in bestimmten Nahrungsmitteln, vor allem in Spinat; kann sich mit Kalzium zu Kalziumoxalat verbinden, einer unlöslichen Substanz, die der Körper nicht verwerten kann
PABS	Paraaminobenzoesäure; gehört zum B-Komplex
Palmitat	wasserlösliches Vitamin A
parboiled	Behandlungsverfahren bei Reis. Dabei dringt ein Teil der Vitamine, die in Silberhäutchen enthalten sind, in das Korn ein. Beim anschließenden Schleifen und Polieren bleiben diese Vitamine (B-Komplex) erhalten
Pellagra	Krankheit, die auf einem Mangel an einigen

	B-Vitaminen, vor allem Niacin, beruht. Störungen im Verdauungstrakt und Nervensystem, Hauterkrankungen, dazu psychische Veränderungen wie Depressionen und Verwirrungszustände. Kommt in südlichen Ländern bei einseitiger Ernährung mit Mais noch vor
Phospholipide	Gruppe von Fettverbindungen, die in den Zellmembranen vorkommen; das bekannteste ist Lecithin
PKU	**P**henyl**k**eton**u**rie, Erbkrankheit; verursacht durch das Fehlen eines Enzyms, das zur Umwandlung der essentiellen Aminosäure Phenylalanin in eine vom Körper verwertbare Form benötigt wird; kann Debilität hervorrufen, wenn sie nicht früh genug erkannt wird
Prostaglandine	hormonähnliche Substanzen; beeinflussen die Steuerung des Immunsystems
Proteine	Eiweiß, Grundbaustein des Lebens; aus Aminosäuren zusammengesetzte Verbindungen; Proteine können von Pflanzen und einigen Mikroorganismen aus anorganischen Verbindungen gebildet werden; Menschen und Tiere können nur wenige Aminosäuren aufbauen und müssen daher regelmäßig Proteine zu sich nehmen
Provitamin	Vorstufe eines Vitamins; chemische Substanz, die zur Bildung eines Vitamins notwendig ist
Radikalenfänger	Substanz, die Freie Radikale absorbiert und Veränderungen von Lebensmitteln hinsichtlich Geschmack, Farbe und Konsistenz verhindert
Resorption	Vorgang, durch den die Nährstoffe in den Blutkreislauf übergehen
RNS	Ribonukleinsäure; vorwiegend im Zytoplasma (eiweißhaltiges Stoffgemisch der Zellen) enthalten und beteiligt an der Biosynthese von Eiweißstoffen
Rutin	aus Buchweizen gewonnene Substanz, Teil des Vitamin-C-Komplexes

Säure	wasserlösliche Substanz mit saurem Geschmack
Steroid	Abkömmling der Sterine, also organischer chemischer Verbindungen, die in allen pflanzlichen und tierischen Zellen vorkommen; bekanntester Vertreter der Sterine ist das Cholesterin
Streckmittel	Füllstoff, chemisch inaktive Substanz; in Tabletten verwendet, damit sie größer und leichter zu pressen sind
synergistisch	potenzierte Wirkung von zwei oder mehr Substanzen, so daß sie gemeinsam eine größere Wirkung haben als allein
Synkope	kurze Bewußtlosigkeit, Ohnmachtsanfall
Synthese	Aufbau chemischer Verbindungen aus einfachen Stoffen
Tocopherole	eine Gruppe von Bestandteilen (Alpha-, Beta-, Delta-, Epsilon-, Eta-, Gamma- und Zeta-), die das Vitamin E bilden; werden durch Destillation unter Vakuum aus Pflanzenölen gewonnen
toxisch	giftig, schädlich
Trans-Fettsäuren	künstliche Fettsäuren, die durch Härtung (Wasserstoffanlagerung) entstehen; verhalten sich, obwohl sie ungesättigt sind, wie gesättigte Fette und schaden der Gesundheit
Triglyceride	fettähnliche Substanzen im Blut
T-Zellen	weiße Blutzellen, die in der Thymusdrüse gebildet werden. Sie schützen den Körper vor Bakterien, Viren und krebserregenden Stoffen, indem sie die Produktion der B-Zellen (die Antikörper bilden) und die unerwünschte Produktion potentiell schädlicher T-Zellen regulieren
ungesättigte Fettsäuren	kommen vor allem in Fetten pflanzlichen Ursprungs vor; haben einen tiefen Schmelzpunkt und sind flüssig bei Zimmertemperatur
Vitamin	Bestandteil der Nahrung, liefert im Gegensatz zu anderen Nährstoffen (Eiweiß, Kohlenhydrate, Fett) keine Energie, ist aber für den richtigen Ablauf des Stoffwechsels unentbehrlich; der Be-

	darf richtet sich nach Alter, Stoffwechsel, Klima, Umweltbelastung, körperlicher Belastung, Ernährungsform und Gesundheitszustand
vorverdautes Eiweiß	Eiweiß, das so bearbeitet wurde, daß es rasch aufgenommen und dem Blut direkt zugeführt werden kann
ZNS	Zentralnervensystem

Literatur

Ich bin vielen Naturwissenschaftlern, Ärzten, Ernährungswissenschaftlern, Professoren und Forschern großen Dank schuldig, deren mühsame und oft wenig beachtete und anerkannte Arbeit im Bereich der Vitamine und der Ernährung dieses Buch möglich gemacht hat.
Ihnen möchte ich meine aufrichtige Anerkennung und Wertschätzung zum Ausdruck bringen. Viele der Bücher sind jedoch sehr technisch und für den Laien verwirrend, denn sie wurden für die Fachwelt geschrieben. Deshalb sind nur diejenigen, die ich Ihnen als weiterführende Lektüre und für ein gesünderes Leben in der Zukunft empfehlen kann, hier aufgeführt.

Atkins, Robert: *Dr. Atkins' Gesundheitsrevolution*, Ariston 1989

Biesalski / Fürst: *Ernährungsmedizin*, Thieme Verlag 1999

Biesalski / Grimm: *Taschenatlas der Ernährung*, Thieme Verlag 1999

Deutsche Gesellschaft für Ernährung: *Empfehlung für die Nährstoffzufuhr*, Umschau Verlag 1995

Dietl, Hans / Gerhard Ohlenschläger: *Handbuch der Orthomolekularen Medizin*, Karl F. Haug Verlag 1994

Die große Nährwerttabelle, Gräfe und Unzer 1998/99

Elmadfa / Leitzmann: *Ernährung des Menschen*, Ulmer Verlag 1999

Faber, Stephanie: *Das Rezeptbuch für Naturkosmetik*, Wilhelm Heyne Verlag 1979

Kasper, Heinrich: *Ernährungsmedizin und Diätetik*, Urban & Schwarzenberg 1996
Pauling, Linus: *Linus Pauling's Vitamin-Programm*, C. Bertelsmann Verlag 1990
Täufel: *Lebensmittellexikon*, Behr´s Verlag 1993
Souci / Fachmann / Kraut: *Die Zusammensetzung der Lebensmittel, Nährwerttabellen*, medpharm 1994.

Nun können Sie mit Dr. Earl Mindell's Empfehlungen optimal für Ihre Gesundheit sorgen!

In den vergangenen 30 Jahren hat Dr. Earl Mindell die Nährstoffe, die der Körper täglich benötigt, um optimal zu funktionieren und Gesundheit zu gewährleisten, erforscht. Auf der Basis seiner neuesten Forschungsergebnisse hat Dr. Earl Mindell eine Reihe von individuell zusammengestellten Nährstoffprodukten entwickelt. Dr. Mindell's Produkte können Sie leider nicht in Läden kaufen. Sie können sie aber bestellen. Wenn Sie nähere Informationen wünschen, wenden Sie sich bitte an:

Dr. Earl Mindell
P.O. Box 5400
Milford, CT 06460
Tel.: (001) 310-550-0161
Fax: (001) 310-550-1150

Danksagung

Ich möchte allen meinen Freunden und Partnern, die mir bei der Vorbereitung dieses Buches geholfen haben, meinen tiefsten Dank aussprechen, besonders J. Kennedy, Ph. D.; Linus Pauling, Ph. D.; Harold Segal, Ph. D.; Bernard Bubman, R. Ph.; Mel Rich, R. Ph.; Sal Messinero, Pharm. D.; Arnold Fox, M. D.; Dennis Huddleson, M. D.; Stuart Fisher, M. D.; Robert Mendelson, M. D.; Gershon Lesser, M. D.; David Velkoff, M. D.; Rory Jaffee, M. D.; Vickie Hufnagel, M. D.; Donald Cruden, O. D.; Joel Strom, D. D. S.; Nathan Sperling, D. D. S.; Ray Fautinsky; Kevin Fournier; Rick Hamedel; Linda Chae; Fran Tegaard; Morten Weidner, Ph. D.; Peter Mallory; Teri Cox; Carol Coleman Gerber und Hester Mundis.
Mein Dank auch an die Nutrition Foundation, das International College of Applied Nutrition, die American Medical Association, die American Pharmaceutical Association, das New York Blood Center, die American Academy of Pediatrics, die American Dietetic Association, die National Academy of Sciences, den National Dairy Council, die Society for Nutrition Education, die United Fresh Fruit and Vegetable Association, das Albany College of Pharmacy, Edward Leavitt, D. V. M., Jane Bix, D. V. M., Betty Haskins, Shelby Zoad, Jim Zeeperman, Stephanie Marco, Susan Towlson, Ronald Borenstein, Laura Borenstein, Glenn Williams, Eleanor Rawson und Richard Curtis, ohne die ein Werk von diesem Umfang nie zustande gekommen wäre.

Register

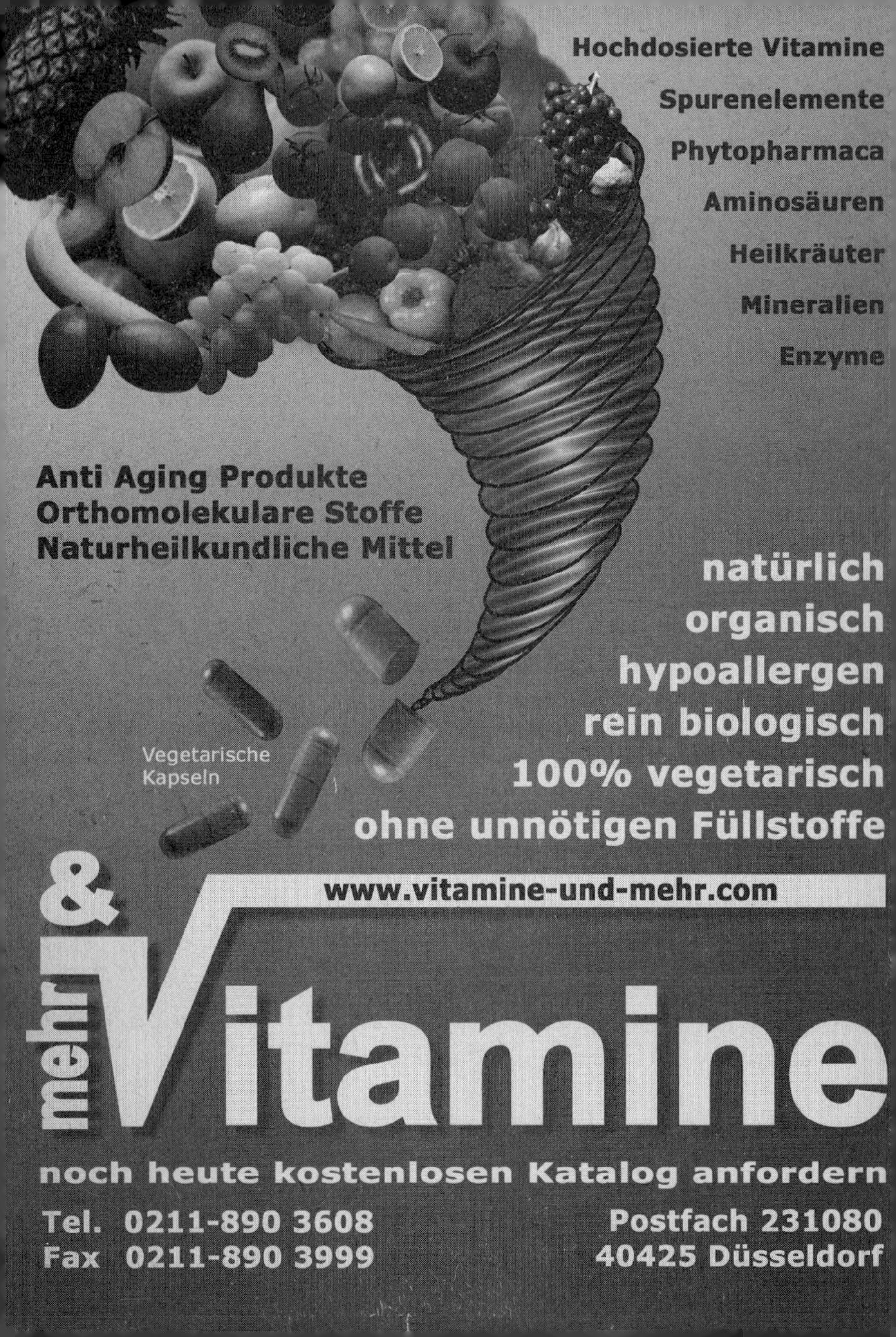
Hochdosierte Vitamine
Spurenelemente
Phytopharmaca
Aminosäuren
Heilkräuter
Mineralien
Enzyme
Anti Aging Produkte
Orthomolekulare Stoffe
Naturheilkundliche Mittel
natürlich
organisch
hypoallergen
rein biologisch
100% vegetarisch
ohne unnötigen Füllstoffe
Vegetarische Kapseln
www.vitamine-und-mehr.com
Vitamine
&
mehr
noch heute kostenlosen Katalog anfordern
Tel. 0211-890 3608
Fax 0211-890 3999
Postfach 231080
40425 Düsseldorf